방랑식객

생명 한 그릇
자연 한 접시

방랑식객

생명 한 그릇
자연 한 접시

SBS스페셜 제작팀 지음

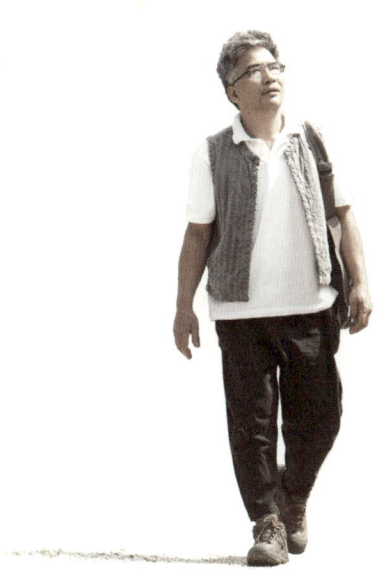

문학동네

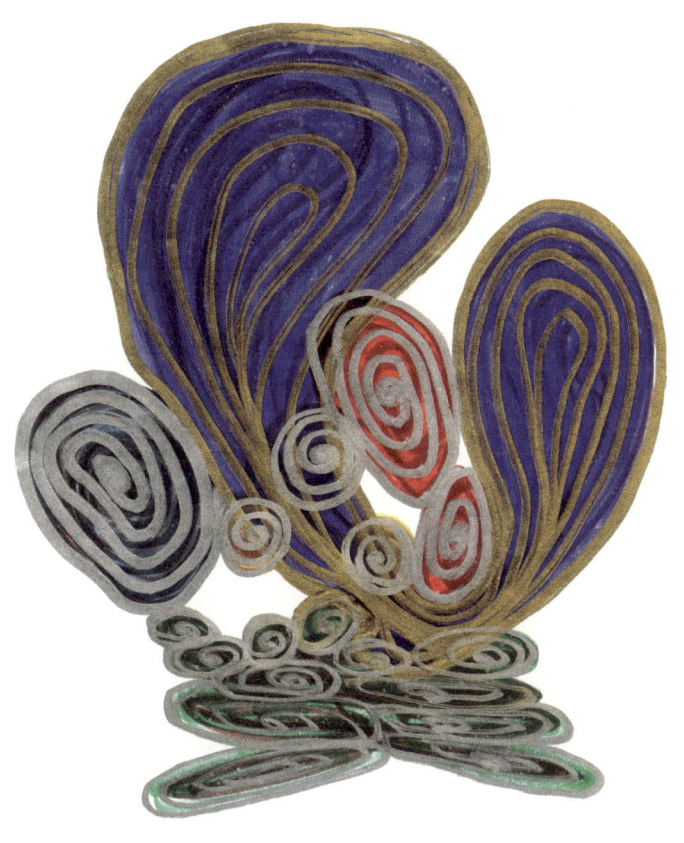

풀잎이 입고 사는 녹색처럼
그 고집스러움을 닮으라.

변함없는 반복의 삶 위에서 완성한 영혼을,
용맹스러움의 수행을,
열정의 완성을 닮으라.

그리하여 청정한 마음을 키우고
귀한 기운을 돋우면
세상의 조화를 분명히 행하게 되리.

다시 떠나는 길목에서

열두 살에 집을 나와 전국을 떠돌기 시작했다. 단지 먹고살기 위해 중식당 보조부터 한식당 보조까지, 음식을 다루는 곳이라면 어디든 가리지 않고 들어가 일했다. 그렇게 한 끼를 먹기 위해 시작한 일이었지만, 어느 순간부터는 누군가의 몸에 도움이 되는 일을 한다는 게 좋았다. 하지만 어디든 오래 머물지는 못했다. 요리에 빠져들면 들수록 내가 찾는 음식, 내가 하고자 하는 요리는 그 어느 주방에도, 책에도 없다는 사실을 알게 되었다.

한 식당에서 얼마간 일하다가는 금세 답답해져서 또 뛰쳐나와 전국의 산으로, 강으로 돌아다니곤 했다. 떠돌다가 날이 저물면 빈집이든 동굴이든 과객질이든 아무렇게나 아무 데서나 몸을 뉘었다. 간첩으로 오인받고 신고된 적도 여러 번, 마을사람들에게 쫓겨난 적도 적지 않았다. 그런데 그렇게 길 위에서 온몸으로 뒹굴던 젊은 날의 치기가 음식에 대해 새로이 눈뜨게 해주었다. 진정한 '맛'은 물속에 땅 위에 바람결에 깃들어 있었다. 우리 땅, 우리 물에서 나는 재료들만 가지고 얼마든지 이 세상 최고의 음식을 만들 수 있다는 깨달음이었다. 어느 일류 레스토랑의 주방이 아니라 길이, 자연이 곧 나의 스승이었다. 마흔이 되어서야 비로소 정처 없는 마음을 잡고 내 갈 길, 가야 할 길을 어렴풋이나마 알게 되었다.

사람이 좋아서 음식을 만들었고, 이 강산이 좋아서 요리를 했다. 강산도 자연, 사람도 자연이었다. '그 자체로 그러한 것들(自然)'을 서로 짝지어주는 것이야말로 지극히 자연스러운 일이 아닐까? 그래서 내가 좋아하는 이 강산의 것을 내가 좋아하는 사람들에게 접목시켰다. 다른 사람들은 대수롭지 않게 보고 그냥 지나치지만, 나는 들판에 널려 있는 풀들만 보면 아주 신이 났다. 머릿속에 그림이, 음식이 절로 그려졌다. 그렇게 살다 보니 어느새 내게 '자연요리연구가'라는 별칭이 붙어 있었다.

나의 '자연요리'에 대해 먼저 관심을 보여준 곳은 나라 밖이었다. 언제부턴가 해외의 요리대회와 요리방송에서 거듭 초청을 해왔다. 그러다가 국내에서도 '한식의 세계화'라는 콘셉트로 비로소 나를 주목해주기 시작했다. 그렇다고 해서 서운하거나 씁쓸하거나 했던 것은 결코 아니다. 떠돌아다니던 시절, 이 강산만이 아니라 수많은 사람들이 아무런 조건 없이 나를 거두고 먹여주었다. 그 강산과 그 사람들이 없었다면 오늘의 내가 어떻게 있었을까. 제법 이름을 얻은 '자연요리가 임지호' 뿐만 아니라 '인간 임지호'도 아마 없었을 것이다.

떠돌던 시절에는 사람들이 아무렇게나 말아준 국수 한 젓가락, 수제비 한 숟가락이 그렇게 꿀맛일 수가 없었다. 그때의 고마움이 지금도 고스란히 남아, 사람을 만날 때마다 음식을 해주고 싶은 마음으로 되살아난다. 누군가로부터 받은 보시(布施)는 그대로 돌려주는 게 아니라 또 다른 누군가에게로 이어져야 한다고 생각한다. 그래서 나는 오늘도 길을 나서며 길 위에서 만난 사람들에게 기쁜 마음으로 음식을 해주고, 그런 사연으로 '방랑식객'이라는 또 하나의 별칭을 얻게 되었다.

굶던 시절 나에게 밥 한 끼를 해주던 할머니들, 어머니들처럼 나는 길 위에서 만난 사람들에게 꼭 필요한, 그들의 몸과 마음에 맞닿은 요리를 해주곤 다시 길을 떠난다. 그것이 내가 덕을 입은 사람들을 위해 할 수 있는 공양(供養)이자 보은(報恩)이다. 자그마한 식당 두 곳을 운영하고 있는 지금도 나는 틈만 나면 새로운 재료를 찾아, 보은할 대상을 찾아 무작정 길을 떠난다. 이 책은 그 방랑의 기록이자 보은의 자취다.

요리란 물, 바람, 불, 빛을 담은 우주의 재료에 영혼을 보태는 작업이다. 그 긴 시간과 광활한 공간 속에서 무르익어가는 삶이 저절로 흘러나온 것이 나의 요리였으며, 그것은 곧 자연 그 자체였다.

이제 그 자연 한 접시에 참회와 겸손, 감사를 더한다.

2011년 7월
山堂 임지호

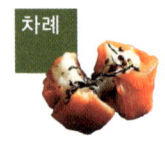

차례

음식은 미래다

음식은 만남이다

음식은 소통이다

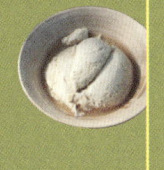

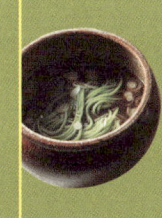

음식은 보은이다

댓돌 위에 내려앉은 산촌의 봄

나그네를 위해 남겨둔 온유한 단맛

생명의 터전에서 영그는 별과 땀의 결정

벽안의 부부를 위한 신토불이 레시피

댓돌 위에 내려앉은
산촌의 봄 | 지리산 나물 코스 요리 |

밤 10시. 식당 문을 닫았다. 늘 들고 다니는 여행가방이 눈에 들어온다. 신발끈 바짝 묶어 문 앞에 걸어둔 등산화에도 시선이 머문다. 슬금슬금 가방을 챙기고 신발의 먼지를 툭툭 털어본다. 떠나고 싶다. 이제 나설 때가 된 듯하다. 떠돌며 산 세월은 몸이 기억한다. 식당 주방에서 요리하며 잘 살다가도 갑작스레 몸이 마음을 서두르라며, 이제 길을 나서라며 깨우는 때가 있다. 오늘이 그랬다. 문득 지리산에 가고 싶다.

새벽 4시, 하늘이 열리는 시간. 하늘이 열리는 바로 그 시간을 나는 지리산, 하늘 아래 첫 동네에서 맞이하고 싶었다. 지리산에 가면 누군가 나를 기다리고 있을 것만 같았다. 그이가 내 등을 자애롭게 투덕이며 내가 앞으로 가야 할 길에 관해 지혜로운 이야기를 해줄 것만 같았다. 자연으로부터, 자연과 닮아가며 살아가고 있는 사람으로부터 답을 얻는 것이 내가 이 세상과 요리를 배워온 방식이었다.

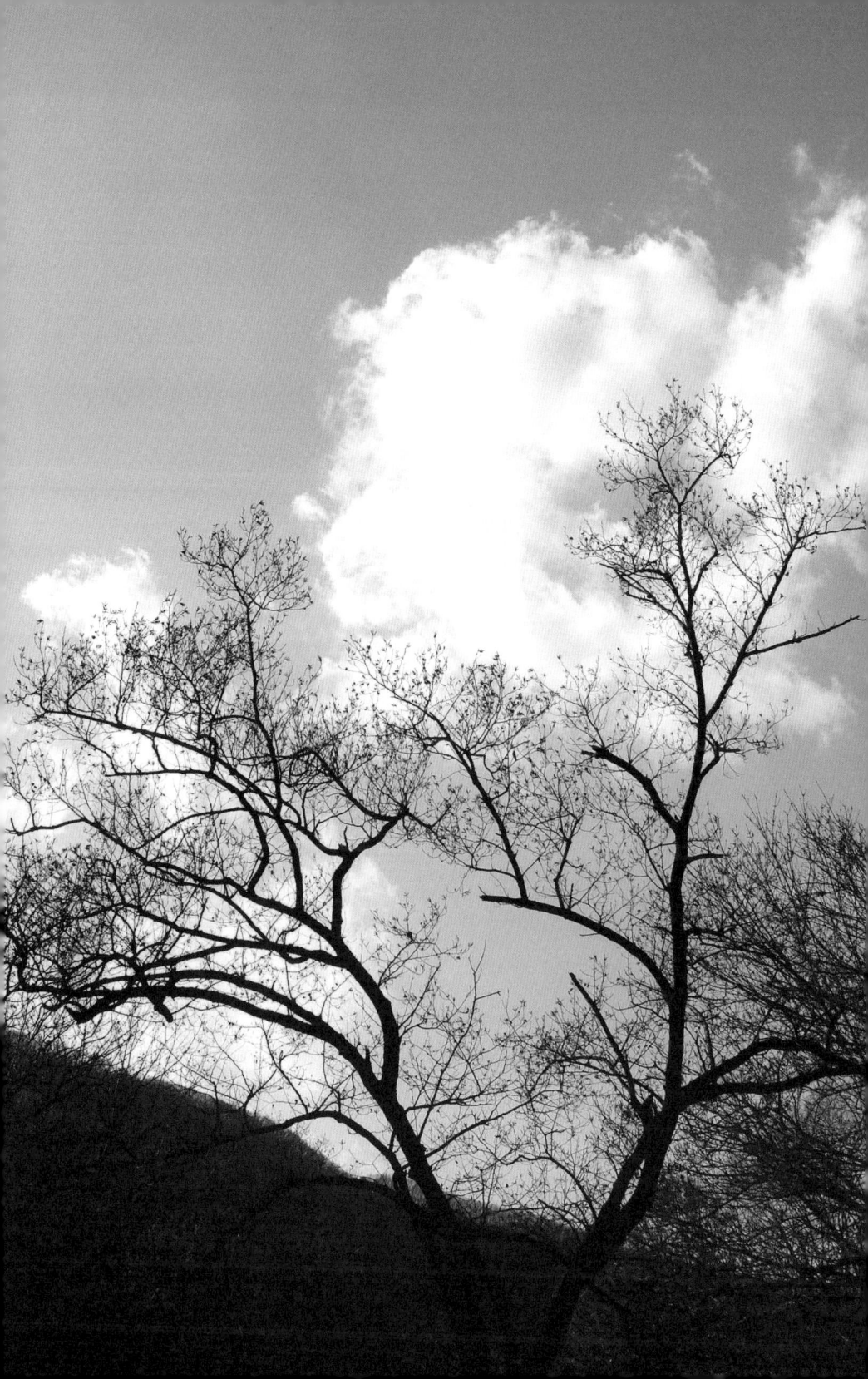

그리하여 밤새 차를 달려 지리산에 왔다. 인적 없는 산길을 걷고 있노라니 아무 생각도 들지 않는다. 갈림길이다. 쭉 뻗은 길과 굽이진 길 사이에서 수풀을 헤치고 제법 험한 길로 들어선다. 곧게 뻗은 길보다는 굽이굽이 힘든 길을 좇는 게 내 삶과 닮았다 싶어 괜스레 웃음이 나온다. 이윽고 길이 차츰 넓어지며 어느 순간 시야가 탁 트인다. 이정표에는 '단천마을'이라고 적혀 있다. 산자락의 혹독한 겨울을 견뎌낸 땅은 어느새 봄의 기운으로 들썩이는 듯하다. 발걸음을 옮겨놓을 때마다 솜이불 위를 걷는 것처럼 푹신푹신하다. 걸음에 절로 리듬이 붙어 경쾌하다.

당산나무 곁 비탈밭에 할머니 한 분이 쪼그려 앉아 있다. 나는 자석에 이끌리듯 할머니 곁으로 간다. 내가 기다리고 있는, 나를 기다리고 있는 이의 모습 같다. 웃고 있는 얼굴에서 언뜻 어머니의 모습이 겹친다.

어머니는 얼굴만큼이나 성품도 고운 분이셔서 유독 나를 살뜰히 챙겨주셨다. 그리 고운 분 밑에서 자랐건만 왜 나는 항상 역마살에 생몸살을 앓아야 했는지…… 사는 것이 아니라 들르듯 머물던 집을 열두 살에 나와 본격적으로 떠돌이 생활을 시작했다. 이후로 끼니마다 밥상 한쪽에 고봉밥을 퍼두고 내가 돌아오기만을 기다리셨다는 어머니.

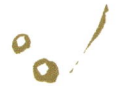

안 먹는 것과 못 먹는 것

"할머니, 뭐 하세요?"

"응, 국거리 캐."

"아, 냉이? 아유, 여기 많네."

올해 처음으로 본 냉이다. 할머니는 나그네에게 보여줄 양으로 작고 주름
진 손으로 들썩해진 땅속에서 냉이를 뽑아올린다. 때묻지 않은 냉이는 향이
진하고 좋았다. 겨울에도 냉이는 죽지 않는다. 혹독한 시련을 견딘 2월의
냉이는 인삼과 같다.

할머니가 쪼그려 앉은 바로 옆 밭두렁에도 눈에 들어오는 것이 있었다.
광대나물이라고도 불리는 일명 코딱지풀. 예쁘게 모양을 내는 정원에서라
면 잡초라고 뽑힐 법한 녀석이다. 하지만 밟히거나 뽑히지만 않으면 결국
부케 같은 청초한 꽃을 피워낸다.

"이런 건 잡숴봤어요?"

"이것도 국 끓여 먹는 거야. 장구팅이라고……"

"장구팅?"

"응, 이름이 장구팅이야."

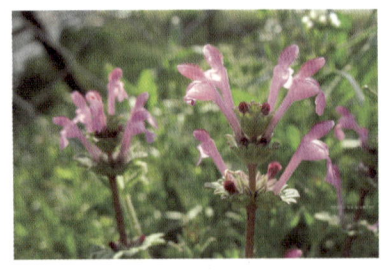

"전라도에서는 코딱지풀이라고 그래요."

광대나물은 주로 여린 순을 생채로 버무려 먹거나 데쳐서 말렸다가 먹기
도 한다. 이렇듯 같은 풀이라도 지역마다 이름이 다르고 조리법 또한 조금
씩 다르다. 이런 차이를 알아가는 것이 요리사인 내겐 곧 수업이다.

"올해 몇이여?"

"쉰셋이요."

"아직 애구만."

올해 88세가 되었다는 김순기 할머니. 지리산에서 나고 자란 할머니는 한
살 위인, 역시 지리산 토박이 할아버지와 혼인해 평생 지리산 자락을 떠나
지 않으셨단다.

"난 시집와서 다른 곳엔 가본 적이 없어. 차만 타도 멀미하고, 어디 가면
집에 찾아오지도 못해. 바보라."

할머니의 웃는 모습이 백일을 갓 지난 아기 같다.

"나는 미련해. 기역자 한 자 모르는데……"

"그래도 지혜가 있잖아요."

"지에가 뭐요?"

"지혜가…… 그게 진짜 똑똑한 거지요. 글자 못 배우셨어도 자식들은 굶기지 않으셨지요?"

"그럼, 남의 집에 안 맡기고."

"그게 지혜로운 거예요."

내가 냉이를 캐는 동안 내 배낭을 의자 삼아 앉은 할머니는 나지막이 노래 한 소절을 부른다.

"세월이 가나…… 제 홀로 가나…… 아까운 이내 청춘 그렇고 가나……"

갑자기 노래를 멈추더니 앞뒤없이 "내는 그래……" 하며 웃는다. 곱게 팬 주름 켜켜이 자연이 담겼다. 평생 누구에게 싫은 소리 한번 못 하고 그 어떤

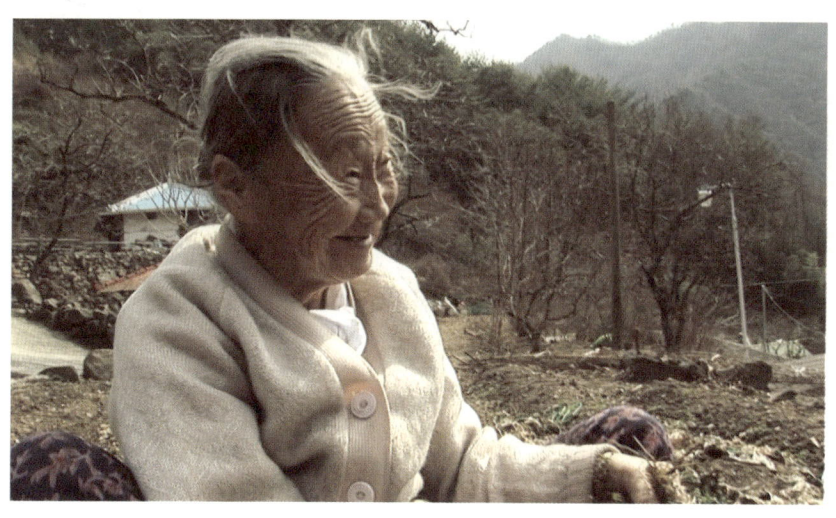

시련과 고통도 그저 저런 웃음으로 이겨냈을 것 같은 노파.

"할머니, 저 냉잇국 끓여주세요."

일면식도 없던 나그네가 아이처럼 졸라보는데 선뜻 그러마고 한다.

"그래. 끓여줄게. 뜨시게 한 그릇 먹고 가."

지팡이를 짚은 할머니를 따라나섰다. 집에 다다르자 할아버지가 낡은 창고에서 나와 할머니를 맞는다. 할머니와 오랜 세월을 함께한 이가 맞나보다. 넉넉한 웃음이, 따뜻한 미소가 할머니와 꼭 닮았다.

할머니는 느릿느릿 장독대와 부엌을 한동안 오가더니 금세 냉잇국을 끓여내왔다. 된장만 넣고 끓인 냉잇국, 조선간장에 버무린 시금치, 그리고 김치 한 보시기…… 짭조름하면서 시원한 할머니의 냉잇국에 차가웠던 몸이 금세 풀리면서 마음까지 따뜻해진다. 정처 없던 나의 기다림이 바로 이 맛을 기다렸구나 싶다.

"할머니, 잠시 앉아 계세요. 내 금방 뭐 좀 만들어 올릴게요."

할머니에게 봄을 선물하고 싶었다. 아이처럼 해맑은 웃음 뒤에 감춰진, 분명 녹록지 않았을 모진 삶의 노고를 잠시나마 내 정성으로 위안해드리고 싶었다. 그 쉽지 않은 세월을 지나 다시 순수한 아이로 돌아온 아름다운 노인들의 경지를 요리로 표현해보고 싶었다.

집 주변을 둘러보았다. 먼저 눈에 들어온 것은 이 집 돌담. 돌담 틈틈이 수줍게 모습을 드러낸 것은 이끼다. 겨울산의 거친 비바람과 차가운 눈보라를 맞고 버텨낸 이끼들은 그만큼 강인한 기운을 머금고 있을 것이다. 그런데 내가 하는 양을 가만히 지켜보고 있던 할머니가 대뜸 손사래를 친다.

"그거 못 먹는 거야."

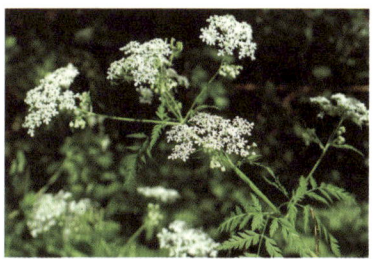

전호(前胡)

'바디나물'이라고도 한다. 겨울눈을 뚫고 이른 봄에 나오는 어린 잎과 줄기는 맵고 쓴맛에 나물로 먹고, 뿌리는 감기나 폐질환에 약으로 쓴다. 천식, 가래 등 특히 기관지에 좋으며 항알레르기, 유행성 바이러스, 항암, 항균작용에도 효과가 있다.

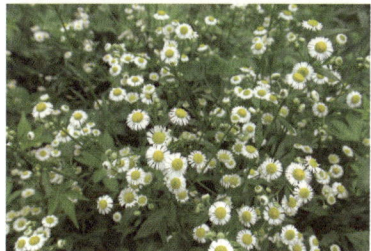

망초(개망초)

가을 망초대는 바로 먹을 수 있지만, 이른 봄 망초나물은 삶아서 쌀뜨물에 한 시간 정도 담갔다가 무쳐야 독을 없애고 먹을 수 있다. 감기, 위염, 장염 등의 질병에 쓰면 몸 안의 독소나 염증을 없애는 데 도움이 된다.

"못 먹는 게 아니라…… 안 드셔보셨죠?"

"에이, 못 먹는 거야. 사람이 먹을 게 따로 있지. 그게 돌옷인데……"

그렇다. 이끼는 돌이 입는 옷이다. 지리산의 매운 기운을 막아주던 돌옷이 이제 살가죽만 남은 노인의 몸에도 좋은 기운을 전해줄 것이다.

"어떻게 되는지 한번 지켜보세요."

돌옷은 못 먹는다는 할머니의 만류에도 불구하고 나는 기어코 오늘 이 녀석을 요리의 주인공으로 만들어볼 생각이다. 주인공이 정해졌으니 이제 조연들을 찾아볼 차례다. 본격적인 숨바꼭질이 시작됐다. 돌담 밖으로 나가본다. 땅 위로 수줍게 올라온, 고산지대에만 있다는 전호가 보인다. 시든 낙엽을 헤치고 땅속을 뒤집으니 눈길, 발길이 머무는 곳마다 먹을 게 지천이다. 달래, 초봄 망초, 꽃다지, 고산지대에서 더욱 기운 좋게 솟아오르는 쑥까지…… 신난다. 이것들 모두는 단순한 식재료가 아니라 우리의 땅, 우리의 바람, 우리의 하늘이 키워낸 산삼들이다. 자연의 지혜가 만들어낸 작품들이다.

세상에 쓸모없는 건 없다. 이름 모를 풀들도 다 존재 이유가 있다. 척박한 산골마을 주변에 피어 있는 이 풀들은 모두 산골마을 사람들을 위한 보양식이다. 그곳에 사는 사람들에게 필요하기에 다름 아닌 그곳에 피어 있는 것이다.

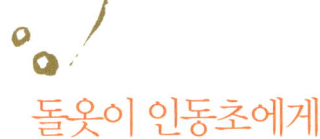

돌옷이 인동초에게

　봄나물을 잔뜩 뜯어와 부엌으로 들어서니 할머니가 매운 연기를 마셔가며 아궁이에 불을 지피고 있다. 마침 내가 생각하고 있는 요리는 국물이 중요한지라 장작불이 맞춤이다.

　"에고, 매워. 들어오지 마."

　할머니는 내 눈이 매울까 조금 있다가 들어오라 성화다. 할머니를 대청에 모셔다드리고 다시 마당으로 나왔다. 마당 한켠에 엄나무, 산수유나무가 보인다. 다친다는 할머니의 걱정에도 아랑곳없이 가시 박힌 엄나무 한 가지를 자른다. 오래된 가지라 꺾기가 미안하다.

　허리를 펴지 못하고 지팡이 신세를 져야 하는 할머니를 위해 관절염에 효능이 있는 엄나무와 혈액순환을 돕는 사철나무, 산수유 열매를 함께 삶는다. 이 국물에 고로쇠물을 섞고, 할머니가 손사래를 쳤던 문제의 '돌옷'을 넣어 약한 불에서 서서히 졸인다. 이끼는 고로쇠물에 삶아야 한결 부드러워진다. 남은 국물로는 돼지고기를 삶을 예정이다. 고기가 봄나물을 만나기 전에 나무를 먼저 만나 기본적인 조화를 이루게 하려는 것이다. 특히 엄나무는 다른 나물들과 접목될 때 아주 기가 막힌 조화를 보여준다. 엄나무는 음식을 만드는 순간에도 잡균을 막아주고 뼈에도 도둑이 들지 않게 지켜줄 것이다.

마루에 걸터앉은 할머니는 그래도 자꾸 신경이 쓰이는지 눈과 귀를 내내 부엌 쪽으로 돌려놓고 있다.

"못 먹을 걸 가지고 어쩐다고……"

그래, 돌옷의 진면목을 보여드리자. 어느 정도 졸인 국물을 한 국자 퍼서 할머니께 내밀었다.

"할머니, 이게 아까 돌옷으로 끓인 국물이거든요? 맛 한번 보세요."

후후 불면서 곁눈질을 하는 할머니, 여전히 못 미더운 눈치다. 하지만 한 모금 맛을 보더니 대번에 얼굴이 환해진다.

"어, 맛있네?"

할머니의 칭찬을 들으니 나도 불끈 흥이 난다. 사람들은 기본 국물을 고기나 멸치 등으로 해야 한다고 생각하기 쉽다. 하지만 맛의 기본 설계는 무엇으로든 가능하다. 물론 이끼로도 가능하다. 자연 속에 존재하는 모든 재료는 저마다의 기운과 맛을 품고 있다. 그 기운과 맛을 온전히 뽑아내어 다룰 수만 있다면 그것으로 얼마든지 음식의 베이스를 삼을 수 있다.

본격적인 요리는 이제부터다. 할머니는 투박한 사내의 손이 도마 위에서 춤을 추니 마냥 신기한지 눈을 떼지 못한다. 몇 가구 없는 산골마을에서는 소문도 금세 퍼지는 법, 지나가던 나그네가 신기한 요리를 해준다고 하니 동네 어르신들이 할머니 집 마당으로 하나둘 모여든다.

"뭐를 맛있게 한다고?"

"어서 오세요!"

"이런 거 우린 여기서 안 먹는데?"

바구니에 씻어놓은 전호를 보더니 한 할머니가 경계의 눈초리를 보낸다. 낯선 이가 해준 음식을 먹고 덜컥 탈이라도 나지 않을까 걱정스러운 모양이다.

"이게 울릉도에서 나는 전호라는 거예요. 피를 맑게 해줍니다."

"탈나면 어쩌려고?"

"독이 있어도 삶아 우려내서 나물도 만들고, 뿌리는 약으로도 쓰거든요."

"잡쉈봤다니 괜찮겠지."

"네, 제가 다 알아서 해드릴게요."

음식을 더욱 푸짐하게, 맛있게 만들어야 할 이유가 또 하나 생겼다. 할머니들께, 그들의 핍진했던 삶이 누군가로부터 정성스러운 한 끼 식사나마 편안히 대접받을 만큼 곱고 귀한 것이었다고 느낄 수 있게 해드리고 싶다.

생모의 얼굴을 모르고 자란 나는 세상의 모든 어머니들을 볼 때, 우리 어머니도 살아 계셨으면 저렇게 생겼을까 하며 자세히 보게 된다. 어머니는 내 모든 그리움의 근원이다. 아버지에게 세 살짜리 나를 맡기고 돌아서던 길에 교통사고로 돌아가셨다는 어머니. 그리고 일찍이 집을 나와 떠돌던 나 때문에 속앓이를 해야 했던 큰어머니. 난 이 두 어머니에게 큰 빚을 졌다.

전국을 떠돌다 안동 고향집에 잠시 들렀을 때, 나는 연로하신 어머니와 아버지에게서 충격적인 이야기를 전해들었다. 지금껏 나를 키워주신 어머니는 생모가 아니라는 것. 홍역으로 외아들을 잃고 나자, 우리 집에서는 아버지의 아이를 임신한 채 다른 집으로 시집가서 온갖 구박을 당하며 살던 생모에게서 세 살짜리 나를 데려오기로 했다는 것, 나를 데려다주고 돌아가는 길에 생모가 교통사고로 목숨을 잃었다는 것…… 그 이야기를 듣고 나서 생모가 사고로 돌아가셨다는, 안동에서 영덕으로 이어진 길을 하염없이 걷다가 느닷없이 나무 밑동에 기대앉아 한없이 눈물을 쏟은 적도 있었다. 얼굴도 기억할 수 없는 생모에게 못 해드린 것을 키워주신 어머니께라도 해드리고 살아야 했으련만, 나는 어쩔 수 없는 역마살에 그마저도 못 하고 큰어머니마저또 허무하게 보내드리고 말았다. 불효도 이런 불효가 다시 없다.

살아생전 두 어머니께 밥상 한 번 못 차려드린 것이 늘 마음으로 통곡하게 한다. 어머니에 대한 먹먹한 그리움 때문에 내게는 이 세상 모든 어머니들이 내 어머니로 보인다. 내 모든 요리는 어머니께 바치는 것일지도 모르겠다. 아니, 늘 그런 마음으로 나는 요리한다.

달걀흰자에 으깬 두부를 버무려 솥에 찌는 동안 오늘의 식탁이 될 댓돌을물로 깨끗이 씻었다. 방 안 할머니들 가운데에 댓돌을 놓아두고 사철나무를그 위에 깔아 장식해본다. 첫 번째 요리인 달걀두부찜이 나왔다. 자극적이고 요란한 양념에 익숙지 않은 어르신들이니 들기름 이외에는 간을 하지 않았다.

"이게 시작입니다. 드셔보세요."

없는 이로 오물오물 드시는 모습들이 먹을 걸 처음 입에 넣은 아기들처럼자못 진지하다.

"맛이 참 좋소. 간이 딱 맞고 맛있네요."

할머니들 입에서 감탄사가 터져나온다. 산골 작은 집에 들기름 향내가 퍼져나간다.

두 번째 요리는 전호나물을 곁들인 돼지고기 수육이다. 이곳에서는 잡초취급을 받는 전호를 삶아 들기름과 액젓, 으깬 두부를 넣고 무친다. 소화하

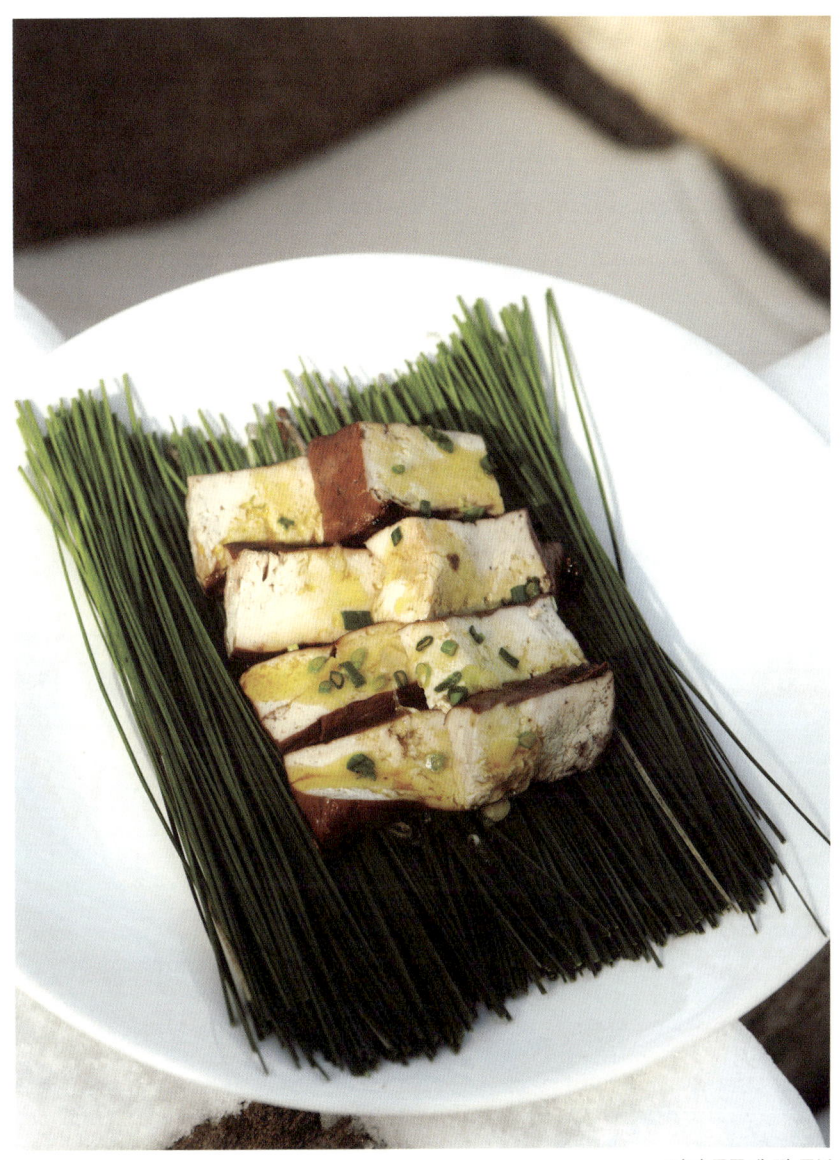

이끼 국물에 찐 두부

기 쉽도록 미역을 넣어 무쳐도 좋다. 달걀노른자에 달래와 파 다진 것으로 소스를 만들어 다시 한 번 맛을 낸다. 파나 양파를 다지거나 혹은 갈아서 넣어주면 단백질과 지방이 분해되어 콜레스테롤이나 고지혈증이 있는 사람들에게 도움이 된다. 돼지고기는 엄나무, 사철나무, 산수유 열매를 함께 삶은 물에 조선간장과 멸치 액젓, 호박을 넣고 같이 삶았다. 호박은 고기를 연하게 할 것이다.

두 번째 밥상은 노란 산수유꽃으로 장식했다. 꽃 사이사이에 전호 무침과 삶은 돼지고기가 자리를 잡는다. 음식에 감동을 담으려면 혀 이전에 눈과 코가 먼저 즐거워야 한다. 고기 위에 얹은 노란 소스와 잘게 다진 달래, 산수유꽃이 봄을 알린다. 전호 무침에 쓰인 달걀노른자 소스를 고기 위에 뿌리고 산수유 열매로 마무리한다. 달걀노른자 소스는 액젓의 강한 기운을 부드럽게 하면서 식감을 살릴 것이다. 참기름이나 새우젓국과 섞어서 사용해도 좋다.

요리를 내려놓자 할머니들의 눈이 휘둥그레진다.

"뭔 지랄을 하는 거래? 참말로……"

"그러게요, 이게 뭔 지랄일까?"

한 할머니의 거친 입담에 내가 맞장구까지 치자 좌중에 한바탕 웃음이 터진다. 할아버지는 산골마을에서 귀한 막걸리를 벌써 꺼내놓았다.

"고기가 아주 연해. 안 질겨."

특히 집주인 순기 할머니가 맛나게 드신다. 이빨 없는 할머니의 아기 같은 입이 오물오물 움직일 때마다 내 마음이 흐뭇해진다.

세 번째 음식은 두부를 곁들인 색다른 누룽지밥이다. 냄비에 참기름으로

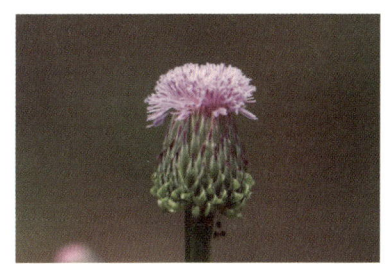

지칭개
5~7월에 피는 꽃은 자줏빛이 섞인 붉은색을 띤다. 어린잎을 살짝 데쳐 먹거나, 물에 우려 쓴맛을 없앤 뒤 나물로 먹는다. 심장과 위를 튼튼하게 해주고, 염증에도 좋아서 옛 어른들은 종기나 출혈이 있을 때 찧어 붙이거나 달인 물을 상처에 바르기도 했다.

볶은 밥을 깔고 밥이 누룽지가 될 때쯤 망초와 머위를 비롯해 온갖 나물을 섞은 무침을 얹었다. 이가 안 좋은 할머니들을 위해 데친 나물들은 찬물에 씻어 잘게 다졌다. 맨 위에 이끼 국물에 찐 두부를 얹어 조린다. 소스는 돼지고기 위에 뿌렸던 달걀노른자 소스. 맨 아래 밥에서부터 맨 위의 두부에까지 겨울을 이겨낸 이끼와 나물의 기운들이 속속들이 밸 것이다. 맛이 조화를 이루면 진한 양념이 따로 필요 없다. 재료 자체로 이미 훌륭한 풍미를 느낄 수 있다.

"이걸 먹어봐도 맛있고 저걸 먹어도 맛있어. 봄냄새가 나고."

"지칭개…… 옛날 배고플 때 많이 먹었어요."

지칭개는 민들레 씨앗처럼 흰 날개옷을 입고 날아다니는 대표적인 겨울나기풀이다. 혹독한 조건에서도 강인한 생명력을 자랑하는 지칭개는 심장과 위를 튼튼하게 해주고 염증에 좋다. 오늘 봄나물 상을 받은 할머니들은 모두 지칭개이고 꽃다지이고 인고의 쑥이다.

오늘의 마지막 코스는 쑥국. 디저트처럼 입가심할 수 있도록 쑥 이외에는 아무것도 넣지 않고 담박하게 끓여냈다.

"올해 쑥국 처음으로 먹어보네."

"이게 약이다, 약."

겨우내 덮인 얼음을 뚫고 자라난 쑥…… 그 인고의 시간이 먹는 이에게 고스란히 봄의 향기로 전해진다.

"워낙에 선상님 실력이 좋으니까 온 게 다 맛있소. 이게 다 추억이라, 우리네 사는 추억이라."

오히려 내가 할머니들께 고맙다. 어머니를 만나게 해준 분들. 설거지를 끝내고 나니 사방이 깜깜하다. 이제 나그네가 다시 길을 떠날 시간이다. 볼이 발그레해진 할머니들의 얼굴이 눈에 밟힌다. 오래 붙잡다 결국 놓고 만 주름진 손들의 온기가 그대로 가슴에 남았다. ❀

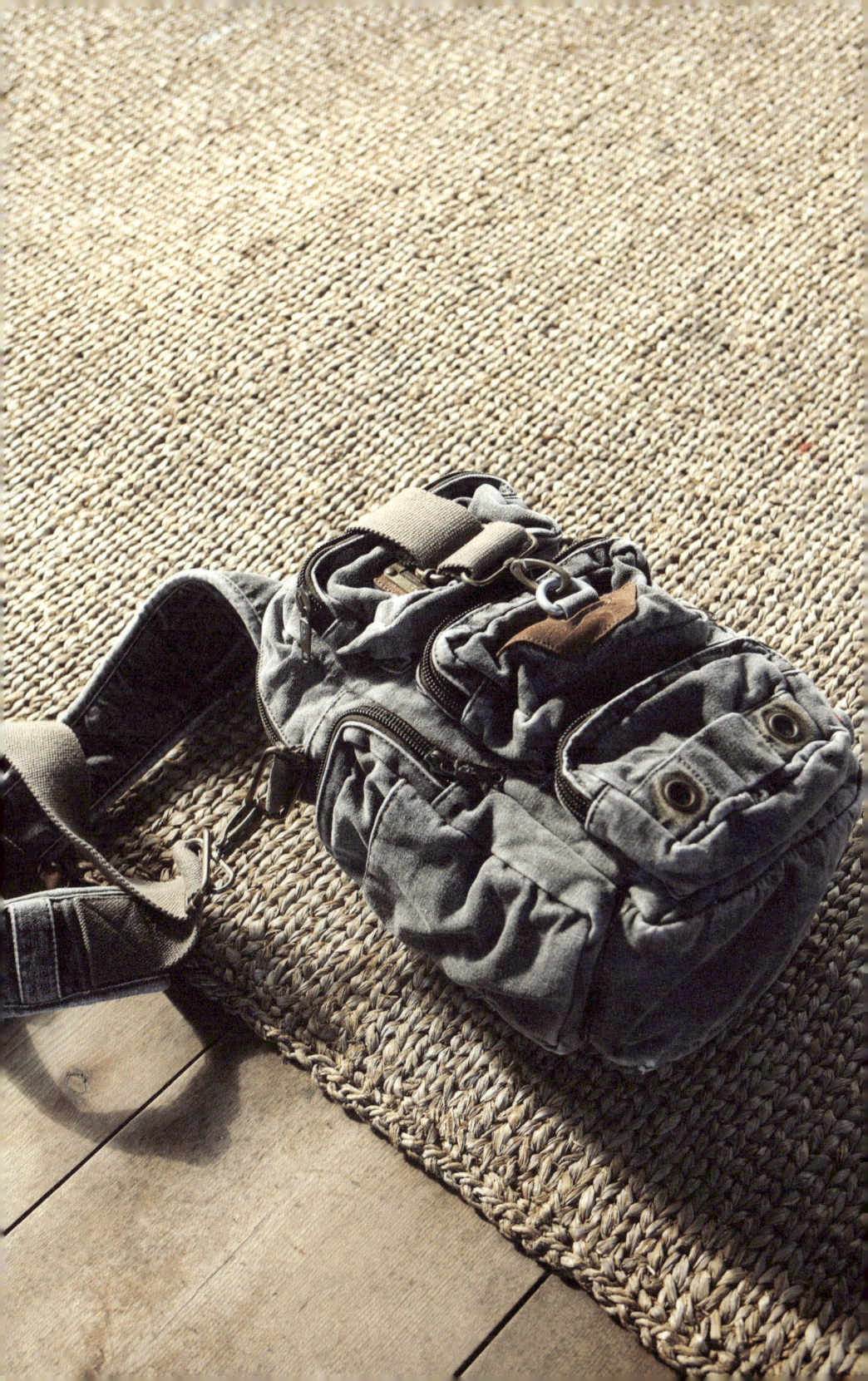

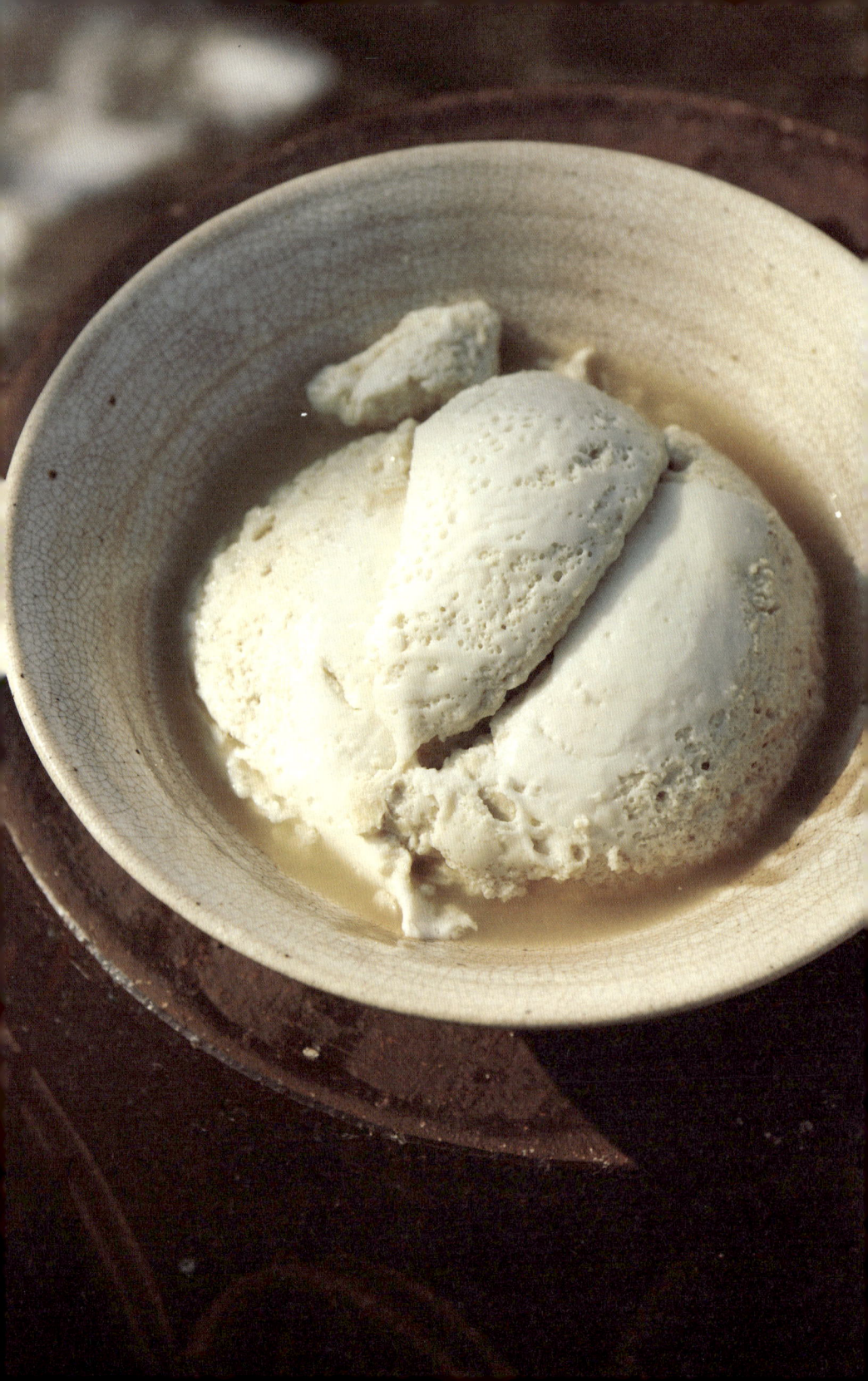

밑국물은 지리산 나물 코스 요리의 기본이 되는 것으로 엄나무, 사철나무,
산수유 열매를 찬물에 넣고 삶은 후 돌담에서 걷어낸 이끼에 국물을 부어
숨을 죽인 다음 약한 불에서 조린다.

◉ 달걀두부찜 으깬 두부, 달걀흰자, 소금, 들기름

1. 으깬 두부와 달걀흰자를 섞고 고운 소금으로 살짝 간을 한다.
2. 찜통에 30분간 찐 후 들기름을 살짝 뿌린다.

◉◉ 누룽지 두부·나물조림 이끼, 두부, 망초, 머위, 밥, 조선간장, 들기름, 밑국물

1. 이끼를 깔고 두부를 올려 쪄낸 다음 도톰하게 썰어놓는다.
2. 망초와 머위 등 온갖 나물을 섞어 조선간장과 들기름을 넣고 무친다.
3. 냄비에 밥을 올려 누룽지를 만든다.
4. 누룽지와 나물 무침, 두부 순으로 차곡차곡 쌓아 밑국물을 붓고 한 번 더 조린다.

◉◉◉ 쑥국 쑥, 밑국물

1. 밑국물에 쑥을 넣고 한소끔 끓여낸다.

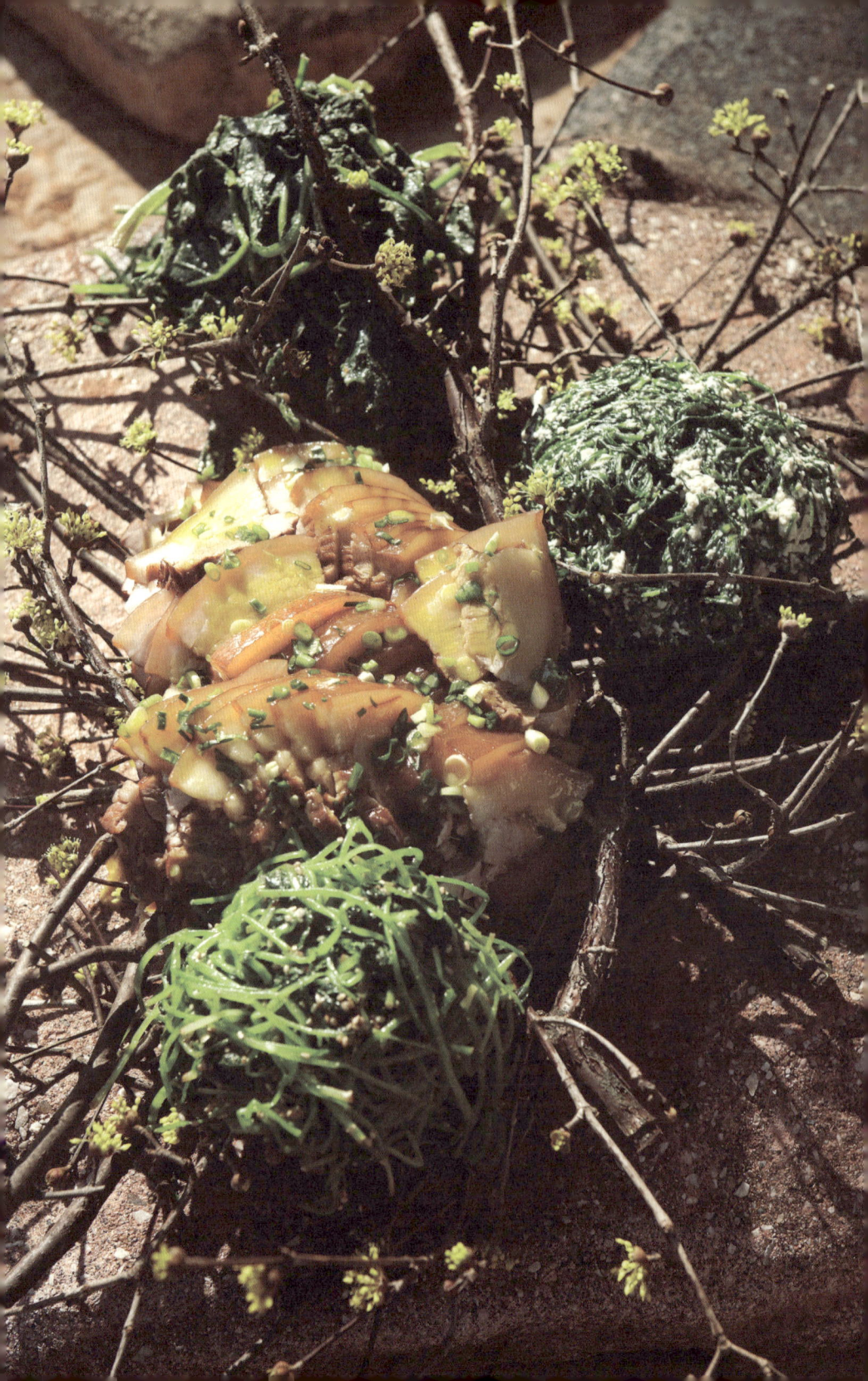

전호 무침 전호, 두부 반모, 소금, 조선간장, 들기름, 멸치 액젓

1. 전호는 소금을 넣고 살짝 데친 후 찬물에 헹군다.
2. 두부 반모를 으깬 후 들기름과 조선간장, 멸치 액젓을 넣고 무친다.

시금치 무침 시금치, 소금, 된장, 들깻가루, 들기름

1. 시금치를 소금을 넣고 살짝 데친 후 찬물에 건져낸다.
2. 된장과 들깻가루, 들기름을 넣고 무친다.

참나물 무침 참나물, 소금, 조선간장, 왜간장, 참기름

1. 참나물에 소금을 넣고 살짝 데친 후 찬물에 건져낸다.
2. 조선간장과 왜간장을 1:1로 넣고, 참기름을 넣어 무친다.

수육 밑국물, 단호박, 수육용 돼지고기, 달걀노른자, 참기름, 쪽파

1. 밑국물에 단호박과 돼지고기를 넣고 1시간 동안 삶아낸다.
2. 소스는 달걀노른자에 참기름을 살짝 섞고, 쪽파를 가늘게 채썰어 섞는다.
3. 삶아낸 수육을 얇게 썰어 그릇에 올리고 소스를 뿌린다.

나그네를 위해 남겨둔
온유한 단맛 | 버들강아지를 곁들인 감떡 |

발길은 어느덧 지리산을 벗어나 충청북도에 다다른다. 충북 영동군 상촌면, 감이 많아 '감나무골'로 불리는 곳이 있다는 말만 믿고 찾아나선 길이다. 일 년 전부터 감 요리를 하고 싶다는 생각을 해왔다. 원래부터 나는 어떤 자리에서 어떤 음식을 만들겠다는 계획이나 정해진 레시피 같은 걸 갖고 있지 않은 요리사였다. 어떤 사람을 보면 그 사람에 맞는 재료와 음식이 생각났고, 주변의 재료들을 찾아 그에 맞는 음식을 만드는 게 내 방식이었다. 그런데 어느 순간 '감' 하나가 머릿속에 떠오르더니 그 재료로 음식을 하고 싶다는 생각이 줄곧 머리에서 떠나지 않았다.

예전부터 해오던 방식대로 감으로 음식을 해먹는 사람이 아직 있을까. 옛 어른들의 밥상에 오르던 반찬 중에 감을 이용한 반찬은 뭐가 있을까. 홍시나 곶감처럼 감을 통째로 먹는 방식이 아니라 감장아찌처럼 소박한 우리네 음식이 아직 남아 있는 곳은 없을까. 생각이 머리를 맴도니 길을 나서는 수

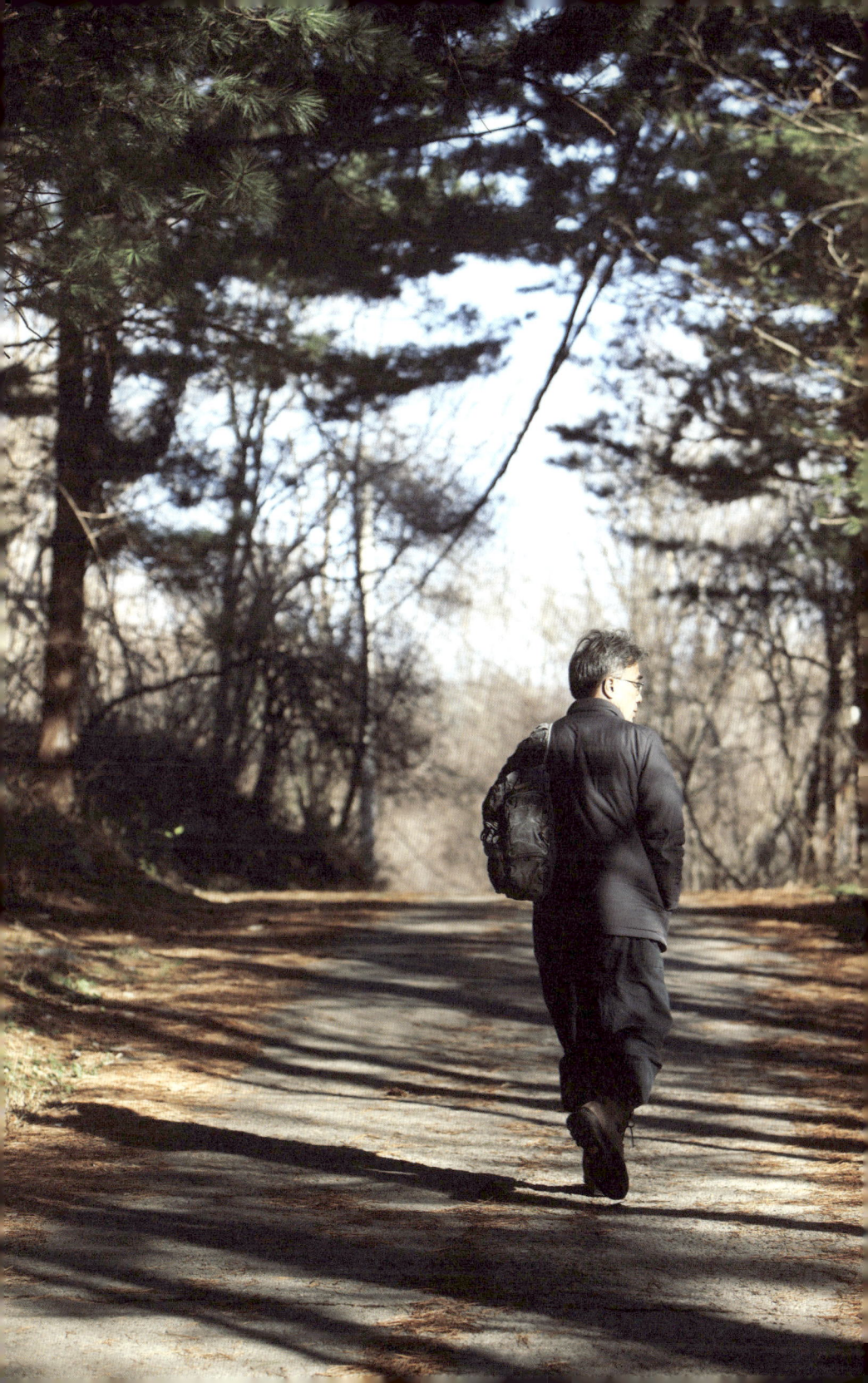

밖에 없었다.

과육은 물론이려니와 잎이며 껍질까지 버릴 것 하나 없는 감이지만 옛날 방식대로 찬을 만들어 먹는 사람을 만나기란 어려웠다. 어떻게 해먹었는지를 알면 나만의 방식으로 새로운 요리로 만들 수도 있을 텐데…… 목적 같은 것은 애초에 없는 내 방랑의 여정에서 거의 유일하게 목적이 있는 여행이었지만, 전국의 감나무골이라 불리는 곳들을 모두 찾아봐도 번번이 헛걸음이었다.

계절이 겨울인지라 아직 감이 남아 있을까 하는 기대 반 설렘 반으로 마을 골목을 걸은 지 얼마 안 돼서 정말 이정표처럼 큰 감나무가 들어앉은 집한 채가 눈에 들어왔다. 웅장하게 하늘로 가지를 뻗은 감나무는 족히 100살은 더 되어 보였다.

"할아버지, 안녕하세요."

"어서 와요."

"감나무가 멋있어요."

"네에, 고마워요."

올해 86세가 되었다는 할아버지는 아들뻘 되는 나그네를 공손히도 대한다. 웃는 모습이 학처럼 해사하다. 감나무는 할아버지의 할아버지가 심으셨단다. 집안 대대로 내려오는 보물인 셈이다. 가을걷이 때만 해도 붉은 감이 주렁주렁 달려 있었을, 장하고 화려한 감나무의 자태가 짐짓 눈앞에 그려진다. 아니나 다를까 마당 한편에 뽀얗게 분이 날 대로 난 곶감이 아직도 넉넉히 걸려 있다.

"아직 곶감이 남아 있네요?"

"네, 누구라도 오면 주려고 남겨놓았어요."

둥글다고 해서 '둥시'로도 불리는, 껍질이 얇아 투명한 속살이 고스란히 내비치는 곶감은 뽀얀 분이 고왔다. 손님이라고는 찾아볼 수 없는 시골에서 할아버지는 매년 겨울이면 손수 곶감을 말린다고 했다. 혹시 지나는 손님이 오면 누구에게나 주고 싶어서. 할아버지는 손주 다루듯 곶감을 매만지더니 곶감에서 눈을 떼지 못하는 나에게 선뜻 하나를 떼어준다.

"찬데…… 괜찮으면 하나 들어요."

"할아버지도 드세요."

"나는 이가 시려서 곶감을 못 먹어요. 어서 들어요."

달콤함을 안으로 감추고 매운 겨울바람을 견뎌낸 곶감을 한 입 베어무니 황홀하다. 단맛의 극치가 이런 것일까. 혀끝이 아릿할 정도다. 사탕도 초콜릿도 없던 시절, 숙성된 감의 단맛은 어린 내게 완벽하게 느껴졌었다. 곶감의 속살이 조청처럼 부드럽게 입안에서 녹는다. 할아버지 마음처럼 결이 곱고 부드럽다.

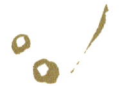

웅숭깊은 사내의 순정을 기리며

　어린 시절 가을이 되면 시골마을 곳곳에서 빨갛게 익어가는 감들을 볼 수가 있었다. 감을 따고 나서도 '까치밥'이라고 해서 늘 서너 개씩 나뭇가지에 남겨두었고, 그 감이 떨어지면 고양이부터 개미까지 모두가 골고루 그 맛을 보았다. 나만을 위한 것이 아니라 햇볕과 바람이 만들어낸 우리 모두의 감이었다.

　곶감을 손끝으로 건드리니 고운 분이 인다. 곶감을 손으로 주무르면 분이 더 많이 일게 되는데, 옛날에는 이 분을 따로 모아 단맛을 내는 조미료로도 썼다. 포도당과 과당이 넘쳐 밖으로 흘러나온 것이니 곶감분은 자연이 만들어낸 천연설탕인 셈이다. 한약사였던 아버지는 아이들이 기침을 하면 곶감분을 곱게 긁어 먹이라고 처방하셨다. 감은 쓸모없는 것이 하나도 없다. 감꼭지와 감잎은 차로, 감껍질은 감떡이나 감식초로 만든다. 어머니는 감장아찌를 담그거나 감껍질을 말렸다가 포실포실한 감설기를 만들어주곤 하셨다. 김이 모락모락 올라오는 감설기를 두 손에 들고 호호 불어 먹으면 그렇게 따뜻하고 포근할 수가 없었다.

　나무껍질, 이끼, 이름 모를 풀들…… 쓰거나 떫거나 이렇다 할 맛이 없어

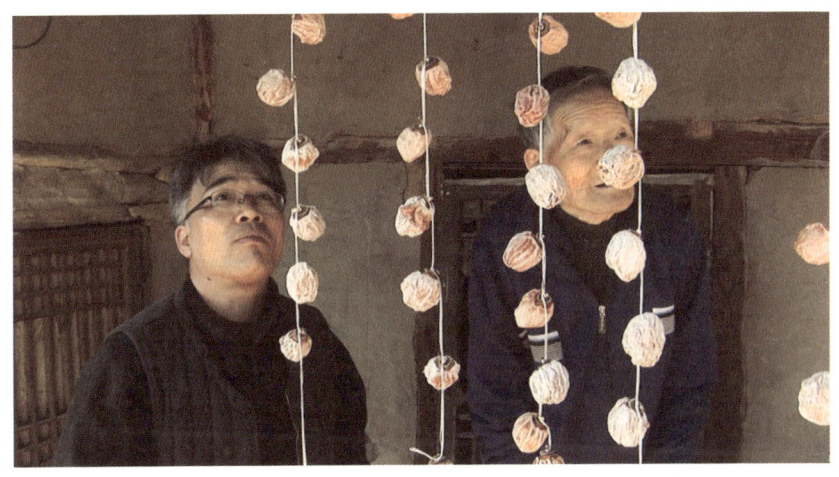

그 쓰임새에 의문이 가는 것들도 오래오래 끓여놓고 보면 그 속에서 진짜배기 향과 맛이 나온다. 아버지는 말수가 적은 분이었지만 그 어떤 식물이나 풀, 열매를 보더라도 그냥 넘어가지 않고 일일이 그 쓰임새를 설명해주시곤 했다. 집 뒷마당에 심은 나무에서 얻은 열매와 잎은 종종 우리 집 별식이 되곤 했다. 아버지는 먹는 것이 곧 밥이자 약이라 생각하셨다. 약값이라곤 호박, 달걀, 옥수수 등이 고작인 가난한 시골이었지만 우리 집은 언제나 인근의 아픈 이들로 북적였다. 약과 밥이 다르지 않았던 그 시절, 나는 아버지의 가르침 덕분에 뿌리 하나 줄기 하나가 모두 중요한 쓰임새가 있다는 것을 알게 되었다. 버릴 것 하나 없는 감을 겨우내 잘 건사하고 있는 감나무골 할아버지를 대하며 나는 자연스럽게 아버지의 지혜와 인의(仁義)를 떠올렸다.

"할아버지, 곶감 말고 또 남겨놓으신 감 있어요?"

마당을 가로질러 간 할아버지는 뒤주에 짚으로 덮어 숙성시킨 홍시를 보여준다. '반시'다. 옛날에 어머니도 이렇게 감을 숙성시켰다가 내가 착한 일을 할 때마다 하나씩 꺼내주셨다. 할아버지가 내준 반시를 한 입 물자 어린 시절의 그 행복했던 순간으로 돌아가는 듯하다. 내가 아이처럼 좋아하자 할아버지도 덩달아 환하게 웃는다.

"껍질을 가만히 놔두면 분이 뿌옇게 나요. 그걸로 떡도 해먹고. 감꼭지를 다려서 먹기도 하고. 경기하는 아이들에게 좋아."

문득, 달콤한 감내로 포실한 집 안에 할머니가 안 보인다는 데 생각이 미쳤다.

"할머니는 어디……"

"이십 년 됐어. 멀리 갔어도 꿈에 그 사람 만나면 재수가 있어요. 어젯밤에도 꿈에 그 사람이 나타나더니 오늘 이리 반가운 손님이 찾아오려고 그랬나봐."

할아버지의 시선이 먼 데 가 맺힌다. 젊은 날 이 산 저 산으로 약초를 캐러 다녔다는 할아버지의 깊게 팬 손마디의 주름마다 웅숭깊은 사내의 순정이 맺혀 있는 듯하다.

"할아버지, 곶감 두 개만 주세요. 제가 금방 맛있는 거 해드릴게요."

곶감을 받아들고 나서 이 집에 들어올 때 봐두었던 담장 밖 버들강아지를 몇 개 뜯어왔다. 염증에 좋은 버들강아지가 노인의 속 깊은 상처까지 어루만져주지는 않을까. 화려하지 않지만 매끄럽고 수려한 모양새의 버들강아지와 달콤하고 화려한 감이 잘 조화를 이룰 것이다.

곶감과 반시를 이용한 찹쌀떡을 해드릴 생각이었다. 그런데 찹쌀가루는 없고 찹쌀만 있다. 그렇다고 할아버지에게 압력밥솥이 있을 리 없다. 하긴

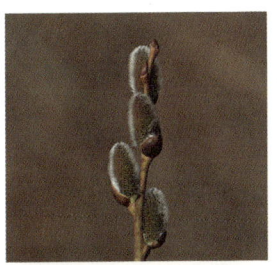

버들강아지

버드나무의 꽃눈을 말한다. 두통, 해열, 상처에 좋다. 줄기와 잎은 피부병과 염증에 효과가 있어서 옻독이 오르거나 피부병이 생겼을 때 달여 마시거나 환부에 붙이면 좋다. 뿌리는 오래 달여 마시면 관절염에 좋다. 황달 치료에도 쓴다.

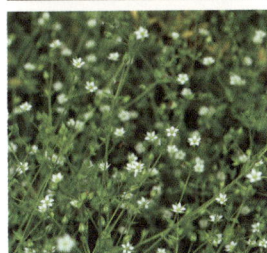

나락나물

정식 이름은 '벼룩이자리나물'로, 길가에 흔히 자라는 들풀이다. 주로 꽃 피기 전의 새순을 먹는다. 부드러워 생으로 무쳐 먹거나 된장국에 넣어 먹기도 한다. 예부터 풍치에 좋다고 알려져 있는데, 주로 통증을 완화시킨다.

옛날에도 압력밥솥은 없었으니 옛날 방식대로 하면 된다. 찹쌀을 절구에 찧는다. 빨리 해드리고 싶은 마음에 손에 힘이 들어간다. 그렇게 한참을 절구질한 끝에 찹쌀을 가루로 만들었다.

찹쌀반죽의 반은 팬에 굽고 반은 삶기로 했다. 굽고 삶은 찹쌀반죽을 한데 합쳐 참기름을 넣고 치대면 떡매효과가 난다. 그렇게 해서 쫄깃하면서도 부드러운 떡이 완성됐다. 다음으로 곶감 속을 짜내어 반시와 섞어 소스를 만든다. 찹쌀반죽을 넓게 펴고, 그 위에 잘게 썬 곶감껍질과 버들강아지를 올려 김밥 말 듯 만 후 칼로 뚝뚝 썰어 곶감 안에 집어넣는다.

음식그릇은 장작더미에서 본 먹감나무다. 먹감나무는 수묵화처럼 나무 자체에 멋진 자연문양이 있는 감나무를 말한다. 100년 넘은 감나무에서나

볼 수 있는 귀한 것으로 살균작용이 뛰어난 목재다. 그 먹감나무 위에 한 잎 한 잎이 벼이삭같이 생긴 나락나물을 얹는다. 비린것과 육고기를 싫어하셨던 어머니는 나락나물을 한 무더기씩 손바닥에 올리고 그 위에 밥을 얹어 쌈을 싸드시곤 했다. 또 그럴 때면 밥상 앞에서 아버지는 이렇게 말씀하셨다.

"나락나물을 애기별꽃풀이라고도 한다. 이 즙을 내어 마시면 장출혈에 효과가 있느니라."

나락나물 쌈을 입안에 넣으면 흙냄새가 진하게 나면서 특유의 풀내음이 입안 가득 찬다. 부드러워 생으로 무쳐 먹기도 하지만 된장국에 넣어 먹기도 한다.

동그랗게 썬 감떡을 다시 반씩 잘라 나락나물 위에 올려놓고 찹쌀물과 연시를 섞은 소스를 그 위에 끼얹는다. 참기름과 찹쌀, 감과 버들강아지가 재료의 전부다. 설탕은 전혀 들어가지 않았다. 만든 이가 가슴에 품은 아버지를 향한 존경과, 먼저 떠난 아내를 향한 먹을 이의 그리움만을 덧담았을 뿐이다.

"참 맛있어요."

"꼭꼭 씹어 천천히 드세요."

"혼자 먹으면 맛이 없어. 나눠 먹어야지."

할아버지는 자꾸 내 손에 젓가락을 쥐여준다. 누군가를 위해 요리를 하면서 음식을 입에 대는 법이 없는 내가 가위바위보에 져서 별수 없이 감떡 한 점을 입에 넣었다. 왠지 뭉클해서 맛을 알 수 없었다.

날이 기울어 그만 일어서려는데 할아버지가 자꾸 붙잡는다. 할아버지의 눈도 내 눈도 촉촉해진다. 집 밖으로 나서는 나를 향해 할아버지는 한참 동안 손을 흔들었다. 할아버지의 고집에 못 이겨 한 점 입에 넣었던 감떡의 온유한 단맛이 동구 밖까지 따라왔다. ✿

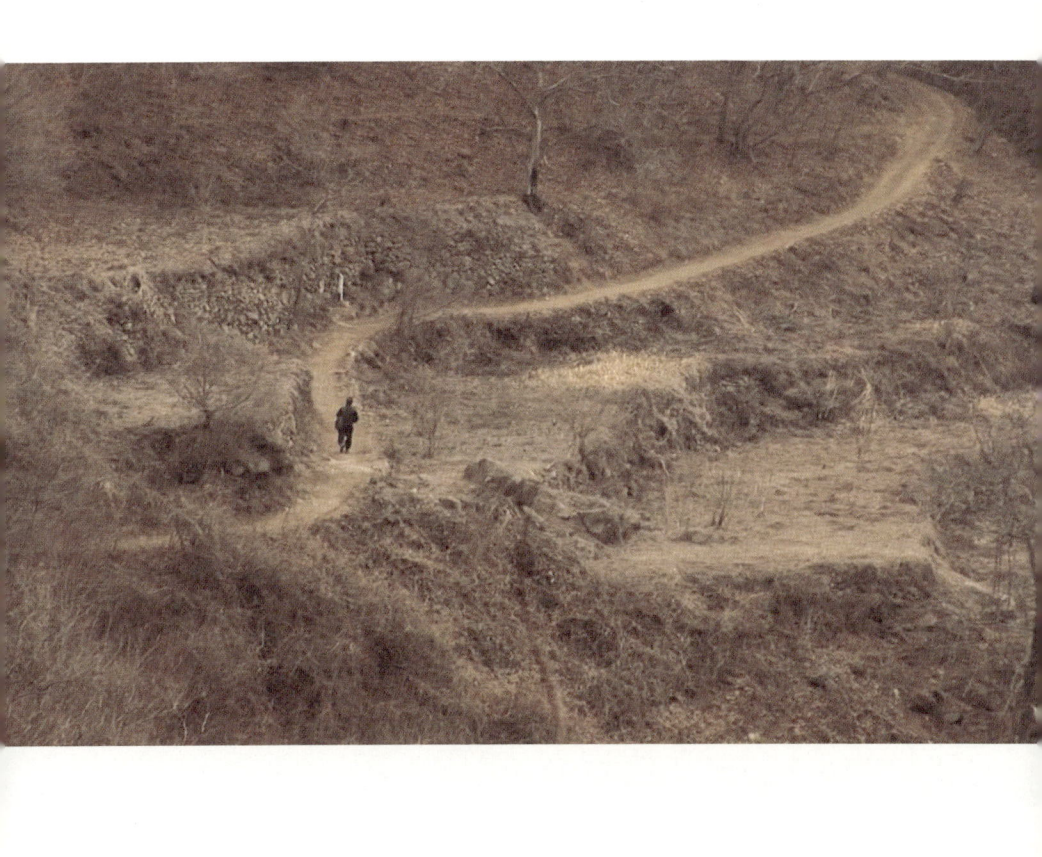

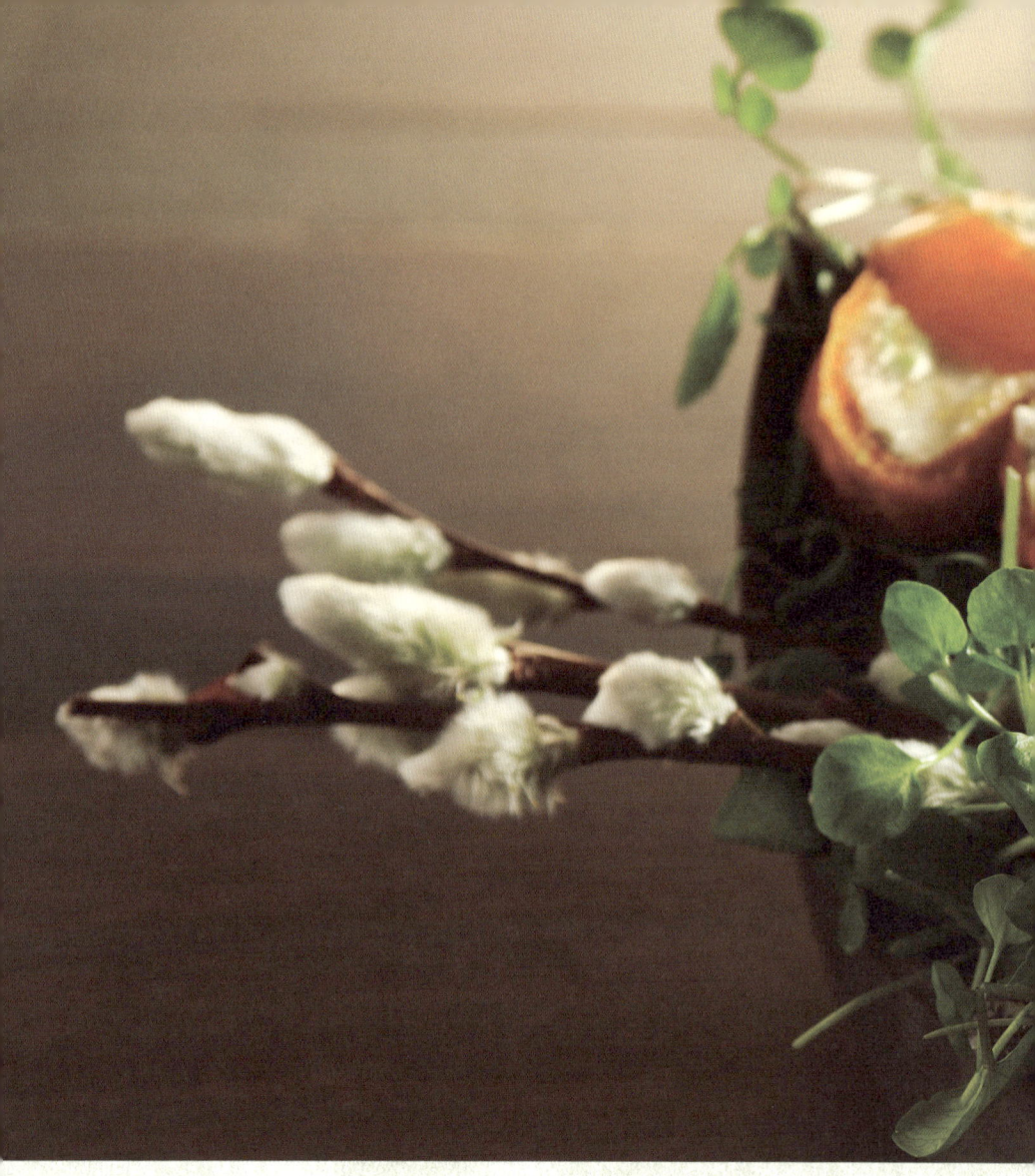

버들강아지를 곁들인 감떡

감떡 감, 찹쌀, 버들강아지, 참기름

1. 찹쌀반죽의 반은 굽고 반은 삶는다. (반죽 대신 찹쌀밥을 지어도 좋다)

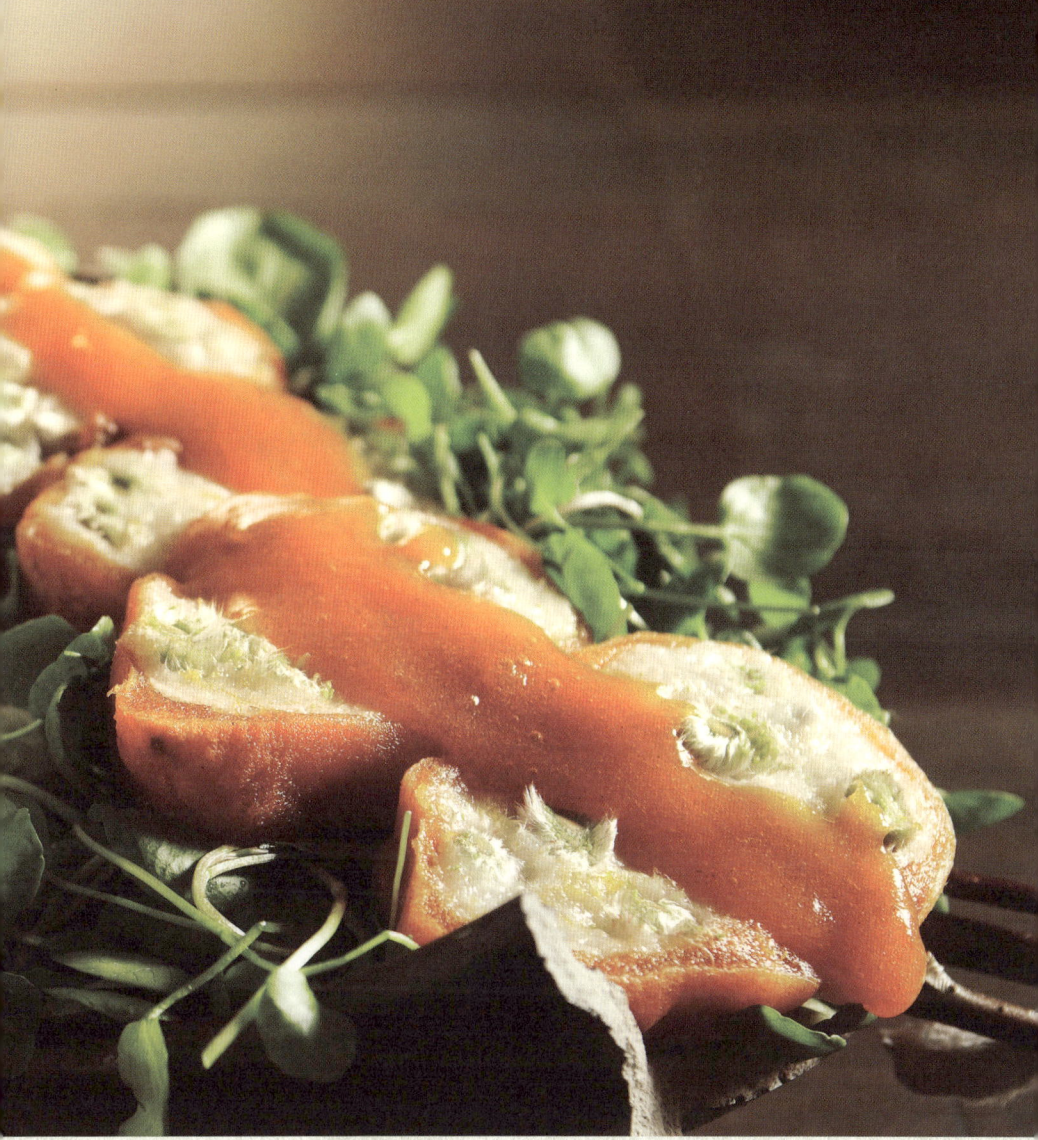

2. 반죽을 한데 합쳐 참기름을 넣고 치댄다. (찧은 찹쌀을 믹서기에 돌려 부드럽게 만들어도 좋다)
3. 버들강아지와 곶감껍질은 잘게 채썬다.
4. 찹쌀반죽을 넓게 펴고, 그 위에 채썬 버들강아지와 곶감껍질을 올려 돌돌 만 후 썰어 놓는다.
5. 곶감 꼭지를 떼고 곶감 속을 짜낸 후, 썰어 놓은 찹쌀반죽을 곶감 안에 넣는다.
6. 곶감을 반으로 잘라 접시 위에 놓는다.
7. 짜낸 감 속은 찹쌀물과 섞어 체에 걸러 감떡 위에 뿌린다. (찹쌀물 대신 조청을 섞어도 좋다)

생명의 터전에서 영그는
볕과 땀의 **결정** | 갯벌 소스를 곁들인 백년초 무침 |

이번 여행길에 꼭 찾아보고 싶은 곳이 있었다. 바로 맛의 근원이 시작되는 곳, 소금밭이었다. 자연의 맛이 시작되는 곳을 찾아, 맛의 균형을 찾아내고자 하는 나의 초심을 다시 한 번 다잡고 싶었다.

소금은 모든 음식의 맛을 맛답게 만들어주는 가장 근본적인 재료다. 또한 소금이 없으면 우리는 생명을 유지할 수가 없다. 고대 로마에서는 병사들에게 임금을 소금으로 주고(salarium, salary) 고대 아프리카의 말리에선 소금이 금과 같은 무게로 거래되었을 정도로 귀하게 취급되었다. 그런데 요즘에는 소금이 백해무익한 '악마의 하얀 가루'로 취급되고 있다. 소금의 고유한 맛도 설탕, 식초, 고추, 각종 감미료 등으로 위장되기 일쑤다. 바야흐로 소금의 복권이 필요한 시대다.

사흘 동안 남도의 갯벌을 따라 염전을 뒤지고 다녔다. 크고 작은 섬 1004개가 모여 있는 신안. 소금의 땅 신안은 세 번째 만에야 비로소 나를 허락했

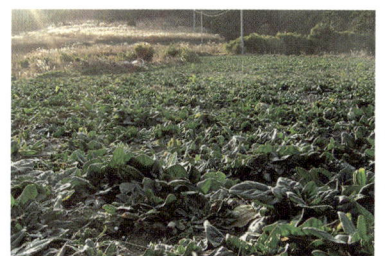

섬초

'비금 시금치'로 불린다. 한겨울 추위 속에 매서운 바닷바람을 견디며 자라 일반 시금치보다 옆으로 퍼져 있고 삶아도 흐물거리지 않아 씹는 맛이 좋다. 항산화 성분과 비타민A 성분이 많아 피부와 노화방지에 좋고, 칼슘과 철분도 풍부하다. 향을 제대로 즐기려면 국보다는 무침으로 먹는 것이 좋다.

다. 첫 번째는 비가 너무 많이 와서 소금을 볼 수가 없었다. 두 번째도 마찬가지였다. 그리고 다시 한 번 비금도에 들어갔을 때에도 사실 소금을 보기에는 이른 시점이었다.

섬초라 불리는 시금치밭이 눈앞에 펼쳐진다. 겨울 노지 시금치다. 시금치는 겨울 막바지에 들어야 다디달아진다. 겨울 끝에 맞는 봄의 맛이다. 겨울을 이겨낸 시금치는 봄바람이 살랑살랑 불 때에야 먹을 수 있는 크기가 된다. 바닷바람을 맞으며 자란 시금치는 강인하면서도 고소하다. 겨울바람에 맞서 시금치를 가꾸는 농부의 손도 바쁘다. 농부의 노동이 고단하면 할수록 시금치는 고소하고 또 달아질 것이다.

시금치밭을 지나자 끝도 보이지 않는 염전이 비로소 눈앞에 펼쳐진다. 염전은 바닷물과 태양, 그리고 섬사람들의 땀이 결정으로 영그는 곳이다. 가까이 다가가 살펴보니, 동요 없는 염전 수면이 마치 거울 같다. 바람이 지나간 하늘자리에 남아 있는 흰 구름이 염전 위에도 떠 있다.

염전을 따라 걸어가니 햇볕에 반짝이는 하얀 언덕이 보인다. 가까이 가보니 하얀 것의 정체는 소금이었다. 주저 없이 소금에 혀를 대보았다. 혀끝으로 짜릿짜릿한 전율이 전해진다. 그토록 찾고 싶었던 원시의 맛이다. 소금갯벌을 한 주먹 떼어냈다. 겉은 하얀 소금으로 덮여 있고 속은 고운 뻘이다. 자연이 빚어낸 반죽…… 음식을 만들 때 온갖 재료를 섞고 반죽을 해봤지만 내 손으로 이렇게 완벽한 반죽을 할 수는 없을 것 같다. 며칠 동안 길에서 헤맨 수고가 봄눈 녹듯 하는 순간이다. 기다리고 고대하면 자연은 언제나 내게 행복한 선물을 주었다. 고맙고 또 고맙다.

보물 같은 소중한 갯벌 한 줌을 손에 들고 걸었다. 멀리서 염부들이 염전을 청소하고 있다. 겨우내 묵혀두었던 염전을 '세수시키는 것'이라고 했다. 태양이 가장 뜨거운 여름에만 염전이 바빠지는 줄 알았더니 그게 아닌 모양이다. 좋은 소금을 얻으려면 해마다 새로운 갯벌로 바꿔줘야 한단다. 농축된 바닷물의 질과 염전의 위생상태 등에 따라 천일염의 질이 달라진다는 것이다. 그러니 신선한 뻘과 염전의 청결은 무엇보다 중요하겠다. 염부가 밀던 대패를 넘겨받아 밀어보았다. 생각보다 쉽지 않다.

"어휴, 쉽지 않네요."

바닥에 달라붙은 소금을 대패로 밀어내는 일이 녹록지 않다.

"한여름엔 아주 죽어요, 죽어. 중노동도 이런 중노동이 없지요. 사람 구하기가 하늘의 별따기예요."

한여름 땡볕에서 구슬땀을 흘릴 염부의 얼굴이 상상되었다. 봄부터 가을까지 천일염을 생산하지만 정말 맛있는 소금은 4~6월 사이에 나온 것이라 한다. 일교차가 적기 때문이다. 또 7월을 넘어 무더위가 심할 때에는 소금

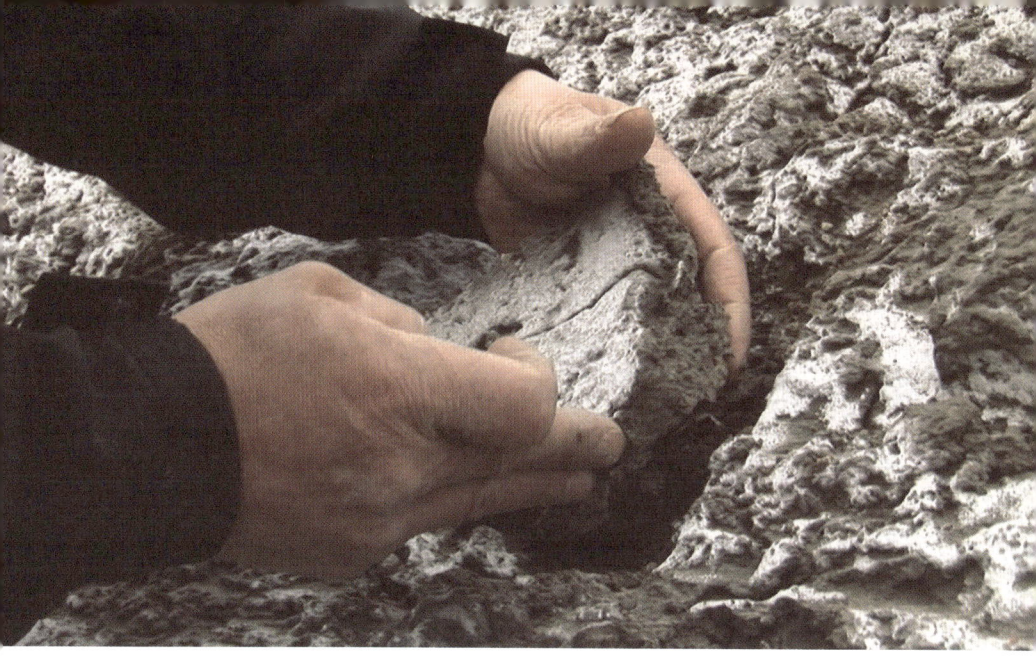

이 지나치게 짜진다고 한다. 계절별로 염도를 조절하는 것도 여간 신경 쓰이는 일이 아닌 모양이다.

집안 대대로 염전을 했다는 한 염부를 따라 소금창고에 갔다.

"소금은 바다에서 나는 금이에요. 우리의 땀이고."

그 가격이야 어처구니없이 싸지만, 소금이 없으면 우리가 생명을 유지할 수 없으니 귀하기로는 금을 넘어서는 것일 수도 있겠다.

대를 이어 내려온 소금창고에 들어서니 벽도 바닥도 소나무다. 소금에 함유된 간수가 나무 틈으로 빠져나가게 하기 위한 것이다. 이렇게 산처럼 쌓여 있는 소금산은 처음 본다. 허락도 받지 않고 소금산에 벌렁 드러누워본다. 촉촉하고 시원한 기분이 그만이다.

"피곤할 때 그렇게 드러누우면 찜질받은 것처럼 다음 날 몸이 가뿐해져요."

잡균과 잡기를 없애주는 순수의 기운, 이것이 바로 소금의 기운이다. 소금의 정화능력과 보존능력은 놀랍다. 천일염은 미생물을 죽이는 게 아니라 더불어 보존시키면서도 부패를 방지해준다. 소금은 묵혀 먹으면 좋다. 5년쯤 묵히면 약이 된다.

"이렇게 손으로 만지면 부서지면서 물기가 배어 있는 게 좋은 소금이에요. 물이 깨끗해야 이런 소금이 나오거든요. 한번 드셔보세요. 짜지 않고 달아요."

정말 소금이 짜지 않고 달다. 손끝으로 만져보니 막 구운 과자처럼 쉽게 부서진다. 맛있어서 자꾸 손이 간다. 입안에서 부서지는 소리도 귀를 즐겁게 한다. 햇볕이 만든 순수의 결정체, 소금의 진정한 맛을 오늘 신안의 염부에게 배운다.

신안소금은 천연미네랄이 풍부하고 게르마늄이 들어 있다. 미네랄은 인체 구성의 3.5퍼센트 정도에 불과하지만 신체의 성장과 유지, 체내 생리기능 조절 등 우리 몸에 필수적인 작용에 관여하는 매우 중요한 물질이다. 자칫 결핍되기 쉬운 미네랄은 좋은 소금을 섭취하는 것만으로도 충분히 보충할 수 있어 질병을 막고 면역력을 증진시킬 수 있다. 최근 신안의 소금은 세계적으로 최고급 소금으로 인정받고 있는 프랑스 게랑드 소금보다 미네랄이 3~4배 많이 들어 있다는 결과가 나와 세계적으로 주목받기 시작했다. 프랑스 소금이 세계 최고의 소금으로 알려지게 된 건 세계적인 요리사를 많이 키워냈기 때문이다. 게랑드 소금을 이용한 명품요리를 만들어 세계인의 입맛을 사로잡은 것이다. 우리도 할 수 있다. 자연주의 식탁의 새로운 대안으로 떠오르고 있는 한식을 통해 신안의 소금을 세계에 차차 알려갈 수 있을 것이다.

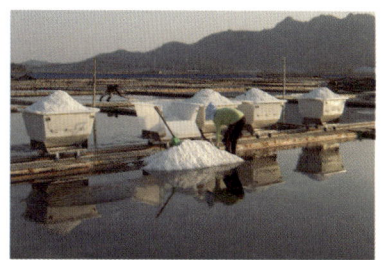

신안소금

천연미네랄이 풍부하고 게르마늄이 들어 있다. 천연미네랄은 질병을 막고 면역력을 증진시킨다. 국내의 천일염은 깨끗한 장판에서 만들어내는 '장판염'과 갯벌에서 얻는 '토판염'으로 나뉜다. 토판염은 검은빛이 나며 장이나 김장을 할 때 사용한다. 소금에 뻘이 있는 것일수록 미네랄 함량이 높다.

하지만 정작 염부들의 자부심과 사명감은 그리 공고하지 않았다. 염전 일은 기계를 쓰지 않고 모든 작업이 사람의 손을 거쳐야 하는 상당히 험하고 고된 일이다. 염전에 모인 사람들은 그 노력에 비해서 소금의 가치가 너무 하찮게 여겨지고 있다며, 대대로 해왔던 일이고 자신들은 굶지 않고 살기 위해 하고는 있지만 자식들에게만은 시키고 싶지 않다는 하소연들을 잇는다. 이미 영광 쪽은 모두 폐염전이 되었다고 한다.

"프랑스의 게랑드 소금은 1킬로그램에 9만 원이에요. 우리 소금은 30킬로그램에 2만 5천원입니다. 100분의 1도 안 되는 가격이지요. 그런데도 신안소금은 국내소비량의 10퍼센트도 되지 않아요. 중국의 저질 소금 때문입니다."

식재료의 생산자들을 만날 때마다 요리하는 나로서는 감사한 마음에 요리를 더 정성스럽게 해야겠다고 마음먹게 된다. 요리는 자연에 대한 마음, 사람에 대한 마음이다. 이런 마음을 펼치는 게 나의 일이고 나의 요리다. 하지만 오늘, 염부들의 땀과 노력이 제대로 존중받지 못하는 것 같아 안타깝다. 이들을 위한 요리로는 뭐가 좋을까.

고된 노동이 갯벌과 염전의 소중함을 잊게 한다. 당신들이 얼마나 대단하고 소중한 일을 하고 있는지에 대해 이야기를 하다가 뻘을 가지고 요리를 해보이자는 생각이 들었다. 세계 어느 곳에서도 구할 수 없는 최고의 식재료인 뻘을 새로운 음식으로 만들어 보이고 싶었다. 그 방법을 알려주고 싶었다. 덧없는 노동으로 고된 그들에게 의미 있는 선물을 주고 싶었다. 아까 염전에서 채취한 뻘로 기본 국물을 내어 소금의 진실을 보여주고 싶었다.

물의 결정, 흙의 결정

바닷가로 나갔다. 어제는 물때를 잘못 맞춘 탓에 파도가 높아 바위 위에 널린 파래를 얻을 수 없었다. 다행히 오늘은 파도가 잔잔하다. 거친 파도와 바닷바람에 시달리며 몸피를 불려왔을 파래는 눈부신 초록빛이었다. 자연이 허락해준 시간, 마음이 급해서였는지 욕심을 부려서 그랬는지 바위에서 발이 미끄러져 그만 넘어지고 말았다. 자연은 언제나 그 자리에 있다. 비우고 채우고 다시 비워 언제나 그 모습 그대로를 유지한다. 인간의 욕심이 늘 화를 부른다.

"고마워, 고마워. 잘 먹을게." 해가며 먹을 만큼만 뜯어냈다.

내가 저녁식사를 대접하기로 한 염부의 집 돌담에서 또 하나의 보물을 발견했다. 돌담 위에 뿌리를 내린 백년초. 사람의 손과 닮아 '손바닥 선인장'으로 불린다. 예부터 신비한 식물로 알려진 백년초는 가뭄에도 웬만해선 죽는 법이 없다. 강한 해풍과 열악한 환경 속에서도 백 년을 살아간다고 해서 백년초다. 모진 바닷바람을 이겨낸 신안의 백년초는 꿋꿋한 자태로 붉게 물들어 있었다.

여기에 염전에서 발견한 함초를 더한다. 함초는 가장 순수한 소금을 머금

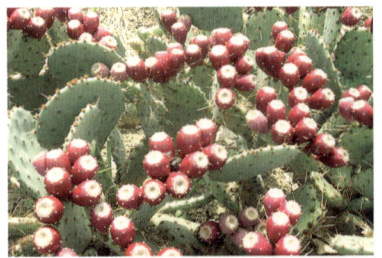

백년초(百年草)
'손바닥 선인장'으로, 석쇠를 이용해서 불에 직접 구우면 가시가 떨어진다. 백년초는 차가운 성질을 가지고 있어 해열에 좋고 종기, 장염 등 염증 치료제로도 쓰인다. 두통, 기관지에도 좋다. 단, 임신부는 자궁수축과 복통이 일어날 수 있으므로 주의해야 한다.

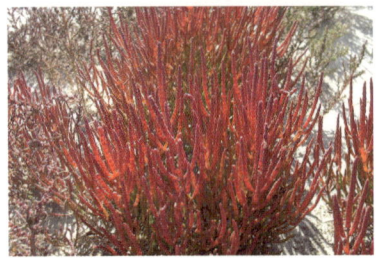

함초
'갯벌의 산삼'. 함초에는 염분과 미네랄 성분과 바닷물을 정화하는 효소가 들어 있어 유해활성산소를 제거하고 고혈압과 당뇨에 좋다. 끓는 물에 살짝 데친 다음 찬물에 헹궈 사용하고 나머지는 냉동보관하면 된다. 무쳐 먹거나 갈아서 소금 대신 사용해도 좋다.

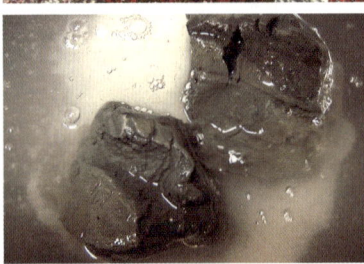

갯벌
오염되지 않는 청정지역의 갯벌만이 효능이 있다. 유해활성산소를 제거하고 철분, 마그네슘, 칼슘 등 우리 몸에 이로운 미네랄을 많이 함유하고 있다. 반쯤 잠긴 물에 담가 굵은 소금을 넣어 갯벌의 숨은 성분들이 나오게 한 후, 거름망에 걸러 밑국물로 사용한다.

고 있는, 말하자면 식물소금이다. 염분을 먹고 자라는 함초는 전 세계적으로 뻘이 있는 곳에서는 다 자란다. 다만 우리나라의 함초는 계절에 따른 변화가 분명해서 붉은빛이 난다. 붉은빛의 함초는 외국 함초에 비해 맛의 기복이 심하지 않고 맛이 잘 정리되어 있다. 몸의 독소를 없애준다고 해서 프랑스, 일본에서는 '신이 내린 식물'이라는 별명으로 부르며 아주 귀한 식재료로 여긴다.

우선 천일염 소금물에 갯벌을 담갔다. 물의 결정인 소금과 흙의 결정인 갯벌이 그렇게 만난다. 내가 상상한 대로, 새로운 재료로 요리를 해볼 생각에 신이 난다. 갯벌을 요리재료로 쓴다고 하니 사람들이 모두들 놀란다. 도시사람들은 "더러운 갯벌을 어떻게 먹어?" 할 것이다. 요즘 국내의 천일염은 깨끗한 장판에서 만들어내는 '장판염'이 대부분이지만, 원래 옛날에는 갯벌에서 소금을 얻었다. 그것이 '토판염'이다. 그래서 옛날 소금은 약간 검었다. 장이나 김장을 할 때 '굵은 소금'이라 하면 으레 검은 소금을 말하는 것이었다. 이렇게 소금에 뻘이 어느 정도 섞여 있어야 미네랄이 풍부해진다.

갯벌의 미생물과 미네랄은 청정지역에서만 먹을 수 있는 것들이다. 그래서 뻘을 우려 먹겠다는 생각을 해본 것이다. 미네랄을 얻어내려는 것이다. 모든 생명은 바다에서 시작되었다. 생명의 씨앗을 품은 갯벌은 갖은 영양소의 보고다. 갯벌을 먹는 것은 생명의 역사, 생명의 근원을 먹는 것이다.

음악에서도 화려하진 않아도 연주의 기둥 역할을 하는 베이스가 있듯이 요리에도 맛의 베이스를 지켜주는 응원군이 있다. 이끼나 갯벌, 돌 같은 재료들이 그렇다. 몇 해 전 샌프란시스코 카멜에서 돌을 가지고 요리한 적이 있었다. 그곳은 원래 인디언들이 살던 곳이었고, 나는 요리를 먹을 사람들에게 인디언의 이야기를 들려주고 싶었다. 오랜 세월 동안 인디언들과 함께 했을 돌, 참나무, 소나무를 오랫동안 끓여 그 세 가지 물로 세 가지 밥을 했다. 보기에는 물론 똑같은 밥이었지만, 맛을 본 사람들은 이런 맛은 처음이라고들 했다.

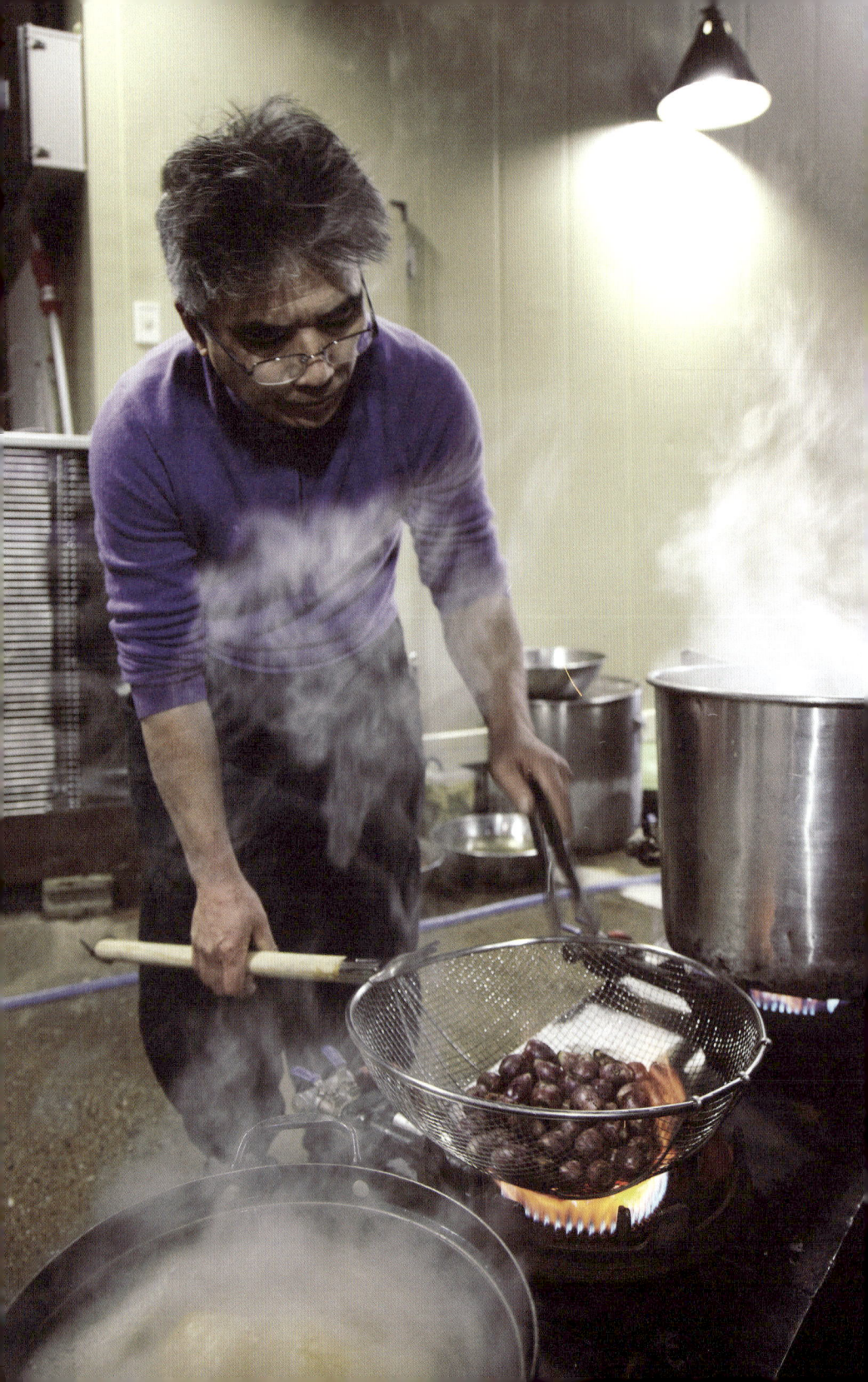

갯벌요리도 마찬가지다. 오랜 세월을 거쳐 켜켜이 쌓여온 생명의 역사, 바다의 이야기를 사람들에게 들려주고 싶었다. 소금과 갯벌의 어제, 오늘, 그리고 미래를 맛으로 표현하고 싶었다. 우리가 귀하다, 천하다 이름을 지어 생각의 벽을 만들어서 보니까 못 보는 것이다. 그 벽만 없애면 갯벌은 얼마든지 식재료로 쓸 수 있다. 우주의 별을 구성하는 성분과 내 몸을 이루는 성분이 같듯이, 갯벌을 이루는 성분도 내 몸을 이루는 성분과 같다. 그렇게 또 살아 있는 모든 생명은 서로 연결되어 있다.

소금물에 담가놓은 갯벌에서 미네랄 성분이 우러나오는 동안 가시가 완전히 사라지도록 백년초를 불에 굽는다. 복분자즙과 불린 함초, 갯벌 우린 물을 넣고 조린다. 소스의 이름은 '열정'으로 지었다. 이것은 뜨거운 태양을 머금은 소금의 열정, 염부들의 열정이다. 식물이 걸러내고 취한 소금, 뻘이 품고 있는 소금, 물이 품고 있는 소금의 세 가지 소금이 모여 새로운 소금을 만들어낸 것이다.

소쿠리를 가지고 다시 들로 나가 알토란 같은 조선무 두 개를 밭에서 뽑았다. 냉이꽃이랑 나무 밑에서 발견한 맥문동은 꽃과 열매만 따고 다시 심었다. 그 옆에 와송도 추가했다. 와송은 향이 진해서 갈아 먹기도 하고 차로도 마신다. 보통은 약처럼 다려 먹는다. 몸의 독성을 뺀다고 해서 항암효과가 있다고 알려져 있다. 냉이꽃은 제법 맵지만 살균효과가 있다. 맥문동은 기관지와 폐에 좋다. 일 년 내내 흙먼지를 마신 염부들에게 좋을 것이다.

아까 파래를 뜯었을 때 같이 뜯은 가시리를 씻는다. 가시리는 바닷가 바위에 많이 붙어 있다. 부쳐도 먹고 여기에서는 국으로 먹는다고 한다. 함초

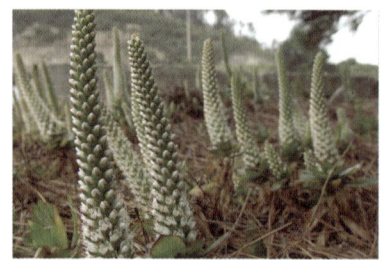

와송(瓦松)

소나무잎이나 소나무꽃을 닮았다고 해서 '와송'으로 불린다. 주로 여름철에 채취해 말려서 쓴다. 생와송은 갈아 먹고 말린 와송은 차로 마신다. 인체의 독성을 제거해주며 특히 피부에 좋다. 아토피 치료에도 탁월한 효능을 보인다.

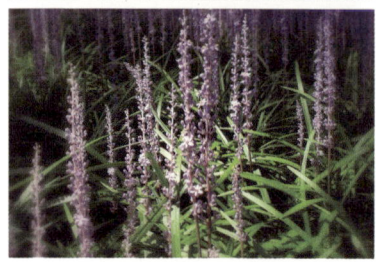

맥문동(麥門冬)

주로 짧고 굵은 뿌리와 줄기를 폐질환, 소갈증, 변비에 사용한다. 항산화작용, 혈류량 촉진, 심장수축력 증가, 진정, 면역 증강, 혈당 강하, 항균작용 등에 효과가 있다.

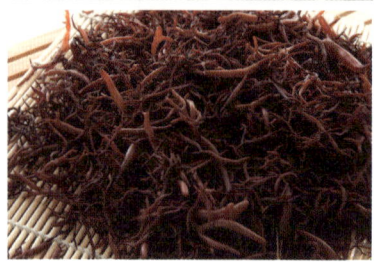

가시리

가시처럼 생겼다 해서 '가시리'로 불린다. 다시마와 비타민, 무기질 조성이 비슷하고 알긴산, 무기질이 풍부해 장운동을 촉진시켜줘 변비에 좋다. 주로 국으로 먹는다.

와 각종 해초들, 섬초를 넣고 튀긴 후 그 위에 복분자 소스를 뿌린다.

파는 따로 뿌리만 튀긴다. 그러면 매운맛은 사라지고 향기는 그대로 남는다. 조린 백년초를 잘게 썬다. 튀긴 가시리, 채를 친 무, 갯벌을 걸러낸 소스와 레드와인을 섞은 고추장 소스를 섬초 및 깨와 함께 무친다. 멸치 액젓으로 간을 하고, 무와 먹을 때는 생강을 곁들인다.

사람들이 모여들었다. 사람들의 입이 즐거워지고 마음도 즐거워진다. 잔치에 술이 빠질 수 없다. 소주잔에 갯벌을 넣는다. 바다의 향기를 머금은 '뻘주'. 뻘은 알코올의 독한 기운을 스스로 머금어 술맛을 순화시키는 역할을 한다.

술은 못 하지만 나도 염부들과 함께 술잔을 부딪치며 갯벌 예찬을 나눈다. 세계 어느 곳에서도 찾아볼 수 없는 생명의 터전을 이들이 소중하게 생각하고 끝까지 지켜주었으면 좋겠다는 마음이었다. 나의 요리는 그들의 고단한 삶과 위태한 자부심에 대한 위로이자 격려였고 질타였다. ✤

백년초 무침
갯벌 소스를 곁들인

갯벌 소스는 염전에서 캔 갯벌과 염전에서 난 천일염을 찬물에 넣어 우려낸 후,
복분자즙, 불린 함초, 갯벌과 천일염을 섞은 물에 불에 구워 가시를 제거한 백년초를 넣어
약한 불에서 서서히 조린다. 걸쭉해지면 백년초를 걸러내고 소스를 사용한다.

백년초 무침
조린 백년초, 가시리, 무, 냉이꽃, 맥문동, 와송, 섬초, 파, 갯벌 소스, 레드와인, 멸치 액젓, 파, 고추장, 깨

1. 조린 백년초를 잘게 썬다.
2. 가시리는 튀겨내고, 무는 채를 친다.
3. 커다란 그릇에 백년초, 가시리, 무, 냉이꽃, 맥문동, 와송, 섬초를 넣고 갯벌 소스와
   레드와인, 고추장을 더한다.
4. 멸치 액젓으로 간을 하고, 파와 깨를 뿌려 다시 섞는다.
   * 섬초 대신 돌나물과 고수를 쓰거나 한라봉 껍질을 넣어도 된다. 무와 함께 생강을 곁들여 먹어
     도 좋다.

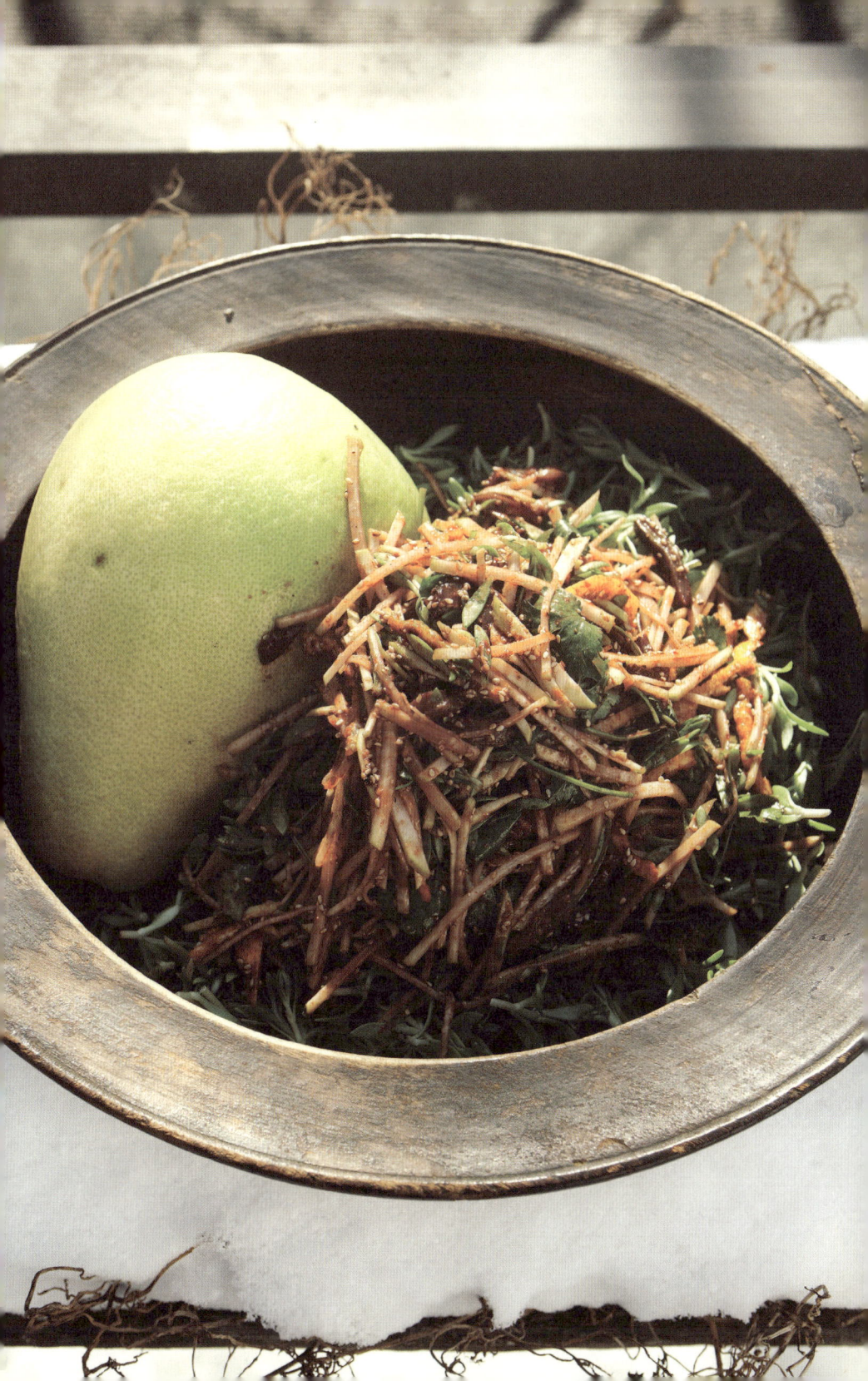

벽안의 부부를 위한
신토불이 레시피 | 바람꽃 고명을 올린 보리국수 |

염전 사람들과 즐거운 시간을 보내고 나서 섬을 조망할 곳을 찾기 위해 산에 올랐다. 마른 봄 계곡에서 흙먼지가 풀풀 날린다. 아직은 황량한 산길 사이로 들꽃이 피어나고 있었다. 거칠면서도 아름다운 색다른 봄의 향연이다. 절벽을 따라 연둣빛 새순들이 올라오고 있었다. 질긴 생명력⋯⋯ 자연이 가르쳐주는 오기와 끈기다.

산중턱에서 내려다보는 섬 풍경은 눈부시다. 수풀을 침대 삼아 누우니 하늘은 강이 되고 구름은 물 위에 떠다니는 연꽃잎 같다. 여느 해보다 추운 겨울이었는데도 이제 봄은 봄인가보다. 자연의 흐름은 막을 수가 없다. 그림자는 길어졌고 햇볕도 은은해졌다. 비금도의 봄날 오후를 소나무처럼 느긋하게 즐겨본다. 쉬고 싶으면 쉬고, 먹고 싶으면 먹고, 가고 싶으면 가는 게 나그네의 특권이다.

어린 시절 아버지는 나를 위해 작은 지게를 맞춰주셨다. 그 지게를 지고 나무를 하고 약초도 캤다. 산에 있는 게 좋아서 나무하러 간다고 하고서 이 산 저 산 돌아다녔다. 산에 있으면 무엇보다 마음이 편했다. 내겐 숲속이 놀이터이자 침대였다. 요즘도 생활에 지쳐 맥이 빠질 때 산에 오르면 힘이 솟는다. 방전된 힘이 충전되고 다시 아이처럼 생기발랄해진다. 그게 산, 자연이 주는 에너지다. 그렇게 산에서 좋은 기운을 받고 나면, 그 좋은 기운을 마음에 실어와 다시 누군가에게 요리를 해주곤 한다. 그러면 그이는 산에 올라가지 않아도 그 기운을 그대로 먹을 수 있다. 나는 자연을 옮겨놓는 일을 하는 사람이다.

새가 지저귀는 소리, 엷은 바람에 나뭇가지 움직이는 소리가 간간이 들려온다. 낯선 등산객이 산을 올라온다. 남해의 외딴섬에서 만나는 벽안의 외국인이다.

"안녕하세요, 앤디예요."

"셰프 임지호입니다."

캐나다인 앤디는 비금중학교 영어교사라고 자신을 소개한다. 한국에 온 지는 8개월, 아직 한국이 낯설기는 하지만 캐나다에는 이런 해변이 없어 비금도가 매우 좋단다.

"먹는 거 불편하지는 않아요?"

"온 지 얼마 안 돼서 오징어와 조개를 먹고 알레르기가 난 적 있었어요. 캐나다에서는 잘 안 먹던 음식이라 그랬나봐요."

익숙한 식재료를 사려면 2시간 이상 배를 타고 나가야 한다며 고충을 토로하는 캐나다인 앤디. 그에게 주변에 있는 식재료들을 이용하는 법을 알려주고 싶었다. 다른 땅에서 났다 해도 지금 이 땅에 발 딛고 살고 있다면 주

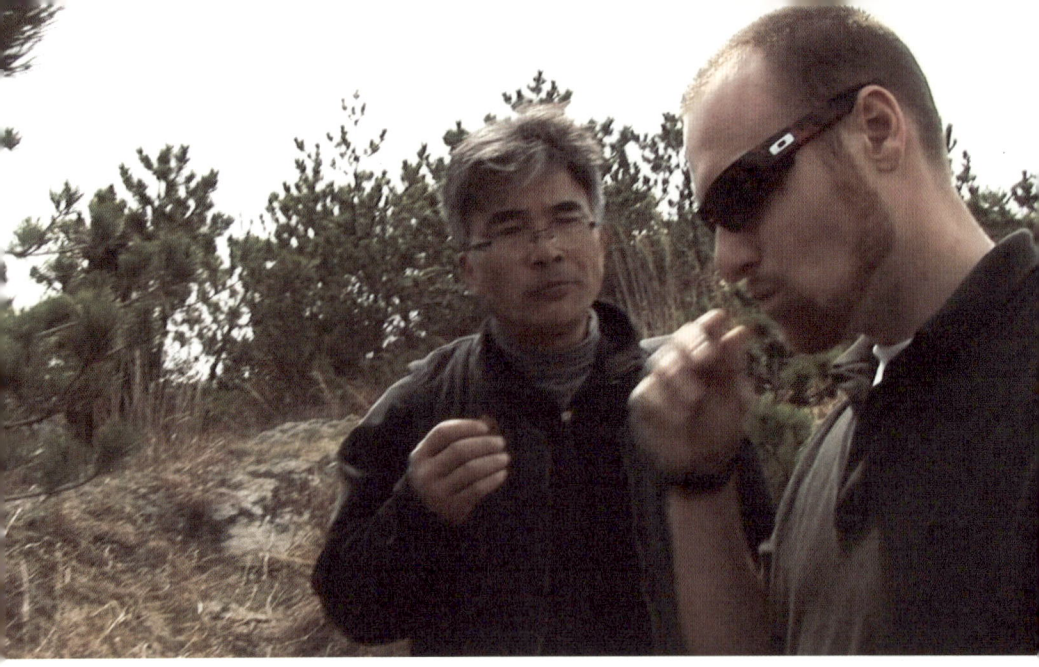

변의 재료들로 음식을 해먹는 것이 외국인의 몸에도 이로울 터였다. 조금이라도 앤디의 두려움을 없애주고 싶었다.

"섬 주변에 귀한 것들이 아주 많아요. 그게 이 섬에 사는 사람들을 건강하게 지켜주는 재료들이에요. 강한 바람, 파도같이 악조건들 속에서 살아남은 것들이잖아요."

재료에 대한 친밀감이 높아지면 음식에 대한 접근도 쉬워진다. 해송잎을 따서 앤디에게 먹어보라 권했다. 해송은 입냄새가 나거나 목마를 때 씹으면 갈증이 해소된다.

"써요."

"오래 씹어보세요."

뭔가 생각났는지 앤디가 억새풀을 꺾어 줄기를 씹는다.

"캐나다에서 하이킹할 때 자주 씹었어요. 아, 이건 오래돼서 달지 않네요."

주거니 받거니 한국과 캐나다의 풀 이야기가 이어졌다. 우리의 나물문화는 채취문화다. 자연이 선물한 만큼만 먹는다. 풀 한 포기를 이해하기 위해서는 햇볕, 흙, 바람은 물론이고 그 주변의 생태계를 한꺼번에 이해해야 한다. 그렇게 생각을 발전시켜나가면 결국 나를 둘러싼 내 밖의 모든 것들이 결국 나와 같다는 생각이 든다. 그것이 내 주변의 식재료들이 내 몸에도 좋은 이유다.

낙엽을 걷어내니 아기 고사리들이 꼬물꼬물 고개를 내민다. 아기 고사리는 영어로 '소용돌이 모양의 장식(fiddlehead)'이란 뜻이다. 아메리칸 인디언들은 기관지염 치료제로 뿌리줄기를 날로 먹었다. 우리나라에서는 육개장, 비빔밥에 어김없이 들어가는 재료다. 앤디가 이걸 이해하면 캐나다로 돌아가 자기 집 동네에서 고사리를 발견했을 때 한국에서 먹었던 고사리의 맛을 기억할 것이다.

"이걸 삶았다가 말려서 다시 삶아서 먹어요."

앤디는 귀를 쫑긋하며 열심히 들어보지만 완전히 이해할 수 없다는 듯 복잡미묘한 표정을 짓는다. 비금도에서 나는 식물은 시금치만 먹어봤단다.

"아내랑 제가 이곳의 산들을 즐겨 타는데요, 가끔 시금치밭 옆을 지나가다 한 포기씩 뜯어 먹곤 해요."

"비금도를 '신들의 섬'이라고 불러요. 먹을 수 있는 게 얼마나 많은데요. 내가 요리해줄게요. 다른 풀들도 먹을 수 있다는 걸 보여줄게요."

들판에 나는 게 다 먹을 수 있는 건 아니지만, 먹을 수 있는 건 얼마든지 있다. 어디에 나느냐에 따라, 어떤 방법을 쓰느냐에 따라 전혀 못 먹을 것 같은데 먹을 수 있기도 하고, 전혀 쓰임새가 없는 것 같은데 사람을 살리기도 한다. 풀들을 가만히 들여다보면, 잎사귀들을 가만히 들여다보면 꼭 우리 세포조직처럼 보인다. 우리 살을 보호해주고 살을 키워주는 조직이다.

산으로 내려오는 길에 바람꽃을 조금 꺾었다. 산에서 내려오니 보리밭에 어린 보리가 한창 자라고 있었다. 싱그러운 바닷바람에 진초록 보리 이파리들이 너울너울 춤을 춘다. 아찔한 봄의 풍경이다.

"앤디, 주인이 오나 안 오나 망 좀 봐요."

보리순을 한 움큼 뜯었다. 앤디는 키득키득하며 재밌어한다.

"주인 오기 전에 얼른 도망갑시다!"

앤디 집 앞마당에서는 곰밤부리 나물, 돌미나리를 뜯었고, 텃밭에서는 살이 잔뜩 오른 무 두 개를 뽑았다. 향긋한 맛이 별미인 곰밤부리 나물은 변비를 겪고 있는 이들 부부에게 효과가 있을 것이다. 이 정도면 한 끼 식재료로 충분하다.

주변에 무엇이 있는지, 무엇을 먹을 수 있는지 알게 되면 이제 앤디의 밥상도 달라질 수 있을 것이다. 메뉴는 외국인들도 비교적 접근하기 쉬운 국수로 정했다. 주변에 나는 풀들을 가지고 새로운 스타일의 국수를 맛보게 해주자.

곰밤부리 나물과 고사리 데친 물을 버리지 않고 육수로 쓰기로 했다. 향긋한 봄냄새가 국물에 밸 것이다. 요리과정에 쓰는 재료들과 부산물을 100퍼센트 활용하면 맛이 복잡해지거나 요동치지 않고 하나로 정리된다. 그렇

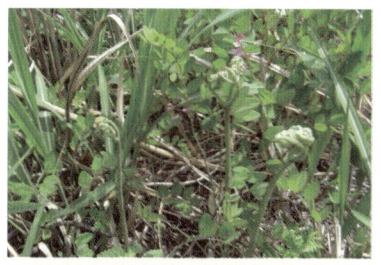

고사리
봄에 잎이 피지 않은 것을 삶아서 나물 또는 국
거리로 쓰고, 가을에 채취한 것은 주로 말려서
사용한다. 예부터 기관지 치료, 구충제 등으로
사용했다. 식이섬유가 풍부해 변비에 좋고 이
뇨·해열에도 효과가 있다.

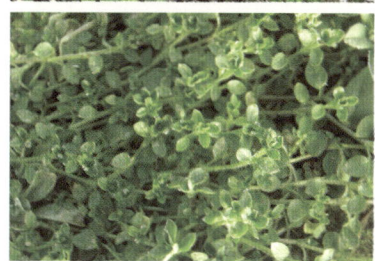

곰밤부리
주로 3월 초에 채취할 수 있는데, 어린순을 데
쳐 무쳐 먹는다. 특히 곰밤부리 나물을 가지고
보리순과 같이 된장국을 끓여 먹으면 그 향긋
한 맛이 초봄의 별미다. 식이섬유소가 풍부하
여 변비에 좋고 각종 비타민이 풍부하다.

게 요리한 것을 먹게 되면 속도 편하다. 나물 데친 물에 무와 마늘, 양파, 파
를 넣고 한 번 더 끓인 후에 멸치와 다시마를 넣어 육수를 우려낸다. 조선간
장으로 간을 한 후 국물이 반으로 줄어들 때까지 졸인다. 육수가 끓는 동안
보리순을 믹서기에 갈아 즙을 낸 후 밀가루 반죽에 섞어 치댄다.

"앤디, 간장 좋아해요?"

"네, 좋아해요."

내 동작 하나하나를 앤디는 어깨 너머로 유심히 보고 있다. 국물맛을 본
앤디, 엄지손가락을 치켜든다.

"와우…… 좋아요! 셰프가 훌륭해요!"

앤디 부부가 먹다 남긴 와인병으로 한창 밀가루반죽을 밀고 있을 무렵 도

초중학교에서 영어수업을 마친 앤디의 아내 제인이 돌아왔다.

"우리 집에 프로 요리사가 오셨어. 부엌에서 벌써 한 시간째 요리를 하고 계셔."

국수 만드는 걸 처음 본다는 제인 앞에서 끓는 물에 국수를 삶는다. 다 익은 국수를 찬물로 헹구면서 제인에게 귀띔해준다.

"면을 쫄깃하게 하고, 전분기를 없애 국물을 깔끔하게 할 겁니다."

데쳐낸 곰밤부리 나물과 돌미나리로는 두 가지 반찬을 만들었다. 외국인들이 참기름향을 좋아하지 않는 경우가 있는지라 참기름 대신 올리브오일을 사용했다. 나물 한 가지는 치즈를 좋아한다는 앤디를 위해 두부로 나물 무치듯 치즈로 무쳐냈다. 그리고 보리국수 위에는 앤디가 향이 좋다고 했던 바람꽃을 올렸다.

"모양이 정말 예뻐요."

요리과정을 처음부터 끝까지 지켜본 앤디는 기이한 나그네가 만든 낯선 국수의 맛이 너무나도 궁금한가보다. 단숨에 국물을 들이켜더니 대번에 엄지손가락부터 치켜세운다.

"환상적이에요! 정말 환상적이에요!"

한국의 문화도, 음식도 낯설기만 했던 벽안의 부부는 서툰 젓가락질을 하며 한국의 재료들로 만든 국수를 맛있게 먹는다.

"이 섬에서 자란 것들은 이 섬에 사는 사람들이 건강을 유지하도록 도와줄 수 있는 것들이에요. 이런 것들을 많이 드시면 아마 알레르기도 없어질 겁니다."

레시피를 꼭 알려달라는 앤디와 제인의 얼굴을 찬찬히 본다. 길을 가다가 우연히 담 너머 들여다본 집에서 차 한잔을 얻어 마시고 다시 길을 나서는 것처럼 내 길은 어느새 또 달라져 있다. 이렇듯 길 위에 모든 것이 있다. 길 위에 사람이 있고, 길 위에 스승이 있다. 그래서 나의 여행은 끝이 없다. 그 것이 내 안의 자유이고 내 안의 행복이다. ❋

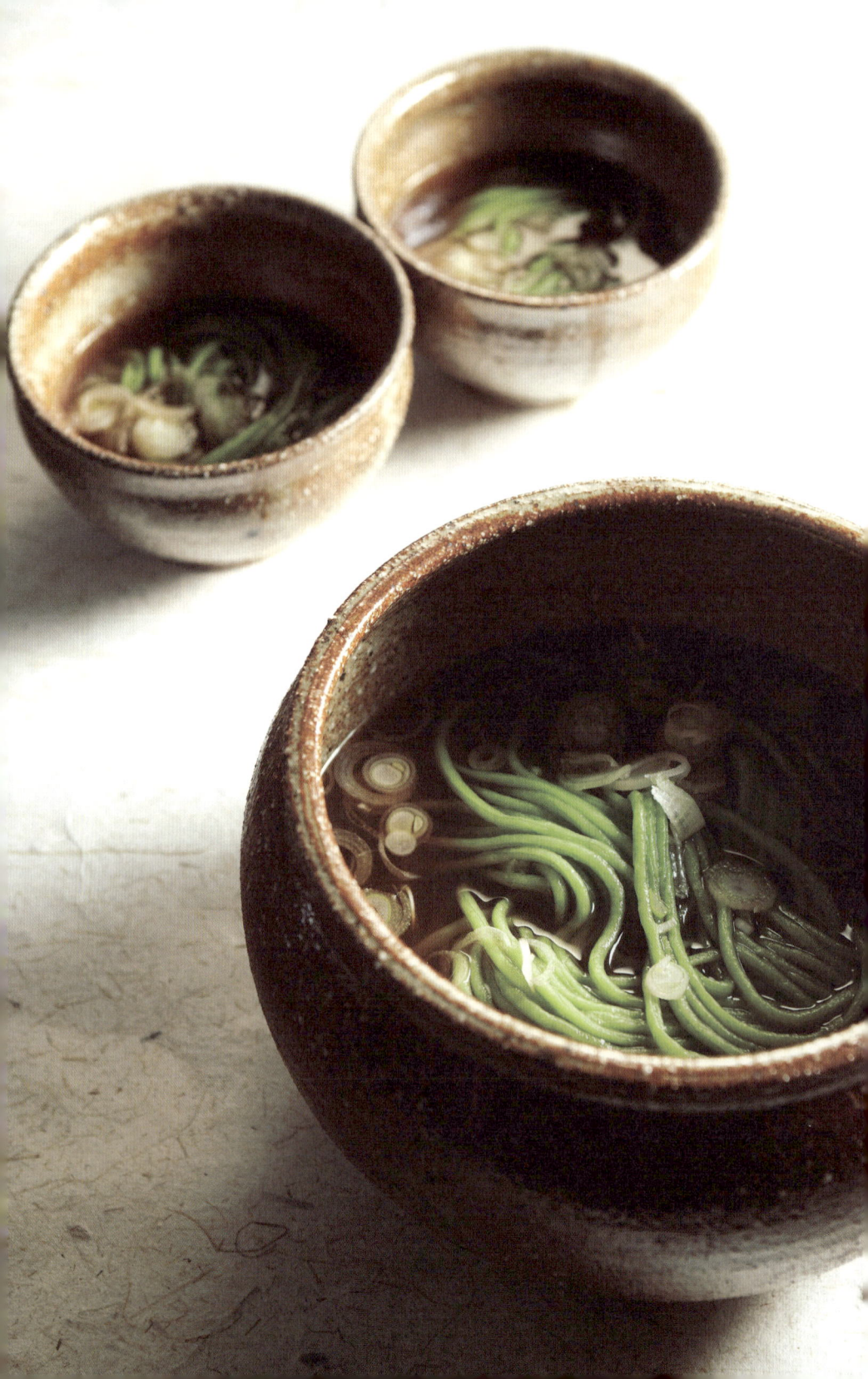

기본 육수는 고사리와 곰밤부리 등 나물 데친 물을 활용한다.
나물 데친 물에 무와 마늘, 양파, 파를 넣고 한 번 더 끓인 후 멸치와 다시마를 넣어 육수를
우려낸다. 마지막으로 조선간장으로 간을 하고 국물이 반으로 줄어들 때까지 조린다.

◉
보리국수 보리순, 밀가루, 육수, 파

1. 보리순을 믹서기에 갈아 즙을 낸다.
2. 즙을 밀가루와 섞어 치대어 반죽을 만든다.
3. 반죽을 썰어 끓는 물에 삶은 후 찬물에 헹군다.
4. 육수를 붓고 파(또는 바람꽃)를 올린다.

◉◉
나물 곰밤부리, 고사리, 돌미나리, 치즈, 조선간장, 올리브오일

1. 곰밤부리 나물과 고사리는 끓는 물에 데친다.
2. 곰밤부리 나물은 올리브오일과 조선간장을 넣고 무친다.
   (올리브오일 대신 들기름이나 참기름을 넣어도 좋다)
3. 고사리 나물은 올리브오일을 두른 팬에 조선간장을 넣고 볶아낸다.
4. 돌미나리는 치즈와 조선간장을 넣고 무쳐낸다. 치즈 대신 두부로 무쳐도 좋다.

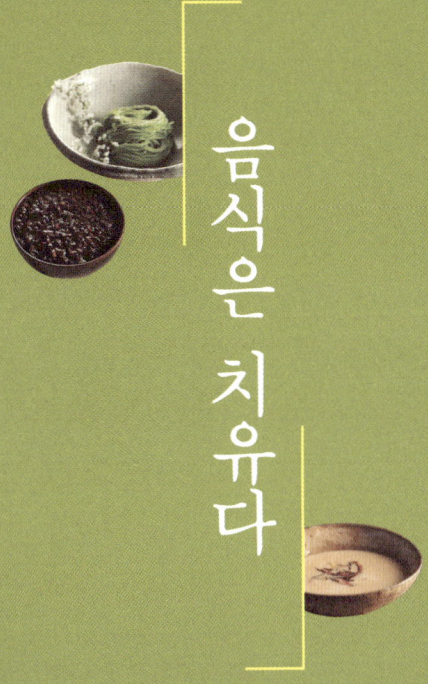

음식은 치유다

올레길 어귀에서 만난
작은 기적 | 하귤조림과 감자범벅 말이 |

열두 살, 알 수 없는 역마살에 홀린 듯 집을 떠난 소년 임지호는 일본으로 가고 싶었다. 무작정 일본으로 가면 지금까지와는 다른 세상이 열릴 것만 같았다. 표도 없이 기차에 숨어들어 역무원의 눈에 띄지 않도록 승객들의 발밑에 쭈그리고 앉아 부산까지 갔다. 부산항에서는 다시 제주행 여객선의 짐칸에 숨어들었다. 제주에 가면 어떻게든 일본으로 가는 밀항선을 탈 수 있을 것이라 생각했다.

하지만 돈 한 푼 없는 소년의 몸으로 밀항은커녕 당장 국수 한 그릇 사 먹을 돈도, 잘 수 있는 방 한 칸도 얻을 수 없었다. 거지생활을 하며 떠돌던 제주의 어느 날 밤, 너무 배가 고픈 나머지 음식 냄새라도 맡고 싶어 어느 식당 쓰레기통 안에 숨어들었다가 까무룩 잠이 들었던 모양이다. 갑자기 쓰레기통이 열리며 뜨거운 연탄재가 날아들었다. 자다가 불벼락을 맞고 비명을 지르며 뛰쳐나온 소년도, 무심코 쓰레기통에 연탄재를 던져 넣었던 식당주

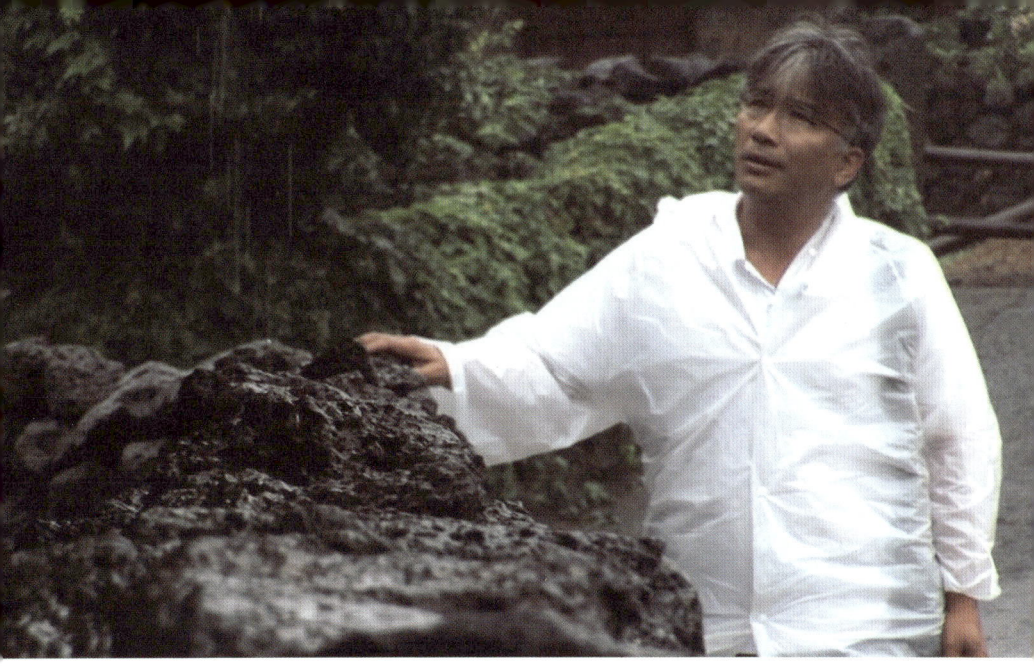

인도 크게 놀랐다. 소년의 처지를 딱하게 여겨 며칠 동안 식당에서 먹이고
재워주던 식당주인은 결국 소년을 주방보조로 쓰기로 했다. 그것이 소년 임
지호의 첫 번째 주방생활이었다.

제주는 내게 고통스러운 기억만 남아 있는 곳이다. 그래서 제주에 갈 때
마다 나는 극도로 예민하고 날카로워진다. 제주땅에 오르면 나는 극도로 우
울하고 무기력해진다. 하지만 제주는 내 요리인생의 시작점이었다. 다른 어
느 지역보다 천혜의 먹을거리가 넘쳐나는 곳이기도 하다. 역시 힘든 시간이
되겠지만, 이번 제주 여행에서 나는 어린 시절의 혹독한 기억과 관련된 트
라우마를 극복해보고 싶었다. 수많은 시간을 보낸 후 나는 다시 내 요리의
시작점, 제주땅을 찾았다.

120만 년의 시간이 스며 있는 바람의 섬 제주도. 마을길에서 집집의 마당으로 이어지는 좁은 돌담길이 해변과 마을을 잇고, 그 주변에 깃든 사람과 삶은 고즈넉이 올레길로 이어지고 있다. 제주 남쪽으로부터 200여 킬로미터 올레길에 들어서자 여름을 재촉하는 비가 내렸다. 제주도의 옛 모습을 가늠하게 하는 성읍마을. 돌담을 따라 선 하귤나무에 귤이 주렁주렁하다. 제주도에는 우리가 흔히 먹는 감귤 외에도 '한라봉' '진피향' 등 다양한 종류의 귤이 있다. 그중 '하귤'은 '여름 귤'이라는 뜻으로 단맛보다는 신맛이 강하다. 설탕에 재워 잼처럼 쓰거나 식초나 레몬즙 대신 사용하기도 한다. 어린시절 노란 하귤을 따 먹다 배탈이 나 고생했던 기억이 새삼 떠오른다.

올레의 돌담길에서 허기를 부추기는 고순내가 풍겨온다. 마을 할머니들이 한 집 마당에 모여 앉아 무언가를 번철에 지지고 있다.

"여기 앉아 병구떡 좀 먹고 가요."

"빙떡을 참 예쁘게 만드셨네요."

"병구떡은 우리 마을 사람들이 최고 기술자라."

"오늘 몇 개나 만드셨어요?"

"한 백 개쯤?"

빙떡은 성읍마을의 자랑거리란다. 올레길에 접어들어 마을 앞을 지나는 나그네라면 누구라도 붙잡아 대접한다는 그 풍속이 아름답다. 아닌 게 아니라 마을에 사는 한 할아버지가 지나가는 중국 관광객들을 데려오자 할머니들이 빙떡을 나누어준다.

"공짜, 공짜."

빙떡은 고운 메밀가루를 묽게 반죽해서 팬에 기름을 두르고 얇게 부쳐낸 다음 심심하게 간한 무나물을 넣고 돌돌 만다. 메밀 특유의 고소한 맛과 무

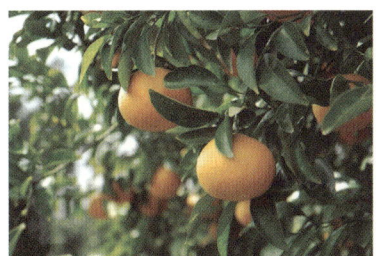

하귤(夏橘)

유자보다 크고 껍질이 두꺼운 편으로 강한 신
맛이 특징이다. 항아리에 짚을 넣고 숙성시켜
좀더 단맛이 들면 먹거나 설탕에 재워 잼처럼
먹는다. 차(茶)의 재료로 쓰거나 식초나 레몬즙
대신 사용해도 좋다. 심장과 소장의 기운을 다
스리는 약재로 쓰이고 특히 껍질은 위장약으로
쓰인다.

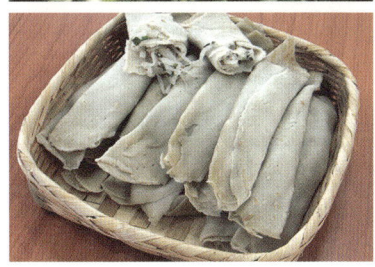

빙떡

메밀가루를 묽게 반죽해서 팬에 부치고 채썰어
데쳐낸 무를 양념해 소로 넣은 후 길쭉하게 말
아서 만드는 제주도의 향토음식이다. 제주도에
서는 관혼상제에 빠지지 않는 음식이다. 제주
사람들은 '병구떡' '쟁기떡' '전기떡'이라고도
부른다. 강원도의 메밀전병(메밀총떡)과 비슷
하다.

의 시원한 맛이 어우러지는 제주의 별미다. 간이 세지 않고 양념도 강하지
않아 부드러운 맛인데, 무더운 여름에 차게 식혀 먹어도 그만이다.

　거친 땅에서도 잘 자라는 메밀은 섬사람들의 주된 식량이었다. 메밀은 좋
은 혈압강하제다. 예부터 제주에서는 막 아기를 낳은 산모에게 메밀가루를
생으로 물에 타서 먹였다. 들떠 있는 피를 삭이기 위함이다. 속살을 희게 한
다는 얘기도 있어서, 메밀로는 떡도 해 먹고 범벅도 해 먹고 국수도 해 먹
고, 메밀요리를 제사상에도 올렸다.

　할머니들에게 둘러싸여 빙떡을 얻어먹고 있자니 그 옛날 혈혈단신 제주
로 흘러들었던 무일푼 꼬마 임지호가 된 기분이다. 그 시절, 길에서 만난 할
머니들도 내게 아무것도 바라지 않고 밥을 해주곤 했다. 길에서 만난 분들

에게 음식을 해드릴 때마다 나는 속으로 이렇게 중얼거리곤 한다.

"이게 그때의 밥값입니다. 고맙습니다."

여름향기 한 접시

이제는 제주에서 나는 것들로 이분들에게 내 음식을 대접할 차례다. 서둘러 집 밖을 둘러보았다. 비에 촉촉이 젖은 양외잎, 달콤한 향기를 뿜어내는 치자꽃, 새콤달콤한 하귤…… 할머니들에게 여름향기를 선물하자.

먼저, 채를 썬 감자를 팬에 올려놓고 감자가 반쯤 잠길 정도로 물을 붓는다. 이렇게 하면 찜기보다 더 빨리 삶아진다. 그 위에 양외잎을 올려 같이 익힌다. 감자를 익힐 때 소금을 미리 넣으면 감자가 잘 안 익기 때문에 감자가 다 익은 후 간을 한다.

마침 할머니들에게 백년초꿀이 있어 이걸 얻어 하귤을 조리기로 했다. 하귤 과육을 수저로 긁어내고 백년초꿀과 섞어 조린다. 나이가 들면 침샘이 말라 맛있는 것을 씹어도 맛을 제대로 못 느끼고 식욕도 잃게 된다. 백년초꿀에 조린 하귤은 할머니들의 잃어버린 입맛을 자극할 것이다. 양외잎을 코끝에 갖다 대니 월계수잎처럼 알싸한 향이 난다. 삶아 으깬 감자에 조린 하귤을 잘 섞는다.

그릇을 만들기 위해 다시 마당으로 나와본다. 커다란 현무암을 찾아 그 위를 넝쿨로 둘렀다. 더도 말고 덜도 말고 지금처럼 행복하게 무병장수들

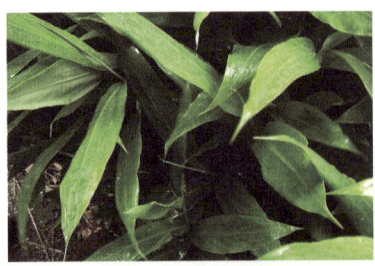

양외잎

생강과에 속해 독특한 향과 맛이 난다. 제주사람들은 옛날부터 양외를 집집마다 심어 장아찌로 담고 나물처럼 무쳐 먹거나 쌈으로도 먹었다. 혈액순환을 촉진하며, 항염증과 진통 효과가 있고 소화불량 및 설사에도 좋다.

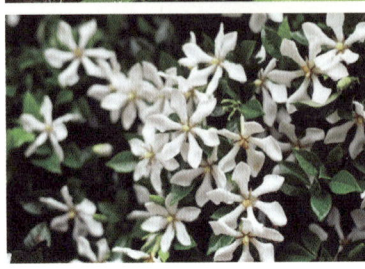

치자꽃

열을 제거하고 피를 맑게 하는 효능을 지니고 있으며 지혈에도 효과가 있다. 열매에는 세균을 억제하고 면역력을 높여주는 성분이 있어 감기에 좋고 아이와 노인에게 좋다. 고혈압 치료에도 효능이 있고, 차로 마시면 불면증에도 효과가 있다.

하시라는 바람을 담아본다. 새콤달콤한 하굴조림과 섞은 감자반죽을 데친 양외잎에 올리고, 그 위에 치자꽃잎 한 장을 올려 잘 싼다. 소화불량에 좋다는 양외잎과 면역을 높여준다는 치자꽃은 제주를 위한 보신제인 셈이다. 제주사람들이 장아찌로 늘 곁에 두고 먹던 양외잎이 새로운 맛으로 변신하는 순간이다.

"아, 맛있네. 꾸준히 오래 씹으니까 양외 섶이 괜찮소. 향기가 있어요. 여러 가지 맛이 나."

그런데 할머니들 틈에서 할아버지 한 분이 음식을 앞에 놓고 안절부절못한다.

"할아버지, 왜요?"

"우리 할망이 걷지도 못하고 하니까…… 이런 걸 맛보지도 못하고……"

얼른 하귤 껍질로 그릇을 만들어 음식을 담아드렸다.

"그 꽃도 듬뿍하게 넣으소."

"할아방 없는 사람은 귀해서 눈물나겠네."

운신을 하지 못하는 할머니 병수발을 8년째 하고 계시다는 할아버지의 순정이 아름답다. 가슴이 뭉클해진다. 첫눈에 반하는 사랑은 쉽다. 하지만 두 사람이 오랜 세월 서로 바라보며 한 몸처럼 아껴주는 사랑은 쉽지 않다. 그런 사랑은 기적이 된다. 감자, 하귤, 양외잎, 백년초꿀, 치자꽃이 전부였던 오후의 간식공양으로 나는 작은 기적을 배운다. ❀

바람과 시간으로
 엮은 집 | 좁쌀수제비 |

올레꾼들이 앞서거니 뒤서거니 걷는다. 어쩐 일인지 사람들의 걸음이 갈수록 빨라진다. 나도 모르게 내 걸음도 빨라진다. 오로지 걷기 위해 나선 길에서조차 사람들은 웬일인지 바쁘다. 사람들의 보폭에 동조되어 나도 지친다. 부러 걸음을 늦췄다. 사람들과의 거리가 멀어진다. 허면 어떠랴. 느리면 느린 대로 빠르면 빠른 대로 내 박자에 맞춰 걸으니 비로소 오롯이 나의 길이 된다.

제주의 길은 바다와 산을 연결하고 오름과 오름을 연결한다. 제주 온 섬을 둘러싼 돌담들…… 얼기설기 둘러싼 돌담들에는 제주사람들의 의지와 지혜가 담겨 있다. 바람의 섬 제주에서 돌담은 거센 바람을 한 번 거르고, 돌담들 사이사이로 새어나온 바람이 그 세기를 줄여 밭과 집 들에 골고루 전해진다. 밭담으로 둘러싸인 당근밭이 눈앞에 펼쳐진다.

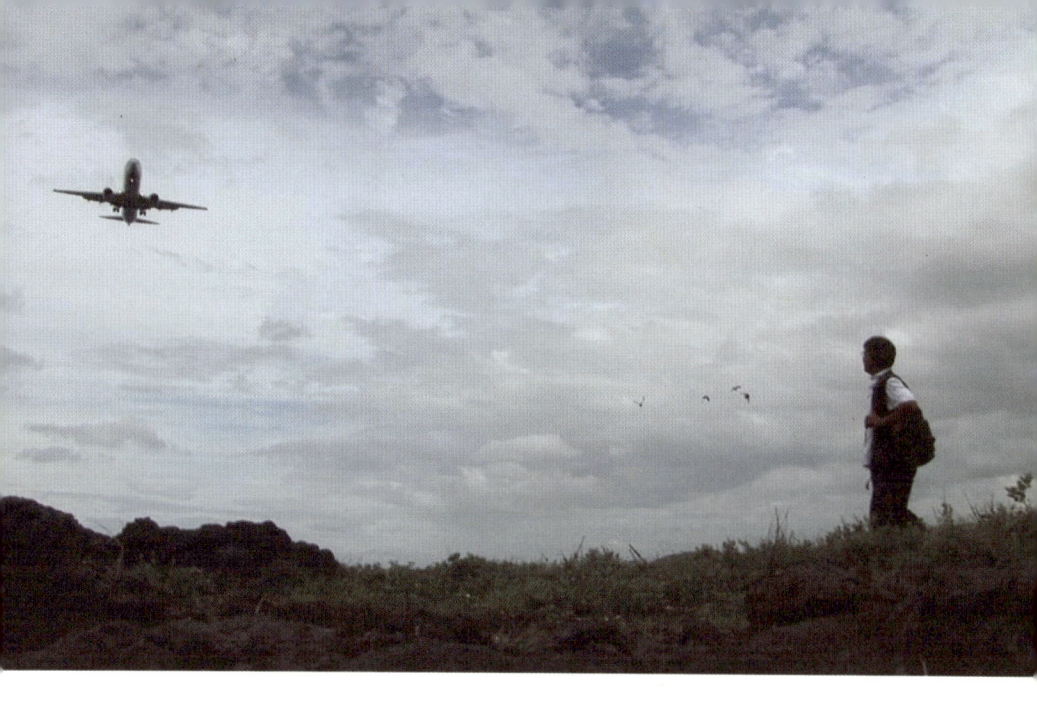

　제주는 한 섬인데도 동쪽과 서쪽의 땅이 다르다. 한라산의 화산활동 때문이다. 화산활동으로 생긴 화산재는 주로 서북풍인 바람 때문에 동쪽으로 많이 날아가 쌓이게 되었다. 그래서 동쪽 지역의 땅은 검고 가벼운 화산회토다. 이런 땅은 귤 같은 과수보다는 뿌리채소에 좋다. 산소를 많이 품은 화산흙에서 제주의 당근, 무, 마늘이 자란다.

　길은 다시 바닷가로 이어진다. 제주의 무한한 식재료는 해변의 바위틈에도 얼마든지 있다. 어패류가 바위에 붙으면서 만들어진, 핵산 맛의 석회분도 먹을거다. 생명이 자랄 수 있는 석회는 우리 몸의 면역력을 키워주는 귀한 식재료다. 석회분을 우려내어 밑국물로 쓰면 혈액순환에 도움이 된다.

　바닷가 바위들을 살핀 후 육지로 다시 올라서니 빨간 방석나물이 바닷바람을 맞고 있다. 육지에서 찾아보기 힘든 방석나물은 미네랄의 보고다. 그 자체로 맛깔스러운 밑간이 되어주는 천연양념이기도 하다. 너무 짜지도 않으면서 시원한 방석나물의 맛은 그야말로 자연이 만들어낸, 덜하지도 더하지도 않은 맛의 균형점이다.

몇 발자국 못 가 또 걸음을 멈춘다. 으아리꽃인 줄 알았는데 후추등이다. 방석나물에 이어 연이은 횡재다. 후추등은 제주에서만 자라는 천혜의 식재료다. 한 알 한 알이 후추알갱이다. 열매뿐 아니라 줄기에서도 후추맛이 난다. 해산물이 많이 나는 바닷가에서 후추등은 해독제 역할을 했을 것이다.

길은 어느덧 다시 산길로 이어진다. 한라산과 수백 개의 오름 또한 화산석이 만든 생명자원의 보고다. 제주의 숲은 육지의 숲하고는 그 느낌이 완연히 다르다. 용암이 흐르면서 형성된 지대 위에 숲이 형성되어 그런지 혈기왕성한 청년의 냄새 같은, 말하자면 거칠면서도 신선한 젊음의 냄새가 난다. 진한 삼림의 내음에 머리가 열리는 느낌이다.

현무암 사이로 뿌리를 내린 나무들을 어루만지며 태고의 신비를 느낀다. 현무암 구멍 즉 '숨골' 사이사이로 따뜻한 공기가 올라오기 때문에 제주에서는 겨울에도 푸른 이끼를 볼 수 있다. 제주를 터전 삼아 살아가는 고산식물들은 1800어 종, 제주의 숲 전체가 고산식물의 보고다. 다행히 이 원시림은 하루 탐방인원을 300명으로 제한한다. 해설사 없이는 탐방이 불가능할 정도로 원시자연 그대로 철저히 관리되고 있다.

숲길을 걷다 숯가마터를 발견했다. 고운 흙을 발라 만들어진 가마 안을 들여다 보니 나무뿌리가 내려와 그대로 숯이 되어 있다. 버려진 숯가마의 흙은 그냥 흙이 아닐 터이다. 뜨거운 불에 달궈지기를 반복하는 동안 가마의 흙은 강하고 신비로운 성분을 머금었을 것이다. 오랜 세월 불을 먹은 가마 천장의 흙을 떼어내 맛을 본다. 막힌 혈관을 뚫는 약재로도 쓰이는 숯가

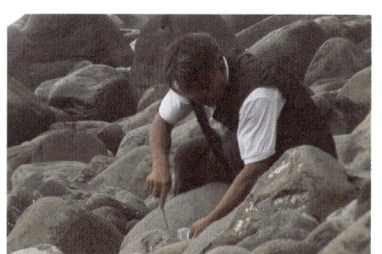

석회

오랜 세월 산화된 칼슘이 굳어져 생긴 것으로 주로 바닷가 바위에서 발견된다. 살충과 지혈, 통증을 없애는 약재로 쓰인다.

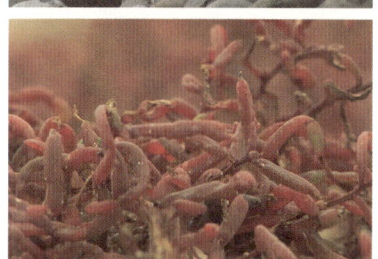

방석나물

짠맛이 나는 소금식물이다. 미네랄과 비타민 성분이 풍부해 봄철 입맛을 돋워주고 기력회복에 좋다. 해열, 고혈압, 소화불량, 변비에도 좋다. 주로 삶아서 나물로 먹거나 달여 먹는다.

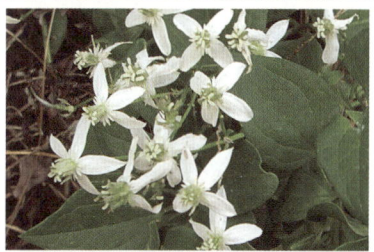

으아리꽃

생채보다는 데쳐서 먹거나 데친 후 햇볕에 말려 묵나물로 먹는다. 막힌 혈을 뚫어 여러 가지 풍을 없애고 오장기능을 향상시키는 약재로 알려져 있다. 주로 요통, 관절염 치료제로 쓰였다. 이뇨작용도 뛰어나 붓기를 빼는 데 쓰였으며, 구토와 설사를 동반한 토사곽란의 치료제로도 쓰였다.

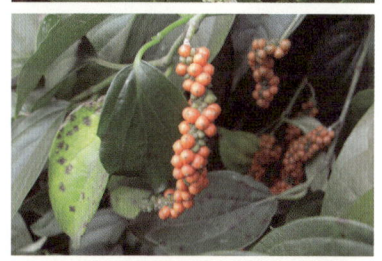

후추등

제주도 암벽에서 흔하게 자라며 후추 대용으로 사용할 수 있다. 진통과 해독작용이 뛰어나 뱀에 물리면 잎을 찧어 환부에 붙였다고 한다. 뼈와 근육이 쑤시는 신경통에 좋고 소화불량에도 효과가 있는 것으로 알려져 있다.

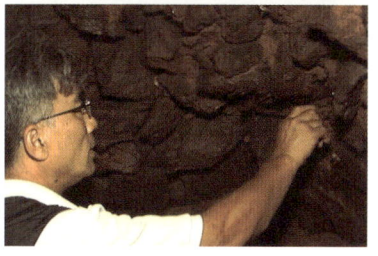

가마흙

위쪽의 오염이 되지 않은 흙을 사용한다. 무기 성분은 몸에 좋지만 물에 담갔다가 신중하게 걸러 소량 사용해야 한다. 막힌 혈을 뚫어주고 혈액순환에 효과가 있다.

마 흙은 오래 끓인 후 깨끗이 걸러 그 국물을 마셔보면 시원한 맛이 난다. 불을 먹은 흙이 내 손에서 다시 태어날 순간을 생각하니 전율이 인다. 석회분, 방석나물, 후추등에 가마흙까지 가방에 담고 보니 든든하고 뿌듯하다.

마을 속에 오롯이 선 제주의 역사

숲을 빠져나온 길은 문득 마을로 이어진다. 태고로부터 이어진 자연의 신비와 오늘도 의연하게 진행중인 삶의 영역이 그렇게 하나의 길로 이어진다. 돌담과 돌담이 만들어낸 골목길로 접어든다. 돌담을 덮은 담쟁이들이 멋스럽다. 담쟁이의 결을 따라 유순해진 바람이 마을 안으로 들어온다. 신기하다. 제주사람들의 삶을 표상하는 것은 바람과 돌과의 싸움인지도 모른다. "바람이 할퀴고 간다"고 표현할 정도로 제주의 바람은 모질기 짝이 없다. 돌담 하나하나에도 바람과 싸운 흔적이 역력하다. 돌담은 온몸으로 바람과 싸워 인간 삶의 영역을 지킨다. 하지만 그 싸움은 승자독식의 파국으로 끝나지 않는다. 듬성듬성 돌을 쌓아 바람길을 만들어준 것이 바로 제주사람들의 지혜였다. 돌담 틈으로 바람을 흘려보내며 돌과 바람은 삶의 영역 안에서 어느덧 화해한다.

마을 한쪽에서 문 없는 나무빗장 즉 '정낭'이 걸쳐져 있는 것을 발견했다. 제주의 전통가옥이다. 관광용으로 그저 그럴듯하게 보존해놓은 집이 아니다. 한눈에 보기에도 집은 섬세한 생활의 손길이 곳곳에 닿아 있는 듯 끼끗하고 푸근해 보였다. 아니나 다를까 지붕 위에서 노인 한 분이 잡초를 뽑

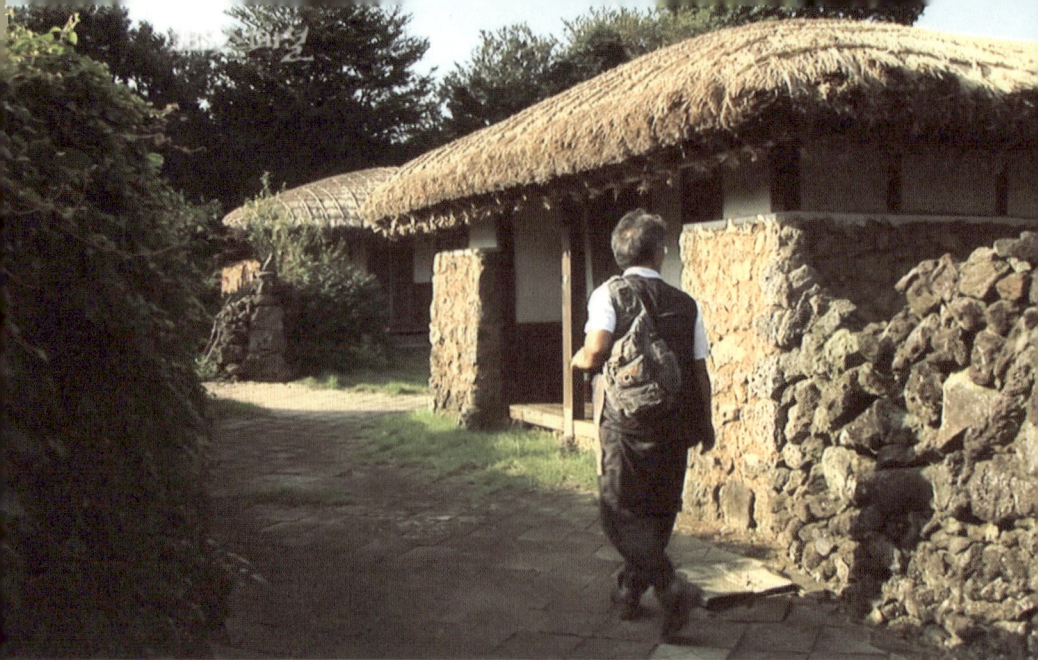

고 있다.

　"집이 멋있네요. 오래된 집인가봐요?"

　"99년 됐어요."

　그런데 노인의 자세가 엉거주춤하다.

　"어디가 불편하세요?"

　"허리가 안 좋아요. 나이 들면 죄다 그렇지."

　"그런데도 지붕에는 왜 올라가세요?"

　"지붕 위에 풀이 있으니⋯⋯"

　"지붕 위에 풀이 생기면 안 됩니까?"

　"보기 싫잖아요. 사람 사는 집 안 같고."

　자연에서 얻은 재료로만 지어진 집⋯⋯ 나무는 기둥이 되고 흙은 벽이 되고 억새와 왕골은 지붕이 되었다. 새줄로 그물처럼 얽어맨 지붕이 제주 전통가옥의 모습을 오롯이 담고 있다. 지붕은 일 년에 한 번씩 갈아주어야 한다.

잡초 한 줄기도 허용하지 않는 깔끔하고 부지런한 성품의 할아버지의 집 안에는 잘 보존된 윗대의 사진들이 걸려 있다. 1940년, 할아버지가 다섯 살 때 찍은 사진 속의 집은 지금 모습 그대로다. 이 사진들이야말로 한 집안의 역사이자 제주의 역사이리라.

"여기에 계신 많은 분들이 4·3사건 때 많이 희생됐어요."

할아버지의 아버지는 4·3사건 때 받은 고문의 후유증으로 돌아가셨다고 한다. 4·3은 여전히 치유되지 않은 제주의 치명적인 상처다. 그 상처에도 불구하고 외지인들에게 이렇게 선뜻 마음을 열어주는 분들이 계시다는 게 새삼 고맙고 또 고마울 따름이다.

"집에 손이 많이 가서 갈수록 힘이 드시겠어요."

"내가 이 집을 보존하지 않으면 제주도에 얼마 남지 않은 초가집도 곧 사라질 거예요."

그러고 보니 집의 구조가 특이하다. 육지의 초가집과는 달리 안채는 아들 내외가, 바깥채는 노부부가 쓰는데 밥은 안채와 바깥채가 따로 해 먹는다고 한다.

"제주사람들은 원래 독립심이 강해요. 자식 결혼시키고 애를 낳으면 부모들이 밖으로 나가고 자식들에게 안채를 내준단 말예요. 서로 얽매이는 걸 싫어해요. 합리적이랄까. 육지분들이 보면 그놈들 참 부모 은혜도 모르고 호로자식들이다, 섬놈들이라 어쩔 수 없다, 그러기 쉽겠지요."

부엌으로 들어가보았다. 취사시설과 난방시설이 구분되어 있는 부엌이

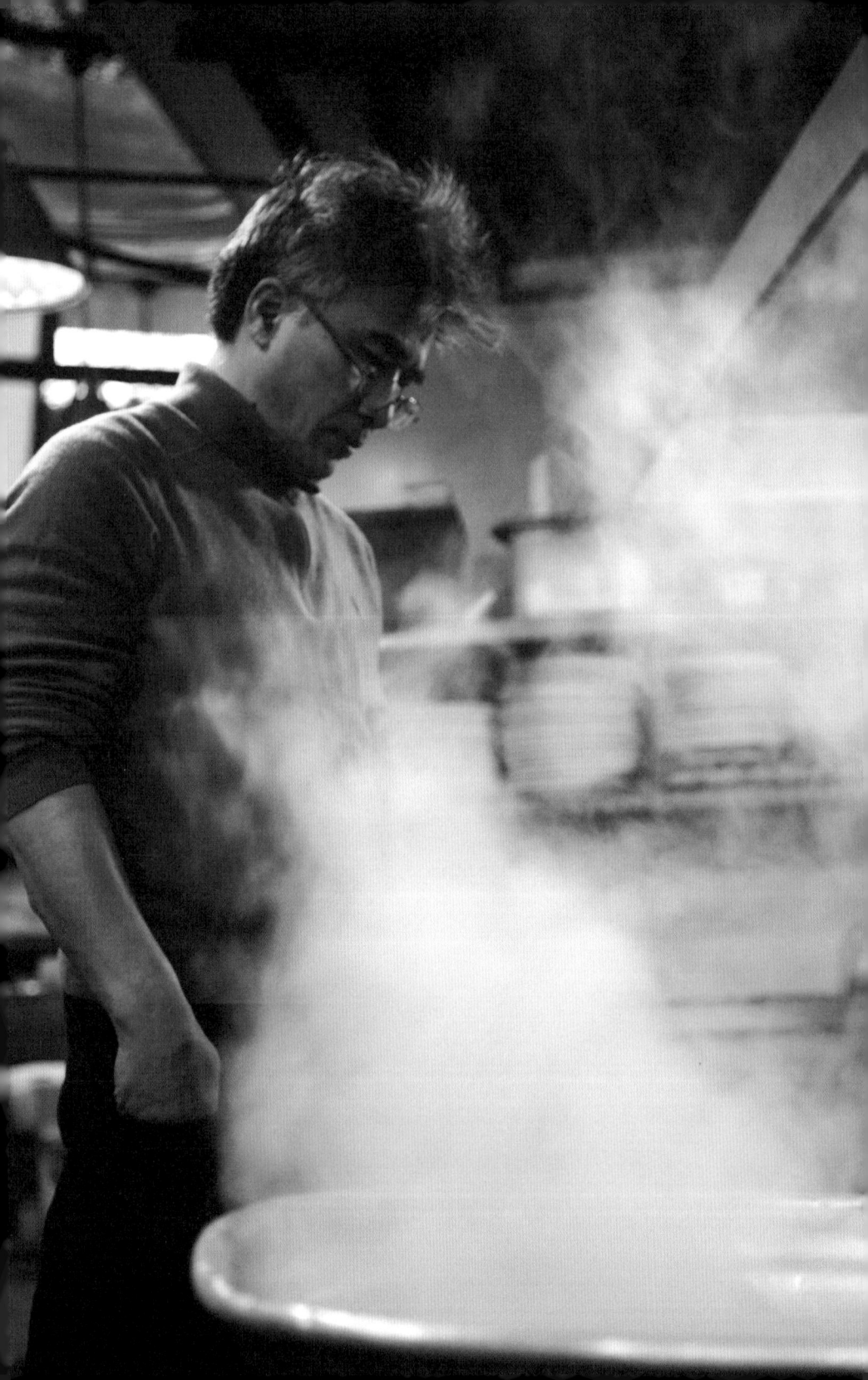

다. 부뚜막 없이 방 쪽으로 난 아궁이만 있고, 밥 짓는 곳은 독립된 아궁잇돌만 세 개 있다. 굴뚝 없는 부엌이라 연기는 벽 쪽으로 난 구멍으로 빠져나간다. 익숙해서 괜찮다고는 하지만 이런 부엌에서 할머니가 고생했을 모습이 눈에 선하다.

"뭘 주로 해 드셨어요?"

"밭농산데 거기서 뭐 특별히 해 먹을 게 있어야지…… 농사가 제대로 안돼요. 그러니 고구마, 감자 그런 것도 간혹 밥 대신으로 먹고…… 메밀범벅이라고 알아요?"

"메밀범벅…… 그건 어떻게 하세요?"

"메밀가루랑 고구마를 같이 반죽해서 솥에 익히지."

나는 만나는 분들에게 평소 어떤 음식들을 주로 해 드시는지를 묻곤 한다. 평범한 사람들이 늘 해오던 모습 속에 우리네 음식의 본류가 있고, 나는 평범한 사람들의 레시피와 재료를 내 방식으로 새롭게 만드는 것이 재미나다.

뒤꼍으로 나서본다. 감귤밭에서 제일 먼저 눈에 띈 건 튼실하게 자란 달팽이들이다. 달팽이는 노인의 기력을 회복시켜주는 데 탁월한 효능이 있는 고단백식품이다. 돌로 만든 세 개의 아궁이에 불을 지폈다. 달팽이는 끓는 물에 삶아 껍질을 벗긴다. 국물에는 혈액순환의 특효제인 숯가마 흙이 들어간다. 어렵게 구한 귀한 식재료가 임자를 제대로 만난 듯하다. 숯가마의 흙은 약성이 강해 잘못 쓰면 독이 되므로 잘 걸러 농도를 맞춰야 한다. 몇십 년 쌓인 시간의 맛은 박하 같은 시원한 맛이다. 걸러진 가마흙 국물에 묘한 매운맛을 내는 후추등 잎을 넣는다. 좁쌀가루는 뜨거운 물을 부어 반죽한

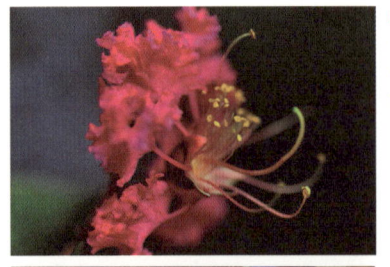

배롱나무꽃
'간지럼나무'라고도 한다. 지혈효과가 있어 특히 여성질환과 월경과다에 효험이 있다. 또한 방광염, 장염, 설사 등 염증에도 효과가 있다.

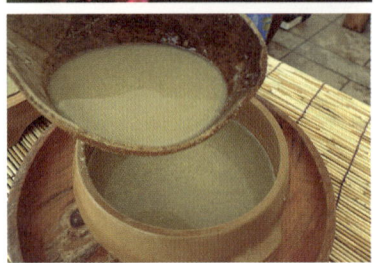

탁빙
제주 성읍민속마을에 전해내려오는 조로 빚은 술로 '탁재기'라고도 하며, 정식 이름은 '오메기술'이라 한다. 누룩과 차조쌀로 만든 오메기떡을 주원료로 빚는 술로, 맛이 걸쭉하면서도 부드럽다.

다. 반죽에 방석나물을 넣어 소금간을 대신한다. 간도 맞추고 방석나물의 향기를 반죽에 더하기 위함이다.

부엌에는 연기가 가득해졌다. 색다른 수제비를 만들겠다고 했는데 눈물의 수제비가 될 것 같다. 굴뚝 없는 부엌은 처음이다.

"바람 때문이지 뭐."

"바람 때문에요?"

"바람이 몰아치면 굴뚝을 치니까. 그러면 화재의 위험이 있어요. 그래서 제주에서는 여간해서 굴뚝을 못 달아."

방석나물을 넣은 반죽을 수제비 모양으로 떼어내어 국물에 넣는다. 삶아서 껍질을 벗긴 달팽이와 호박잎도 함께 넣는다. 호박잎은 썰지 않고 비벼 넣어 부드럽고 구수한 향이 더 잘 우러나도록 한다. 쌀보다 소화흡수율이 좋은 좁쌀, 방석나물의 미네랄, 혈관장애에 좋은 흙물, 기력을 회복시켜주는 달팽이…… 노인들을 위한 특별한 보양식이 되어줄 것이다.

수제비가 끓는 동안 감자를 호박잎에 싸서 아궁이에 집어넣었다. 이렇게 구우면 감자에 구수한 호박잎의 향내가 밴다. 감자요리의 소스는 하귤. 하귤은 속을 파내 과육과 즙을 냄비에 넣고 꿀과 함께 조린다. 여기에 후추등을 넣어 감자와 함께 먹을 소스를 만든다. 시고 달콤한 맛에 매운맛이 살짝 감돌면 개운하고도 속이 편할 것이다.

"왜 맛을 보지 않고 요리를 하는 거요?"

"원래 맛의 수행은 맛보지 않고 하는 거예요."

기분에 의해, 몸의 상태에 따라 혀로 느끼는 맛은 기복이 심하다. 혀에 의존하지 않고 냄새와 색, 질감과 같은 다른 감각으로 맛을 보는 것 또한 훈련이다. 몰입할수록 맛보지 않고도 제 맛에 근접해간다. 수행하듯이 맛있다, 맛있다는 생각을 심으면 그 생각이 음식에 녹아든다.

두 개의 솥에서 칙칙폭폭 멋진 냄새가 뿜어져나온다. 구수한 맛, 매운맛, 단맛, 시원한 맛이 조화롭게 섞여 하나의 맛으로 완성되어가고 있다. 하귤이 다 조려졌다. 조린 하귤을 원래의 껍질 속에 집어넣어 냉동실에 얼리면 할머니 할아버지를 위한 속편한 사탕이 될 것이다. 조려진 하귤잼에 삶은 감자를 으깨어 버무리고 염증에 좋다는 한여름 배롱나무꽃을 입힌다. 완성된 좁쌀수제비에 방석나물을 얹고 남은 배롱나무꽃잎을 띄운다. 소금과 간장은 전혀 들어가지 않고 오로지 방석나물로 간을 했다.

"제주에서는 막걸리를 빚을 때 좁쌀 오메기라고 해서 좁쌀로 도너츠 모양의 오메기떡을 만들어요. 그것을 삶아 누룩을 넣고 발효시켜서 탁빙이라는 막걸리를 만들거든요. 맛이 걸쭉하면서도 부드러워요. 그 떡을 삶았을 때의 맛하고 거의 비슷하네요. 근데 그보다는 좀 더 담백하고 맛이 더 순해. 텁텁한 맛도 안 나고.”

제주도에 있는 동안만큼은 그 어떤 조미료도 쓰지 않을 작정이었다. 소금과 간장마저도 이곳에서는 버리자고 생각했다. 천연조미료가 나고 자라는 섬이므로 오로지 그것들만 사용하고 싶었다. 그 옛날 소금과 간장이 귀했던 시절, 이 섬의 어머니들은 방석나물로 소금을 대신하고 후추등으로 매운맛을 대신했을 것이다. 그네들이 쓰던 천연조미료를 내 방식대로 새롭게 적용해보고 싶었다. 전통을 지키며 사는 노부부에게 올리는 음식에도 그러한 전통에 대한 존중을 담고 싶었다.

“땔감을 배롱나무로 썼더니 감자에도 나무 냄새가 뱄어.”

노인과 헤어지며 다시 한 번 집을 돌아본다. 돌담을 거치며 한결 부드러워진 제주의 바람이 묵은 시간들과 함께 집 주변을 허허로이 맴돌고 있었다. ✤

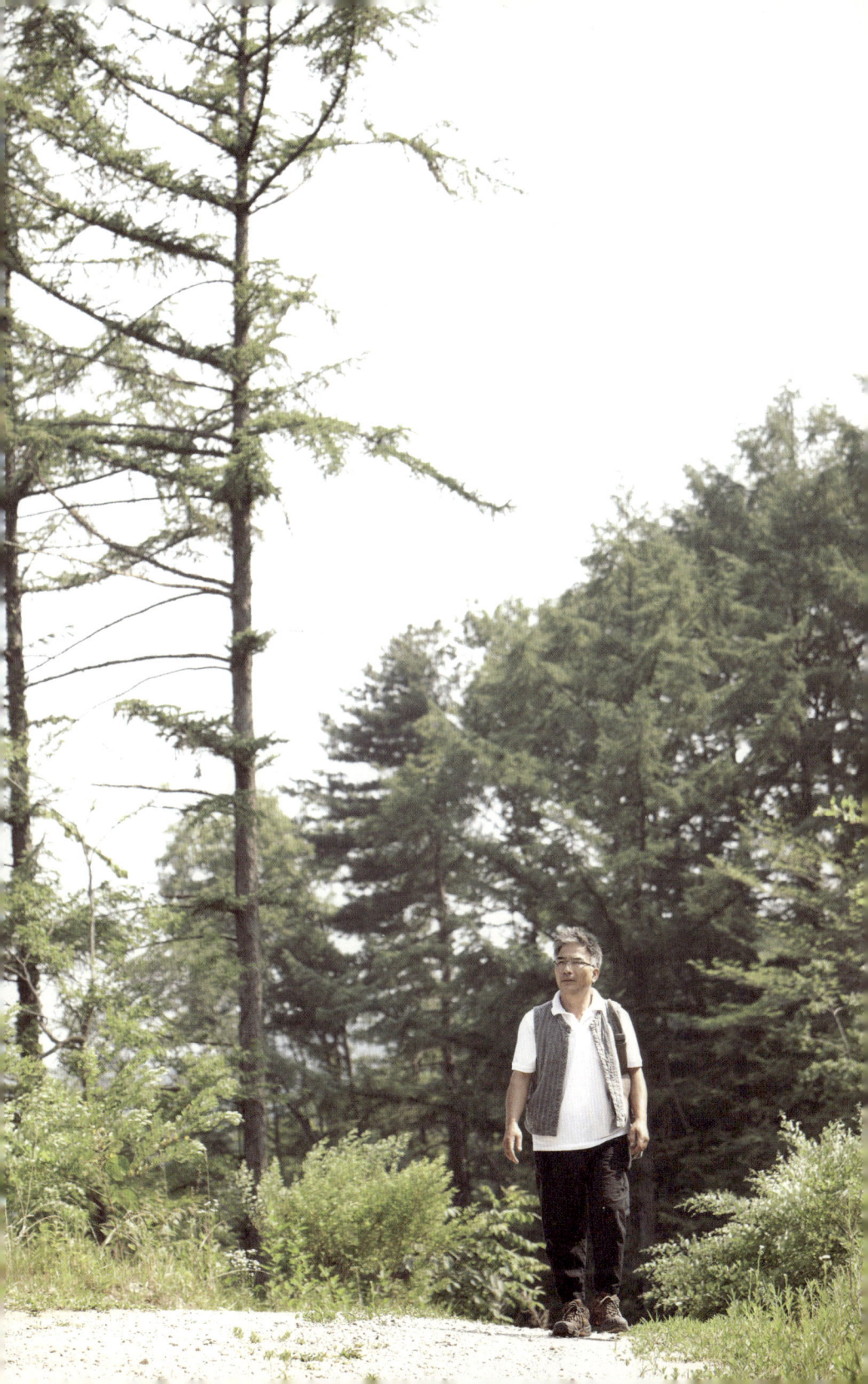

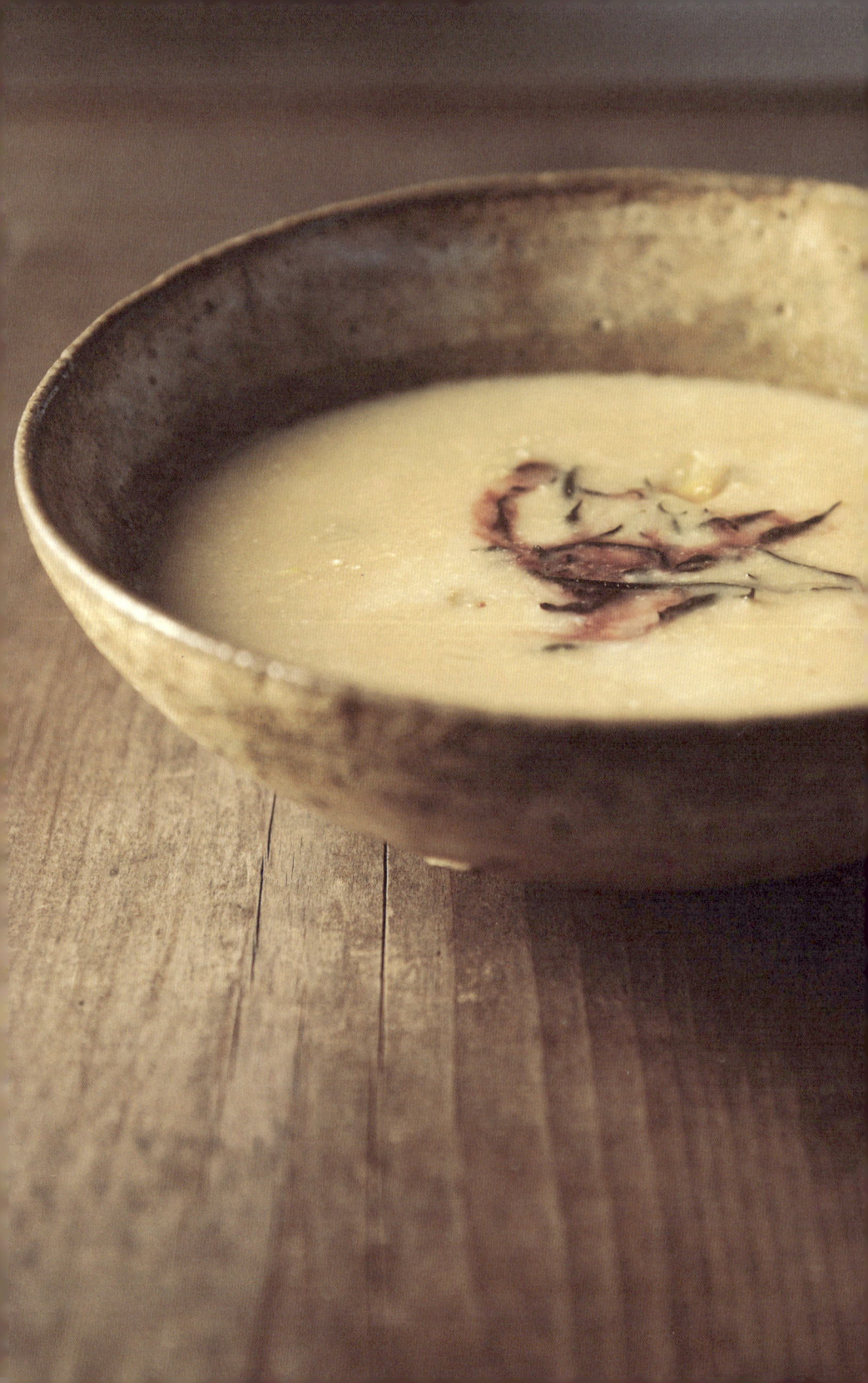

달팽이 육수로 끓인
좁쌀수제비

좁쌀수제비 좁쌀가루, 달팽이, 숯가마 흙, 호박잎, 방석나물, 후추등

1. 물에 숯가마 흙을 넣어 걸러낸 다음 후추등을 넣어 육수를 만든다.
2. 좁쌀가루는 뜨거운 물에 개어 반죽하고, 방석나물로 간을 하여 다시 한 번 치댄다.
   (좁쌀가루가 없으면 멥쌀가루와 날콩가루를 1:1로 섞어 반죽해도 좋다)
3. 달팽이는 끓는 물에 삶아 껍질을 벗긴다.
4. 육수를 불에 올려 끓어오르면 좁쌀 반죽을 수제비 모양으로 떼어내어 넣는다.
5. 껍질 벗긴 달팽이는 썰지 않고 그대로 넣고, 호박잎 또한 썰지 않고 비벼 넣어 향을 더한다.
6. 그릇에 담은 후 방석나물을 얹고 배롱나무꽃을 띄운다.

들풀의 자유를 비비고 먹다 | 잡초 자장면 |

오름길에 들어선다. 투명한 하늘빛, 옥색 바다, 신록의 초록빛, 황금빛 들판. 제주의 여름은 화려한 색채의 향연이다. 모자라지도 넘치지도 않는 바람이 푸근하고 넉넉한 나그네의 마음을 한결 풍요롭게 해준다. 오름을 지나니 다시 작은 숲길이 펼쳐진다. 제주의 숲은 대낮에도 어둠을 느낄 정도로 나무들이 울창하다. 숲속 굵은 나무밑동에는 수백 년 세월의 흔적을 말해주듯 이끼와 덩굴이 얼기설기 함께 살고 있다. 잘 자란 숲에서는 작은 이끼부터 큰 나무까지 다양한 생명들이 두루 어우러지며 신비로운 생태계를 엮고 있다. 서로 자리를 탐하지 않고 빗물 한 방울 햇볕 한 조각도 서로 나누며 평화롭게 공존하고 있는 것이다. 큰 나무는 이끼와 작은 풀 들의 양분을 받고, 그 보답으로 이들에게 그늘과 물을 제공한다. 이러한 공존의 공간에 나비도 찾아오고 사슴도 찾아오고 새들도 찾아와서 놀다 간다.

제주의 숲에는 제주에서만 볼 수 있는 나무와 난(蘭) 들이 자라고 있다. 제주의 바람과 햇살은 비자나무, 천선과나무, 자귀나무, 도풍란, 흑난초, 비자란 등 각종 나무들, 난과식물들과 야생화들을 키워내고 있다. 난들이 품어내는 향기에 취해본다. 온갖 자연의 풍미로 채운 음식 위에 마지막으로 제주의 난꽃잎 한 장을 얹으면 더할 나위 없는 장식이 될뿐더러 태곳적 숲과 바다의 향기를 더한다는 의미를 줄 수 있을 것이다.

숲을 빠져나와 오솔길로 접어드니 개망초가 눈에 띈다. 목이 말랐는데 잘됐다. 늘 필요할 때 운명처럼 자연이 주는 선물을 만나곤 한다. 새콤한 풀이 말랐던 입안을 촉촉하게 해준다. 그 옆에는 달개비도 있다. 달개비는 여름철 더위를 물리치는 데 도움이 된다고 해서 옛 어른들은 아이들이 더위 먹었을 때 달개비를 찧어 먹였다. 쑥도 보인다. 여름쑥으로 알려진 한라참쑥으로,

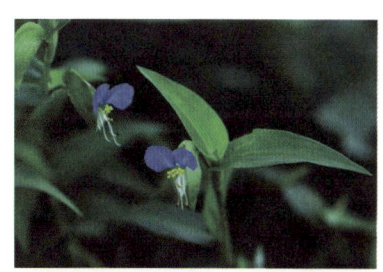

달개비
위장병에 특효가 있고 해열·이뇨·소염·해독·지혈작용도 한다. 감기로 열이 날 때 끓여 마시며, 소변이 시원치 않을 때나 신장염, 요도염 등에 쓰인다. 황달형 간염이나 여성의 대하증에도 효과가 좋은 것으로 알려져 있다. 더위 먹었을 때 생즙을 마시면 식욕이 회복된다. 코피, 소변출혈, 자궁의 부정기적 출혈 등에도 쓰인다.

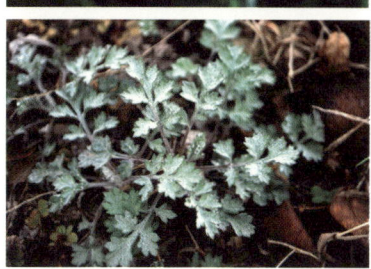

한라참쑥
참쑥은 어린잎을 사용하는데, 성질이 따뜻하고 열이 나며 맛은 맵고 쓰며 독성이 없다. 『동의보감』에 의하면 기혈을 순환시키며 하복부가 차고 습한 것을 몰아내는 효능을 지녔다고 한다. 참쑥 중에서도 제주도의 한라참쑥이 향이 진하고 효능이 탁월하기로 유명하다.

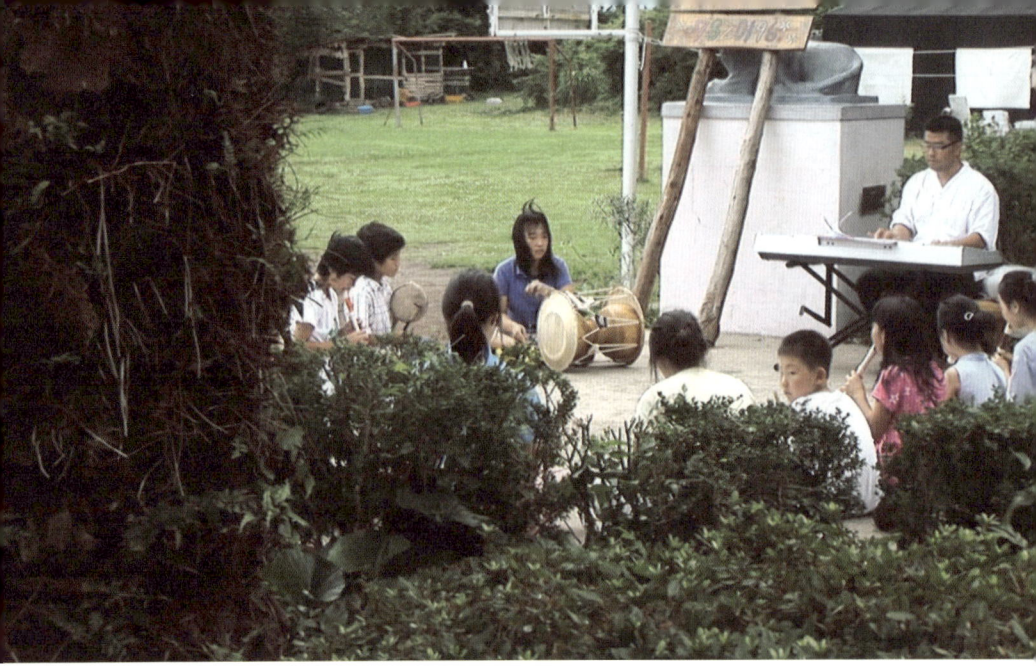

지혈작용이 탁월해 특히 산후조리에 좋다. 나물, 떡, 전, 수제비로도 먹고 뜸용 약재로도 쓰이는 참으로 요긴한 녀석이다.

이런저런 풀들에 취해 오솔길을 내려오니 난데없이 악기 소리가 들린다. '들살이'라는 예쁜 이름의 작은 학교다. 소리가 나는 쪽으로 조심스럽게 다가가 보니 나무 밑에서 선생님과 아이들의 음악수업이 한창이다. 초등학생과 중학생을 합쳐 18명의 아이들이 바람에 날리는 악보를 돌로 눌러놓고 올망졸망 모여앉아 저마다의 연주에 여념이 없다. 한쪽 구석에 앉아 관객을 자청했다.

"연태는 처음부터 반주 들어갈 때 소리 좀 줄이고, 장구 장단은 좀 더 신나게!"

아이들이 자신들이 만든 동요를 부른다. 종알종알 새소리 같다. 산속에 이런 학교가 있을 줄 몰랐다. 어느 날 내가 운영하고 있는 식당에 중국 도인이 찾아온 적이 있었다. 그는 나를 보더니 배운 인성이 아니라 생긴 본성대로 사는 것이 딱 다섯 살짜리라고 했다. 내 요리의 원천이 그 본성에서 나온다고도 했다. 아닌 게 아니라 숲속에서 난데없이 아이들의 순수한 기운을 접하니 마음이 흐뭇해진다. 그렇게 좋을 수 없다. 한때 차에 면 뽑는 기계를 싣고 시골의 작은 학교들을 찾아다니며 아이들에게 자장면을 해준 적이 있다. 아이들은 세상에서 가장 아름다운 존재들이다. 아이들은 내게 늘 살아 있는 감동이다.

음악수업이 끝나기를 기다렸다가 아이들 곁에 바싹 다가간다.

"재밌니? 뭐가 그렇게 재밌니?"

"노는 거요!"

이곳 아이들은 자연을 놀이터 삼아 자유롭게 뛰어다니는 모양이다. 아이들이 가꾼 텃밭에는 토마토가 싱그럽게 자라고 있었다. 도시아이들과는 풀들을 대하는 태도부터 달랐다.

"이거 먹어도 돼요?"

"괜찮아."

"진짜요? 얘들아, 먹어보자!"

아이들은 동백을 입안에 넣고 씹어본다.

"아, 속았다, 속았어. 떫어요!"

"떫은 맛은 몸에 굉장히 좋은 맛이야."

"이거 봐라, 괭이풀이다."

"맞아, 괭이밥꽃 맛있는데……"

"아, 진짜 맛있네?"

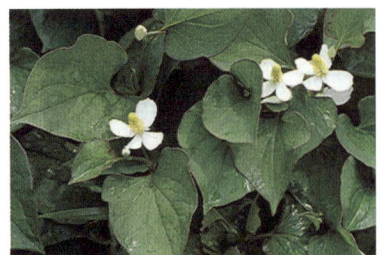

어성초(魚腥草)

맛은 맵고 성질은 약간 차다. 해열, 배농작용이 뛰어나 폐농양으로 인한 기침, 피고름을 토할 때, 폐렴, 급만성 기관지염, 장염, 요로감염증, 종기 등에 쓰며, 열이 많고 소변을 못 볼 때 사용한다. 항균, 면역증강, 항염증, 이뇨, 진해에 효과가 있다.

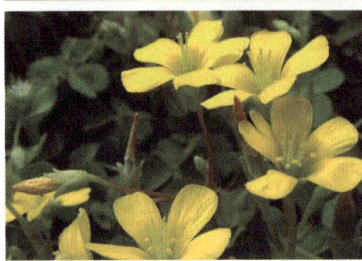

괭이밥풀

고양이가 소화가 잘 되지 않을 때 뜯어 먹는다고 해서 붙여진 이름이다. 씹으면 신맛이 난다. 벌레 물린 데에 찧어 바르면 해독이 되고, 불면증이 있을 때 괭이밥에 솔잎과 대추를 넣어 달여 먹으면 효과가 좋다.

아이들은 이미 자연이 주는 맛을 알고 있었다. 친구들을 만난 것 같아 반갑다. 아이들과 함께 시간 가는 줄 모르고 여러 꽃들, 물고기 비린내가 난다고 이름 붙인 어성초, 고양이가 소화가 되지 않을 때 뜯어 먹는다는 괭이밥풀, 쑥, 제주도 사람들이 체하면 먹는다는 양외까지 두루 맛봤다. 자연 속에서 자연의 일부처럼 사는 아이들이 나중에 커서도 이렇게 살아가기를 바라는 마음에서 아이들에게 특별한 음식을 해주기로 했다.

"아저씨는 너희가 전혀 상상하지 못한 음식을 만들 수 있거든."

"진짜요?"

"하늘도 만들 수 있어요?"

"아마도?"

"어떻게 만들어요?"

"사람을 살리고 하늘을 살리는 음식은 만들 수 있어."

"와!"

"아저씨가 참 좋아하는 게 합창이거든? 어린이 합창. 너희들 맑은 목소리를 음식 속에 탁 넣어보자. 너희들 목소리라면 하늘을 닮은 음식이 되지 않을까? 멋지지 않냐?"

"우리 괭이밥 꼭 넣어요. 괭이밥 많이 넣어요, 새콤하게!"

"알았어, 알았어."

"이런 잡초로도 음식을 만들 수 있어요?"

"그래, 잡초요리를 한번 해보자."

"와, 잡초요리! 재밌겠다!"

"잡초 스파게티, 잡초 디저트, 재밌겠다!"

그래, 잡초가 있었다. 어떤 조건에서도 꿋꿋하게 자라는 거친 생명력, 잡초가 아이들의 의지를 키워줄 것이다. 아이들도 알고 있었다.

"이 세상에 가장 소중한 게 뭔지 아니?"

"자연!"

"생명!"

"그래, 자연이 얼마나 아름답고 소중하냐. 그치? 약간만 생각을 돌리면 모든 것이 먹을 거고 생명을 살리는 거라니까. 자연이 말이다."

요즘 음식들은 너무 부드럽다. 우리 몸에는 딱딱하고 거친 것도 필요하다는 걸 아이들에게 알려주고 싶다. 산과 들의 거칠고 강한 생명의 느낌을 아이들의 몸과 마음에 선물로 주고 싶다. 그래서 잡초가 더 제격일 것 같다.

비가 많이 내릴 때는 흙이 떠내려가지 않도록 막아주고, 건조한 날에는 먼지나 바람에 의한 피해를 막아주면서 물을 머금어 다른 생명들을 지켜주는 잡초의 힘을 아이들에게 전해주자. 진흙땅에 튼튼한 뿌리를 뻗어 흙을 갈아주고 독을 정화한다고, 사람들이 귀찮고 쓸모없다고 생각하는 잡초가 사실이 땅을 지켜주는 일등공신이라고 가르쳐주자.

"내가 총주방장이야. 너흰 모두 보조주방장. 아까 너희들이 불렀던 멋진 노래처럼 멋진 요리를 한번 해보자!"

아이들과 잡초를 뽑기 시작한다.

"영 신통찮게 뽑고 있는걸? 잡초가 비웃겠다 비웃겠어. 연장을 제대로 챙겨가지고 다부지게 해야지. 잡초를 뽑으면서 근성을 배우는 거야. 풀의 삶이 얼마나 질기냐. 우린 잡초의 정신세계를 먹는 거야."

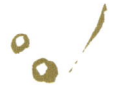

특명! 잡초의 근성을 치대라!

아이들과 함께 뽑은 잡초를 가지고 주방으로 들어왔다. 아이들은 식사 때마다 당번을 정해 자신들만의 식탁을 차린다. 그래서 그런지 식재료를 다루는 모습이 제법 익숙해 보인다. 아이들에게 감자와 양파를 다듬어달라고 부탁했다.

우선, 잡초를 끓는 물에 데친 다음 믹서기로 간 후 천에 걸러 짜내어 즙으로 만든다. 잡초 데친 물은 버리지 않고 모아둔다. 밀가루에 잡초즙과 굵은 소금, 소다를 넣어 반죽한다. 밀가루에 설탕을 넣으면 부드러워지고 소금을 넣으면 쫄깃해진다. 케이크와 바게트를 생각해보면 알 수 있다. 여기에 포도주를 넣어 밀의 날냄새를 없애고 맛이 잘 어우러지게 한다. 술에 취한 잡초는 특유의 풋내를 잊을 것이다. 물을 맞춘 반죽은 계속 치댄다. 반죽은 치대면 치댈수록 쫄깃해질 것이다. 글루틴이 형성되는 과정이다. 재미있어하는 아이들에게 반죽을 맡겼다.

"계속 열심히 밟아라, 살살."

이제는 소스 차례다. 양파와 바나나를 끓는 기름에 충분히 익혔다 건진다. 기름에 양파와 바나나의 향기가 밸 것이다. 이 기름에 소금, 후추로 밑간한 고기를 볶다가 양파, 바나나를 넣어 함께 볶는다. 다음으로 감자를 넣고 볶는다. 다른 팬에 들기름을 두르고 춘장을 볶는다. 볶은 양파, 바나나, 감자를 넣고 섞는다. 바나나가 소스에 섞여 익으면 천연설탕의 역할을 하기 때문에 따로 설탕을 넣지 않아도 된다. 당도가 높은 과일이나 호박 또는 단호박을 넣어도 좋다. 중국집에서는 사카린이나 조미료 등을 넣어 감칠맛을 높이는데, 그런 자장면은 입에는 달아서 맛있게 먹지만 속이 금방 더부룩해진다. 반면에 천연재료로 만든 자장면은 소화도 잘되고 부작용도 없다.

다 섞여 볶아진 재료에 잡초를 데친 물과 전분을 넣어 걸쭉한 자장 소스를 만든다. 반죽에 잡초즙을, 자장 소스에 잡초 데친 물을 넣는 이유는 맛을 일정하게 유지하기 위함이다. 이러한 조리방식은 다른 요리에도 적용된다. 어떤 재료든 허투루 버리지 않고 골고루 다 쓴다.

나에게 자장면은 참 특별한 음식이다. 내가 지금 이 아이들과 같은 나이였을 때 집을 나왔고, 일본에 가겠다는 생각만으로 돈 한 푼 없이 제주도로 들어왔다. 당시 내가 가진 재산이라고는 두둑한 배짱밖에 없었다. 갖은 고생 끝에 제주도의 일 년 생활을 접고 다시 돌아간 곳은 부산이었다. 쌀 한 가마니를 번쩍 들어 보이고 중국집에 취직했다. 그때 자장면 만드는 법을 배웠다. 입학식날이나 졸업식날처럼 특별한 날이 되면 온 가족이 중국집으로 와 자장면을 먹는 모습을 보면서 고향에 계신 부모님을 생각했었다. 그후 전국을 떠돌던 시절, 만나는 분들에게 자주 자장면을 만들어드렸다. 자연에서 나는 신선한 채소와 춘장은 우리나라 된장과 풋고추처럼 찰떡궁합이다.

나는 가능한 한 색다른 자장면을 만들어보곤 했다. 풀을 뜯어다 파란 면

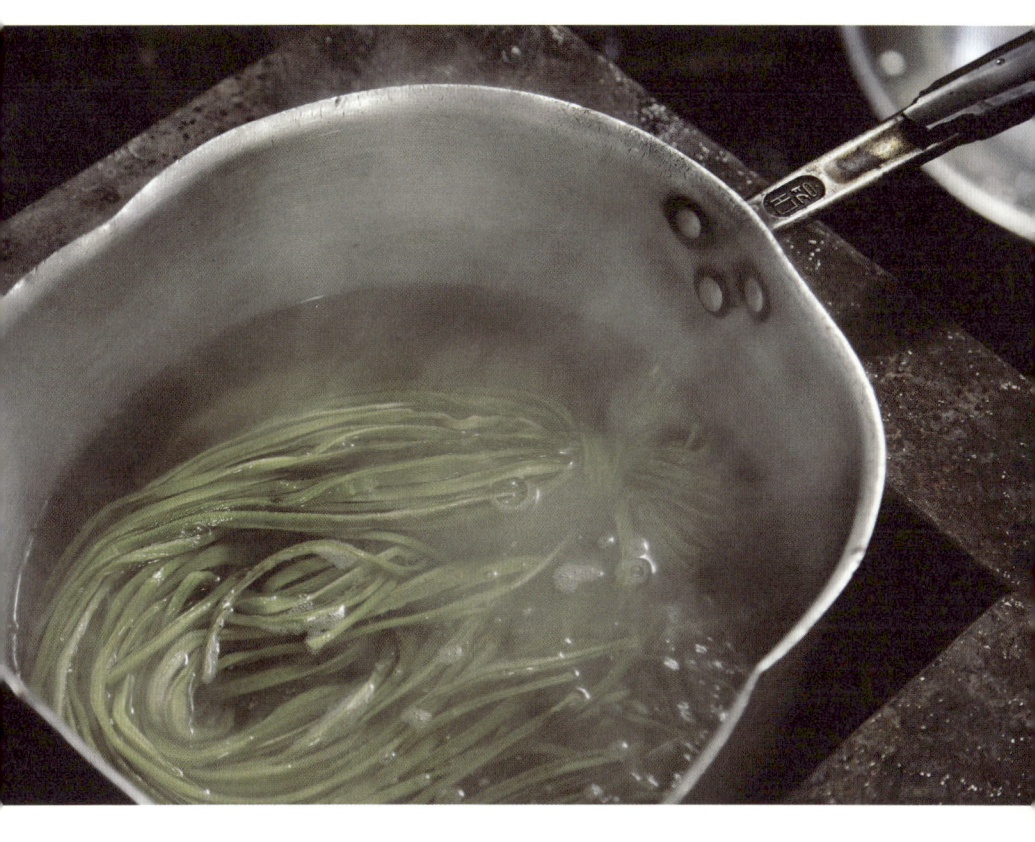

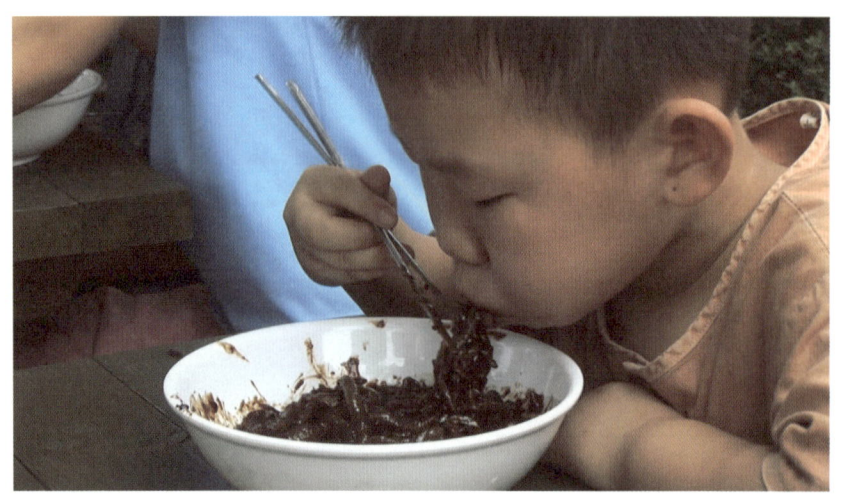

을 만들고, 당근을 갈아 붉은 면을 만드는 식이다. 절집에 가면 고기를 넣지 않은 채식용 자장을 만들었다. 지금이야 외식문화가 워낙 발달해서 거리마다 수많은 음식들이 우리를 유혹하지만, 한국사람이면 누구나 그에 얽힌 추억이 하나쯤 있을 정도로 자장면은 여전히 우리에게 가장 친근한 외식메뉴 중 하나다. 나 역시 자장면 한 그릇이 사람들에게 가져다주었다는 온갖 사연들을 많이 만났다. 보잘것없는 국수 한 그릇이 사람을 울고 웃게 만든다.

"이거 그만 밟아도 돼요?"

"아니 계속 밟아. 밟지 말라고 할 때까지. 그게 수행이다."

밀가루 반죽은 동욱이, 지영이, 민주가 한 시간 동안 교대로 밟았다. 이제 반죽이 찰지고 아주 쫀득쫀득해졌다. 빈 음료수병을 밀대 삼아 밀고, 돌돌 말아 채를 썬다. 국수틀을 이용해서 매끈한 면발을 뽑아내는 것보다 난 이 방법이 좋다. 어린 시절 어머니가 국수를 정성껏 써는 모습에 꿀꺽꿀꺽 침을 삼키며 국수가 다 되길 기다리곤 했다. 그렇게 고대했다가 먹는 국수 맛은 절대 잊히지 않았다.

마지막으로 들꽃을 올려 장식한다. 드디어 잡초의 분방하고 푸릇한 기운이 자장면으로 재탄생하는 순간이다.

"와! 잡초 자장면이다!"

"잘 먹겠습니다! 고맙습니다!"

"겁나 맛있어!"

옆에 있던 지영이가 면을 돌돌 말아 내게도 먹여준다.

"잡초를 먹는 기분이 어떠니?"

"신기해요!"

아이들이 내게 안긴다. 포근하고 따뜻하다. 이 아이들이 잡초처럼 자유롭고 강인해지기를, 이름 없는 들풀들도 눈여겨보며 살 수 있기를, 결국은 자연 속의 모든 것이 보석이라는 진리를 깨닫게 되기를. ✽

잡초 자장면

잡초 자장면   잡초, 밀가루, 소금, 소다, 포도주

1. 잡초를 끓는 물에 데친 후 믹서기에 갈아 고운 천으로 즙을 걸러낸다.
2. 밀가루, 굵은 소금, 소다를 섞어 반죽을 한다.
3. 포도주를 조금 넣어 밀가루 특유의 날내를 없앤다.
4. 방망이나 병으로 밀어 면을 썬 후 삶아 찬물에 헹군다.
5. 그릇에 면을 담고 소스를 부은 후 꽃으로 장식한다.

자장 소스   돼지고기, 바나나, 양파, 감자(또는 호박), 춘장, 올리브오일, 잡초 데친 물, 전분

1. 돼지고기는 잘게 다져 소금과 후추로 밑간을 해두고 바나나, 양파, 감자는 잘게 썬다.
2. 두꺼운 팬에 기름을 넉넉히 두른 후 끓으면 양파와 바나나를 넣었다 건져내 향이
   배게 한다.
3. 고기, 양파, 바나나를 넣고 볶은 후 감자를 넣어 다시 볶는다.
4. 다른 팬에 기름을 두르고 춘장을 볶은 다음 볶은 재료들을 넣고 다시 한 번 볶는다.
5. 잡초 데친 물과 전분을 넣어 걸쭉하게 만든다.

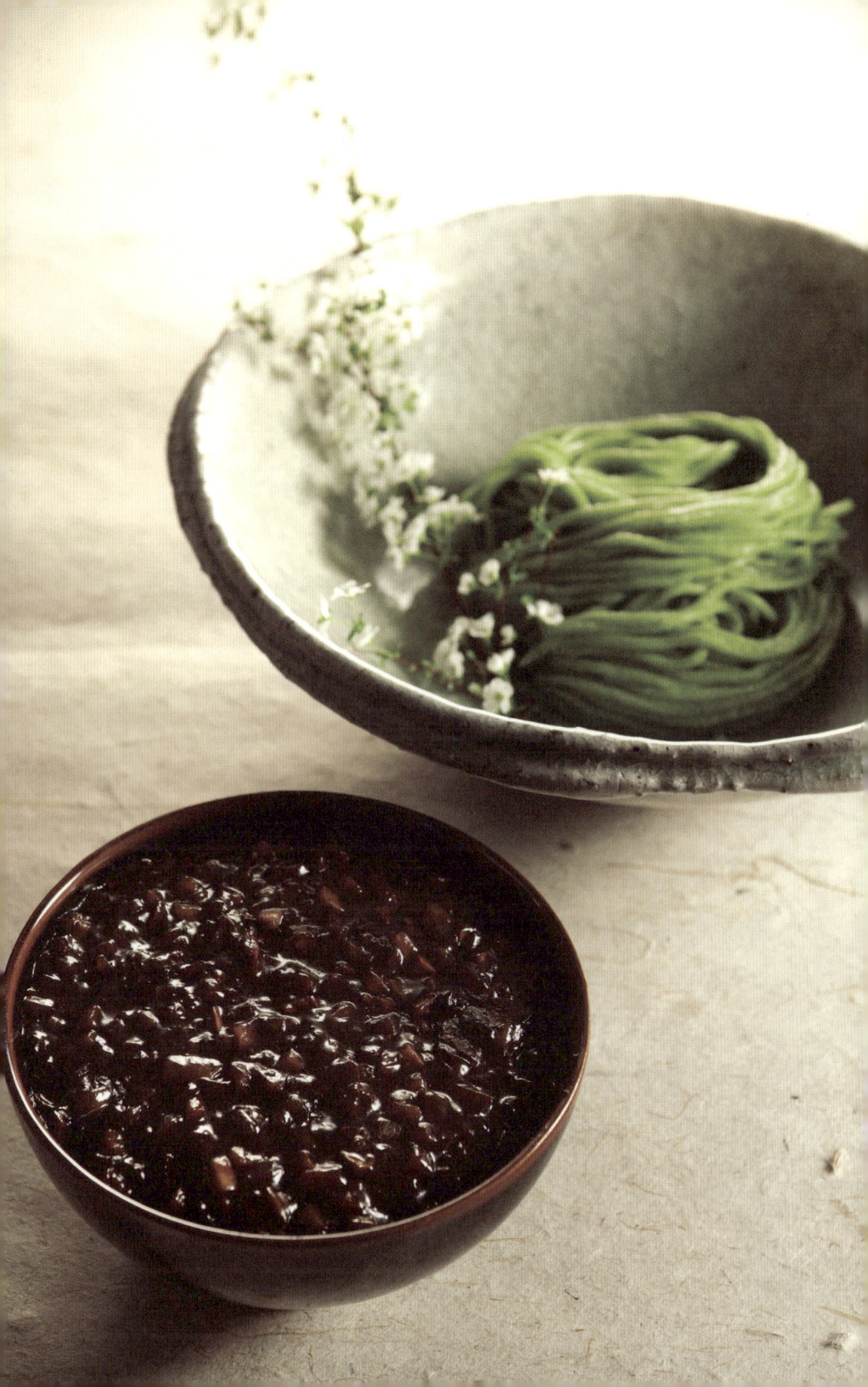

노인과 바다

| 다진 문어 숙회와 자리돔 튀김 |

올레길을 걷는 노부부는 들꽃에서 눈을 떼지 못한다. 오늘은 길도 제주사람들을 닮아 여유롭고 한적하다. 춤을 추듯 흘러가는 올레길, 나도 다시 길을 나섰다. 마음의 안식과 막연한 그리움의 교차 속에서 들판 풀들의 이야기를 듣는 것, 지금 나는 제주에서 그 여유와 기쁨을 만끽하고 있다. 설레고 두려웠던 여행의 첫걸음을 떼고 나니 어느새 어둡고 참혹했던 과거와도 담담히 화해하고 있다. 매번 자연 앞에 서면 스스로가 낯설게 느껴지지만, 결국은 그 낯섦을 익숙함으로 만들어주는 것 또한 넉넉한 자연의 품이다.

변덕스런 제주의 여름날, 비가 내린다. 길도 내 마음도 촉촉이 젖는다. 해안길로 들어서니 파도가 제법 높다. 신산한 삶의 애로가 표정에 역력한 중년의 사내가 바위에 앉아 바다를 바라보고 있다. 희끗한 머리가 모자 사이로 비어져나와 있다. 부서지는 파도의 포말이 흩날려도 아랑곳하지 않는다. 그저 바다만 묵묵히 바라본다. 쓸쓸한 한 폭의 풍경화 같은 그 모습을 지켜

114

보다 내가 스산해진다. 풍경과 여름비에 식어버린 내 심장이 따뜻해지길 기다려 다시 걸음을 내디딘다.

갈림길, 오른쪽은 내륙으로 가는 길이고 왼쪽은 계속 이어지는 해안길이다. 해안길을 택해 걸어가다 보니 갯바위들이 유독 다른 곳보다 거칠고 기이하다. 그 앞의 바다는 더 거세게 파도를 끼얹어댄다. 갯바위 위로는 푸른 풀이 자라난 언덕이 있고, 그 언덕 위로 다시 길이 났다. 갯바위가 언덕을 만들고, 그 위에 푸른 풀을 키웠으며, 사람의 길 또한 그 위로 지나게 한 것이다. 사람들은 부서지는 바다와 갯바위가 내다보이는 언덕 풀밭 위에 집을 지었다.

비는 폭우로 바뀌었다. 파도가 더욱 거칠어졌다. 그런데 바다 한가운데에 작은 목선이 떠 있다. 이 파도에 웬만하면 돌아올 법도 하련만 목선은 위태하게 물결을 타면서도 표표히 떠 있다. 목선을 부리는 어부가 궁금했다. 발동선 하나를 빌려 목선에 다가가보았다. 목선 위에서 자리돔을 잡고 있는 어부는 나이 지긋한 노인이었다. 검게 그을린 얼굴과 손 마디마디 굳은살이 노인의 평생을 이야기하고 있다.

초여름은 자리돔을 잡을 철이다. 제주에서는 "자리돔 잡아 귤밭 산다"는 말이 있을 정도로 자리돔은 고가에 팔리는 기특한 녀석이다. 자리돔이 알을 잘 배면 보리농사가 풍년이라는 말도 있다. 낚시가 아니라 그물을 쳐놓았다가 거두는데, 워낙 몸이 재고 영리하기 때문에 작은 배가 오히려 유리하다. 크고 시끄러운 배는 "너 잡으러 우리가 왔다!"고 내놓고 알리는 것이나 마찬가지이기 때문이다. 그래서 작은 배를 탄 채 자리돔이 지나가는 길목에 조용히 그물을 내려놓고 때를 기다린다. 노인은 가끔씩 유리상자로 바닷속을 들여다볼 뿐 출렁이는 파도에도 미동하지 않는다. 오랜 세월 그 모습이었을 것만 같다. 혼자 보기 귀한 풍경이다.

마침내 노인이 손을 놀려 그물을 거둔다. 이런 날씨에 과연 몇 마리나 그물에 걸렸을까. 자신이 태어난 자리를 떠나지 않고 일생을 그 주변에서 살아가기 때문에 이름 붙여진 '자리돔'. 4월부터 시작해 초여름이 가장 싱싱하다. 자리돔은 보통 뼈를 발라내지 않고 연한 살과 함께 먹는다. 오도독 오도독 씹다보면 자리돔 특유의 고소하고 쫄깃한 맛이 다가온다.

"저기 먼 데 갔다가 날이 어두워서 도로 들어왔거든요. 장마만 가면 잡아볼까 했는데 이 장마가 참 어디까지 갈꼬……"

오늘의 수확은 그물에 걸린 20여 마리의 자리돔이 전부다. 하지만 노인은 크게 실망하지 않는다. 군대 갔다 와서 당시 돈 4만 2천원을 주고 샀다는, 노인의 나이만큼이나 오래된 목선과 35년 된 그물이 있으면 언제라도 만선을 다시 만날 수 있을 것이므로. 이 바다에서 그물을 건지며 자식들을 하나 둘 키워냈겠지 싶으니 그만한 자리돔일망정 더 귀하게 여겨진다.

"이 배가 역사요, 역사. 다른 사람들은 돈 벌면 배 좋은 거 사고 그러잖아요. 하지만 나는 이거면 불만 없어요. 자리돔 잡는 배로는 최고로 좋은 겁니다, 내게는."

빗줄기가 점점 더 굵어지자 결국 뭍으로 뱃머리를 돌린다. 닻을 내릴 때 보니 쇠닻이 아니라 돌닻이다. 털털하게 웃는 노인은 나를 어디론가 데려갔다. 얕은 바다 위에 미로처럼 짜인 까만 돌담이 보였다. 제주의 전통적인 어로방식 중 하나인 '원담'이다. 원담이란 바다에 돌을 쌓고 밀물과 썰물의 차를 이용해 물고기를 거두는 일종의 돌그물이다.

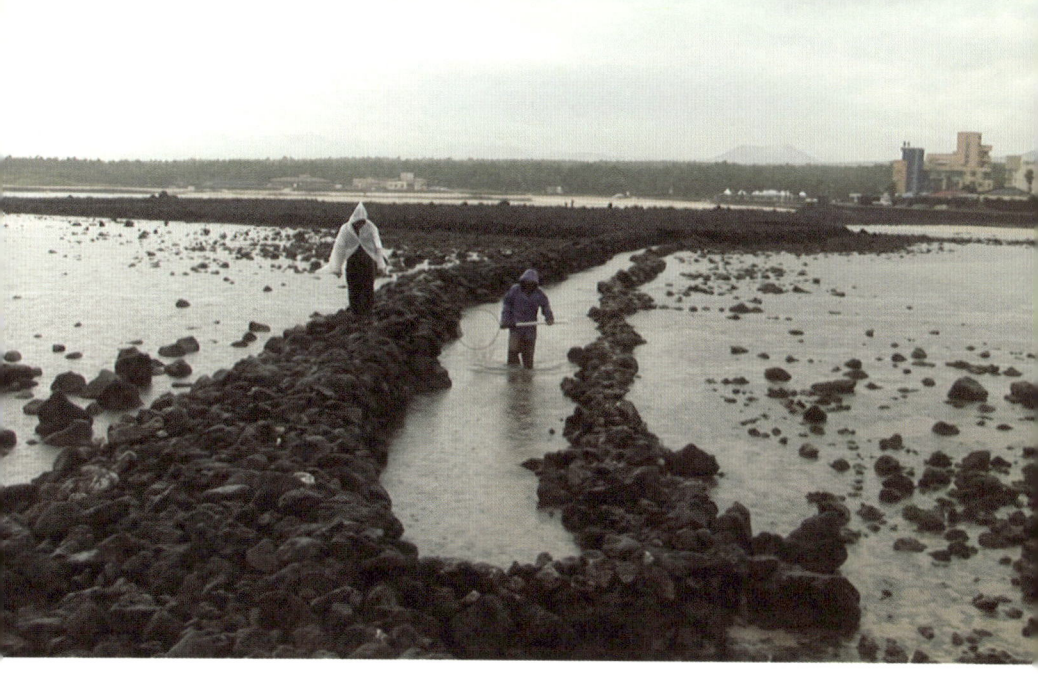

"관광용이 아니고 실제 사용하고 있는 것으로는 제주에서 거의 유일하게 남은 원담일 거요, 이게."

미로처럼 만든 돌담으로 수위차를 이용해 물고기를 잡는다. 밀물에 밀려든 고기가 썰물 때 원담에 갇히게 되는 원리다. 원담은 일종의 마을공동어장으로, 필요할 때 와서 잡힌 물고기를 거둬가는 게 임자다. 하지만 어느 누구도 특별한 욕심을 내지 않는단다. 그렇게 오랜 세월 이웃을 생각하며 살아온 제주사람들이다.

"바다에 주인이 있겠습니까. 많이 들 때는 서로 잡아가라고도 하고, 나도 가끔 나 먹을 만큼씩만 잡아가기도 하고. 동네 인심이 없으면 살 수 없어요. 서로 나눠 먹어야지요."

이 세상을 살아가는 이치를 원담이 가르쳐준다. 할아버지는 이 원담을

50여 년 동안 돌봐왔단다.

"그런데 요즘 젊은 사람들은 원담에 고기 잡으러 잘 오려고 하지 않아요. 내가 없으면 다 허물어져버릴 거야, 아마. 고기를 거두려면 사람들이 계속 돌을 올려놓아야 하거든."

현대적인 조업방식에 밀려 원담은 이제 동네의 몇몇 나이 든 사람들과 해녀들이 이용할 뿐 주로 관광객들을 위한 체험의 장으로 쓰인다고 한다. 검은 돌을 거듭 쌓아도 속절없는 세상의 변화는 막지 못한다.

밤사이 들고 난 바닷물은 무엇을 남겨놓았을까. 가둬진 얕은 바닷물 안에는 철 지난 멸치떼가 헤엄치고 있다. 노인은 그물을 들고 원담 안으로 들어간다. 원담에서는 물고기의 움직임을 숨죽여 파악하면서 물고기를 따라가야 한다. 그물로 낚아채거나 손으로 직접 잡기 때문에 무엇보다도 물고기와의 호흡이 중요하다. 억지로 욕심내서 달려들다가는 헛손질이나 하기 십상이다.

할아버지가 갑자기 낮은 자세를 취한다. 바위 색깔의 무언가가 물속에서 천천히 움직이고 있다.

"잡았다! 아이고……"

할아버지가 잡아올린 것은 문어다.

"와, 멋지네요!"

"여기서 문어를 잡으면 복이 들어온다고. 제주도 말로 '아이고, 문어 털렸다'고 그래."

흡족한 듯 허허 웃는 노인. 자리돔 낚시를 공치다시피 해서 내심 서운했던 심기가 일순 날아간 모양이다. 원담을 나오며 노인은 다시 담에 돌을 쌓는다.

"한 번 나오면 돌 삼십 덩어리는 보통 올려놔요. 관리를 해야지, 그냥 놔 두면 다 뭉개지고 없어요."

나도 노인을 도와 돌을 쌓아본다. 찰랑이는 발밑에는 아직도 작은 멸치들 과 잡어들이 예쁘게 유영하고 있다.

"저도 잡을 수 있을까요?"

노인처럼 그물을 들고 짐짓 설쳐보지만 쉽지 않다. 노인이 또 허허 웃는다.

"오늘 문어 잡으신 걸로 제가 음식 만들어드릴까 하는데……"

"음식을 만들어준다고? 말이라도 고맙네. 그런데…… 잡는 건 좋아하지 만 먹는 취미는 없어요, 내가 원래."

손사래를 친다. 노인은 작은 목선과 원담으로 아들 다섯을 키웠다. 평생 잡아 자식들 키우고 살림에 보탰지 직접 먹어본 적은 거의 없다는 자리돔과 문어로 맛있는 요리를 해드리고 싶었다.

"제가 대접하는 거예요."

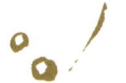

익숙한 뉴 트렌드, 매크로바이오틱

노인이 잡은 자리돔과 문어의 값을 치르고 함께 노인의 집으로 향한다. 바다에서 평생 살아왔음에도 회에 익숙지 않다는 노인을 위해 특별한 요리를 하기로 했다. 노인이 가위로 자리돔을 다듬어주는데 그야말로 고수의 손길이다. 자리돔은 비늘도 안 치고 내장도 안 빼고 온전히 그대로 요리할 작정이다. 문어를 손질하면서 보니 문어알이 튼실하다.

"이게 다 알이거든. 이 동글동글한 게 새끼 한 마리씩이에요."

노인은 문어를 잡았다는 게 여전히 뿌듯하다. 나는 문어를 삶는다. 문어 삶은 물은 피를 맑게 해주기 때문에 바짝 졸여 소스로 이용하거나 밥물로 쓰면 좋다. 구수한 문어밥은 새콤한 문어 소스로 비벼 먹으면 맛있을 것이다. 데친 문어는 초고추장에 찍어 먹는 것보다 초회처럼 소스를 만들어 먹으면 좋다. 음식의 맛은 재료를 섞을수록 복잡해지는 게 아니라 단순해지는 것이 좋다. 그러려면 주재료를 다른 요리들에 두루 쓰는 것이 필요하다. 따라서 문어를 먹을 때도 문어에서 나온 소스를 이용하는 것이 좋다. 양념도 단순한 게 좋다. 그래야 각 재료의 맛을 자연스럽게 살릴 수 있다. 그게 자연식을 즐기는 방법이다. 양념이 뒤범벅되거나 너무 세면 재료의 맛으로 먹

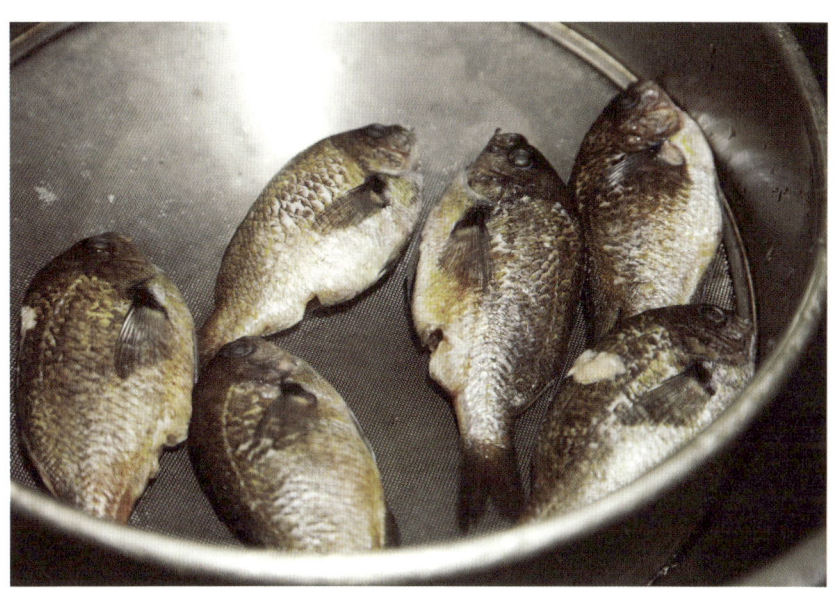

는 게 아니라 양념의 맛으로 먹게 된다.

문어를 데치는 동안 팬에 기름을 넉넉히 두르고 자리돔을 낮은 온도에서
오랫동안 튀긴다. 낮은 온도에서 튀기는 이유는 뼈까지 바싹 익히기 위해서
다. 자리돔은 일견 뼈가 굉장히 억센 것 같지만 사실 부드럽다. 뼈의 성질이
억세면 씹었을 때 부서지지 않고 혀와 잇몸을 찌르는데, 자리돔 뼈는 꼭꼭
씹으면 다 부서진다. 내유외강의 물고기다.

"할아버지, 고기가 물에서 노는 건 봤어도 기름에서 노는 건 못 봤죠?"

"비늘이 다 삭네. 비늘은 원래 껄끄러워 안 먹는데……"

비늘까지 완전히 다 튀겨지니 과자처럼 되었다. 일명 '자리과자'다. 이곳

에서는 원래 마늘 넣고 자리돔을 익혀 관광객들에게 7000원에 팔았다고 한다. 제주도말로 '한 사발'이란다.

소스를 만들려고 두리번거리다 할아버지가 두고 드시는 호박엿사탕이 눈에 들어왔다.

"사탕 좋아하세요?"

"일하고 나면 달짝지근한 거 먹어. 좋아해."

노인의 순박한 마음씨 같은 사탕도 소스에 넣기로 한다. 문어 삶은 물에 식초, 간장, 호박엿사탕을 넣어 문어 소스를 만든다. 냄비 안에서 사탕이 달그락거리며 녹는다. 소리가 재밌다. 뇌는 영양분을 저장할 수가 없고 필요할 때마다 쓴다. 엿은 효과적이고 빠르게 에너지를 뇌로 공급해줄 것이다. 식초와 간장은 엿의 단맛을 최대한 줄여주고 맛의 친근감을 더해줄 것이다.

조린 소스에 참기름을 넣고 더 조린다. 제주의 특산 후추등은 채썰고 방석나물은 다진다. 소스로 자리돔의 간을 맞추고 방석나물과 솔잎가루, 후추등을 묻혀내면 독특한 맛이 일품인 자리돔 튀김이 완성된다. 어느 부위 하나 버리지 않고 통째로 먹어 온전히 그 재료의 기운을 얻는 매크로바이오틱(macrobiotic), 즉 '전체요리'인 셈이다. 예부터 우리 조상들은 자연이 준 것이라면 통째로 다 취하는 방식을 택해왔다. 나물도 뿌리부터 잎까지 한꺼번에 다 먹었다. 매크로바이오틱은 우리에겐 새로운 방식이 아니다. 한데 이 일본식 조어가 새로운 요리법인 양 세계적인 푸드 트렌드를 이끌고 있다.

데친 문어를 위한 소스로는 문어알에 참기름과 간장 몇 방울을 더한 것이 전부다. 문어알이 보태진 고소한 양념은 데친 문어의 감칠맛을 더해줄 것이다. 이가 안 좋은 할아버지를 위해 부드러운 문어의 살점은 다지고 나머지는 장식으로 올렸다.

도마에 넝쿨을 깔아 접시를 만들었다. 그 위에 아홉 송이의 병꽃을 꽂았다. 자리돔 많이 잡고 건강하게 사시라고, 할아버지에게 드리는 꽉 찬 복이다. 이번 요리의 제목은 '넝쿨을 유영하는 자리돔 튀김'.

"자, 선물입니다."

방석나물, 후추등, 솔잎의 향이 어우러진 각기 다른 맛의 자리돔 튀김을 맛보더니 노인은 신기한 표정을 짓는다.

"약주하는 사람들은 안주하기 좋겠소. 뼈가 없어요, 뼈가."

이어 올려진 문어요리.

"이건 또 다른 맛이네. 이걸 누가 문어라고 하겠어. 이게 뭔 고긴가 할 거야."

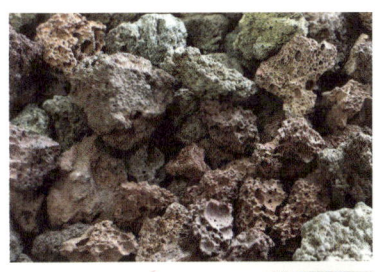

화산석

제주도에서 '송이'라 불린다. 산소를 많이 머금고 있는 돌이다. 체내의 중금속을 흡착분해해 혈액순환 및 신진대사를 촉진한다. 또한 항균력과 탈취력이 뛰어나 냄새제거와 정화작용이 탁월하다. 제주도에서는 간장을 담글 때 현무암을 넣어 해로운 곰팡이의 번식을 막는다.

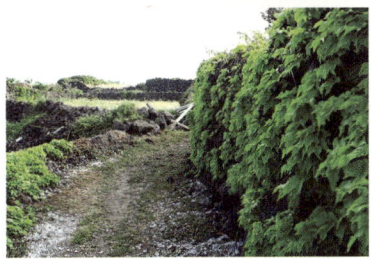

담쟁이

담쟁이는 맛이 달면서 떫으며 따뜻한 성질을 가지고 있다. 사포닌 성분이 있어 음식의 부패를 막아주며 어혈을 제거하고 아픔을 멎게 하는 효과가 있어 염증과 진통치료에 탁월하다. 관절염과 타박상, 종양치료에 좋고, 당뇨병의 혈당치를 떨어뜨린다.

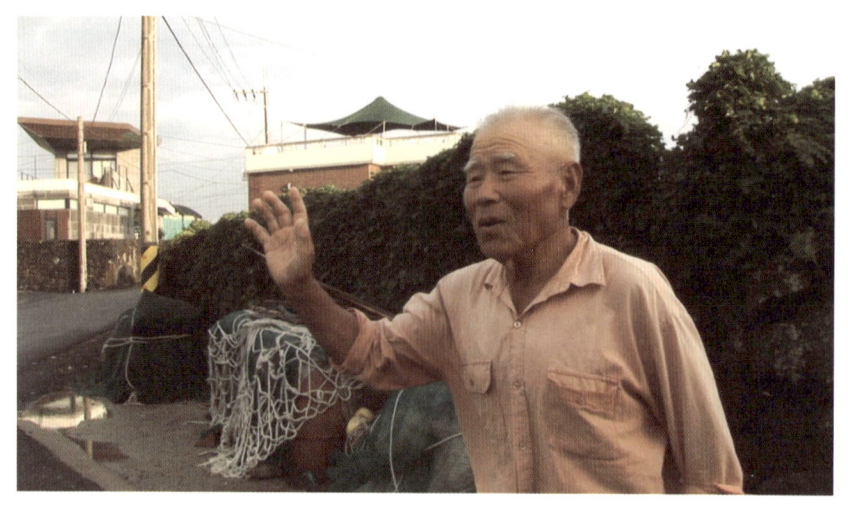

튀기고 남은 자리돔으로는 또 하나의 선물을 마련한다. 회는 안 드신다고 하니 숙성시킨 회는 어떨지 궁금했다. 할아버지 집 돌담 밑에서 발견한 화산석을 스테인리스 용기에 주워담았다. 그리고 돌담을 휘덮은 담쟁이잎 몇 장. 용기에 화산석을 깔고 자리돔을 켜켜이 넣는다. 그 위를 담쟁이잎으로 덮는다. 담쟁이에는 사포닌 성분이 있어 재료의 부패를 막아줄 것이다. 옛날 궁중요리에서는 담쟁이잎으로 생선을 싸 숙성시키곤 했다. 활성산소가 많은 제주의 화산석은 자리돔을 잘 숙성시켜 자리돔 본연의 맛을 지켜줄 것이다.

"여기 재워놓고 갈 테니까 열흘 뒤에 이걸 꺼내서 회로 드셔보세요. 곰피나 다시마, 미역, 쪽파랑 곁들여 드시면 돼요."

열흘이 시나면 사리돔은 빨갛게 숙성되어 새로운 맛의 자리돔회로 재탄

생할 것이다. 재료의 성질, 자연의 본성을 잘 알면 같은 재료를 가지고도 언제든지 새로운 요리를 만들 수 있다.

"한번 해보지요. 잘되면 감사하다고, 못 되면 흉악한 놈이라고 하고. 껄껄."

이제 노인과 작별해야 할 시간이다. 악수를 청하는 노인의 손은 억세고 두툼하지만 몹시 따뜻하다. 자연이 주는 대로, 그저 자연에 순응하며 옹골차게 살아온 수십 년 삶의 경이가 손마디에 새겨진 주름살과 굳은살마다에서 고스란히 느껴진다. 이 노인이 고스란히 제주로구나 싶다. ❀

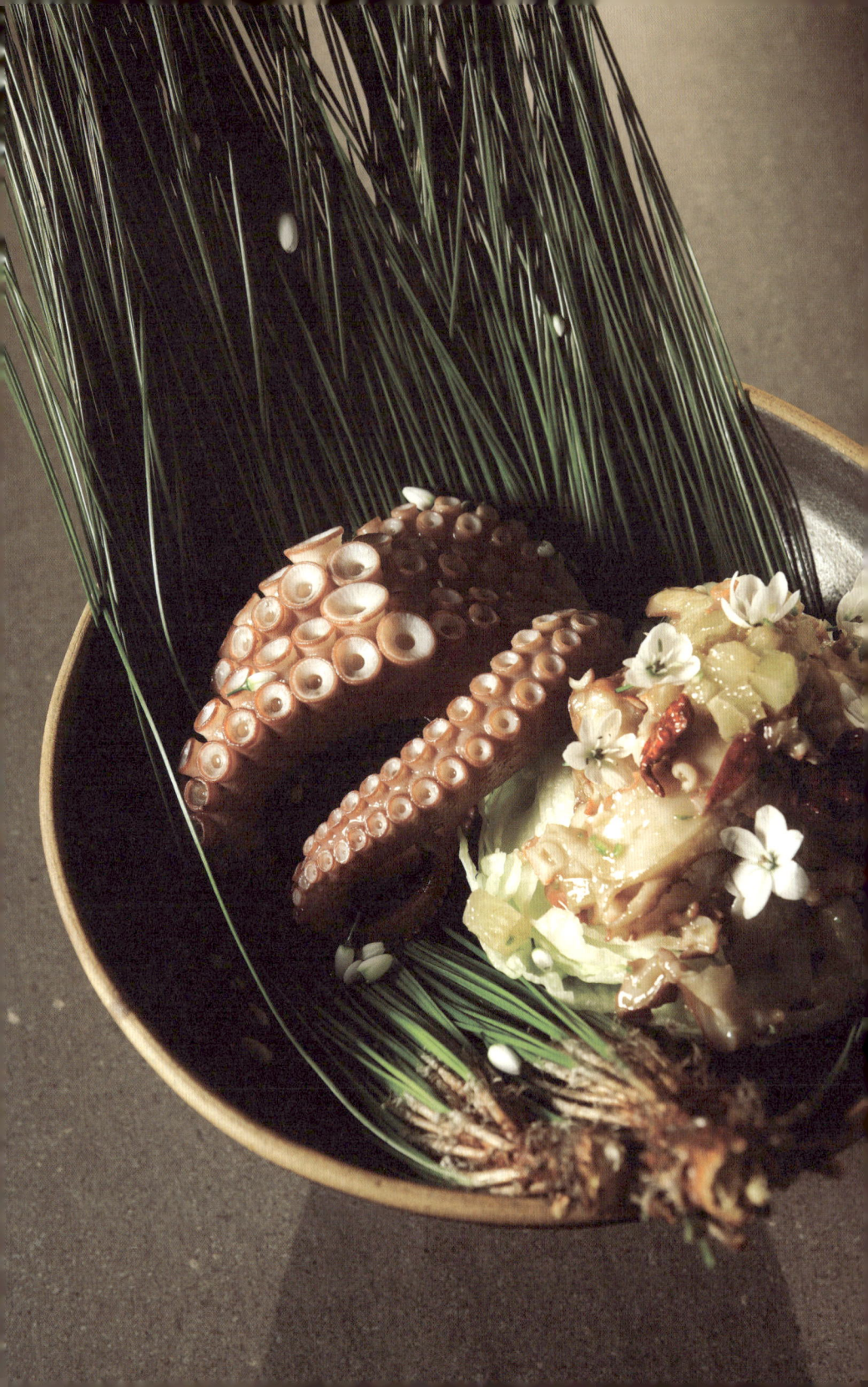

다진 문어 숙회

다진 문어 숙회 문어, 문어알, 참기름, 조선간장

1. 문어는 데쳐내고, 데친 물은 따로 걸러놓는다.
2. 문어알에 참기름과 조선간장을 섞어 소스를 만든다.
3. 문어의 부드러운 살점만을 발라 다진 후 소스를 넣고 버무린다.

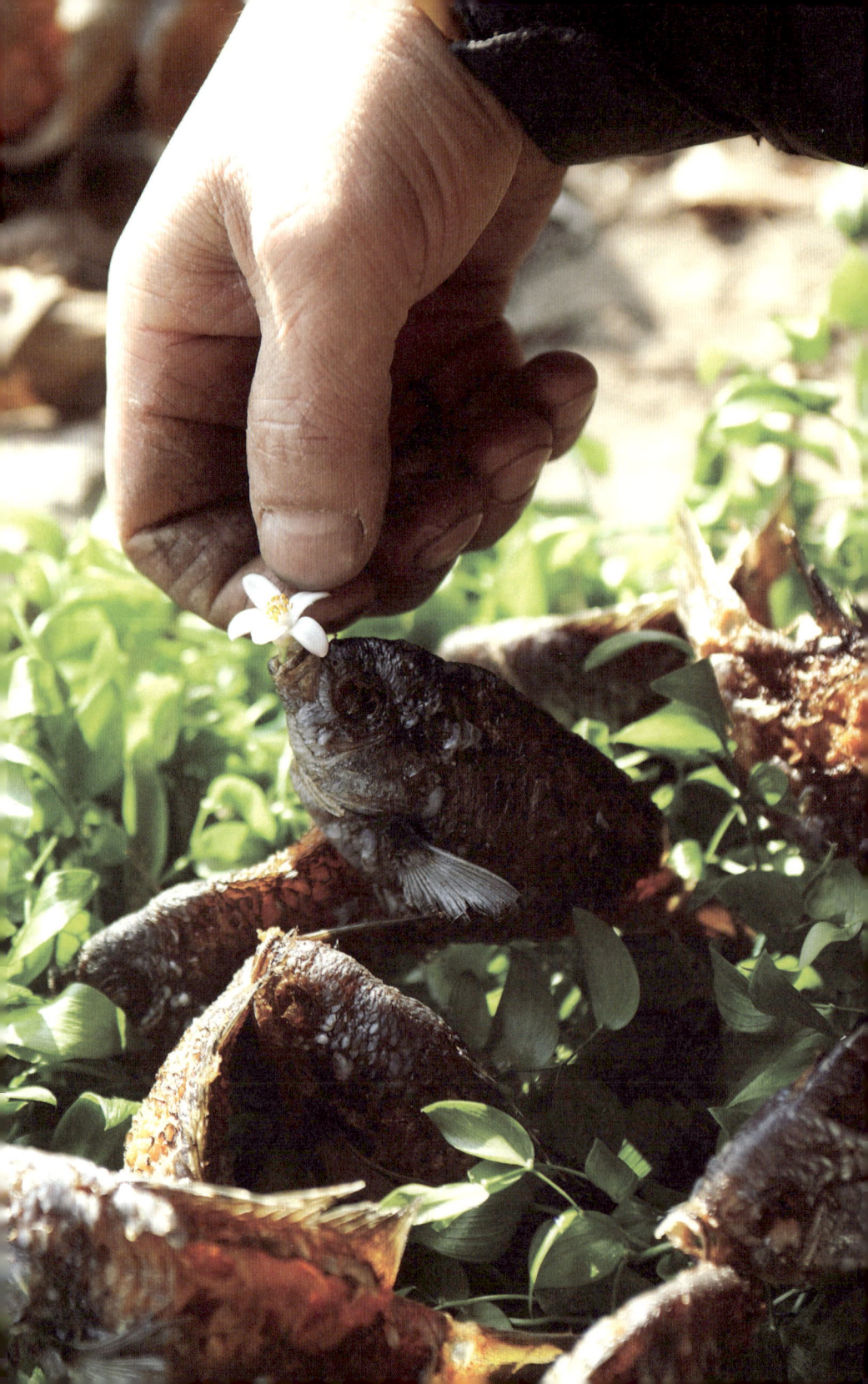

넝쿨을 유영하는 자리돔 튀김

●
자리돔 튀김
자리돔, 올리브오일, 문어 삶은 물, 식초, 간장, 호박엿사탕, 참기름, 방석나물, 솔잎가루, 후추등

1. 자리돔은 깨끗이 씻어 뼈째로 낮은 온도에서 튀겨낸다.
2. 후추등은 채썰고 방석나물은 다진다.
3. 소스는 냄비에 문어 삶은 물을 넣은 다음 식초, 간장, 호박엿사탕을 넣고 조린다.
   여기에 참기름을 더해 다시 한 번 조린다.
4. 자리돔 소스로 간을 맞추고 방석나물, 솔잎가루, 후추등을 묻혀낸다.

● ●
자리돔회 자리돔, 화산석, 담쟁이잎, 곰피, 다시마, 미역, 쪽파

1. 항아리에 화산석을 깔고 자리돔을 켜켜이 넣는다.
2. 그 위를 담쟁이잎으로 덮는다. 열흘 후 빨갛게 익으면 꺼내어 곰피, 다시마, 미역, 쪽파를
   곁들여 먹는다.

새를 닮은 이들을 위한
자연주의 식탁 | 복분자밥을 곁들인 풀(草)코스 요리 |

제주의 여름. 가는 걸음걸음마다 대자연의 품이 한없이 깊고 또 넓게 느껴진다. 그 깊고 넓은 품에서 나무가 자라 숲이 되고, 숲은 더 많은 작은 생명들에게 시원하고 습한 그늘을 내준다. 천년의 숲 비자림에 들어선다. 울창한 비자나무들 아래 고사리들이 한껏 잎을 펼치며 나그네를 반긴다. 짙은 그늘과 이끼로 덮인 숲속 세상은 온통 푸른 비에 젖은 푸른 바다다.

500년에서 800년 된 2800여 그루의 비자나무가 숲을 이루고 있다. 비자나무 열매는 옛날에 구충제로 쓰였다. 제주에서는 아몬드처럼 초콜릿을 입혀 파는 곳도 있다. 맨발로 삼림욕을 하고 있노라니 비자나무가 품어내는 천년의 향기에 흠뻑 취하게 된다. 이렇게 숲길을 걸으니 도회에서 혼란스럽던 머릿속도 일순 정리되는 것 같다.

나무 밑에는 온갖 종류의 풀들이 공생하고 있다. 가장 먼저 눈에 띄는 건 서양요리에 많이 쓰는 워터크레스(Water Cress), 물냉이다. 서양에서는 샐러드

130

로 이용되지만 우리나라에서는 나물로 먹는다. 후춧값이 금값이던 중세시대에 물냉이는 후추 대신 쓰였다고 한다. 그래서인지 물냉이는 '가난한 자의 후추'라고도 불린다. 재배할 때도 농약을 칠 필요 없이 잘 자라는 강인한 생명력을 자랑한다. 잘라놓으면 금방 또 자라고, 살짝 물 위에 띄워놓아도 별 탈 없이 잘 큰다. 주로 흐르는 물이나 습도가 높은 곳에서 자란다. 피를 맑게 하고 해열과 신경통에도 좋다. 매콤한 소스에 무치면 아주 맛있다. 해풍을 맞고 자란 야생의 물냉이를 뜯어 먹으니 매콤하고 쌉싸름한 맛이 일품이다. 잎만 한줌 뜯어 가방에 담았다.

32가지 풍을 예방해준다는 방풍나물도 보인다. 방풍나물 잎과 꽃은 차로도 쓰고 요리에 바로 써도 된다. 튀겨 먹기도 하고 소스로도 만든다. 제주도에는 이 귀한 재료가 지천으로 깔려 있다. 방풍잎도 따 가방에 넣었다. 바람에 씨가 날아와 뿌리를 내리고 세대를 이어가는 생명이 경이롭다. 나는 풀을 뜯을 때 절대 버리는 게 없게 하자고 마음먹는다. 이왕 뜯어놓은 것은 알뜰하게 쓰일 수 있게 하고 남은 건 말려서라도 다 쓰자고 생각한다. 그리고 뿌리를 뽑으면 씨가 말라버리니 절대로 뿌리를 뽑지 않는다. 잎 하나를 뜯을 때도 고마운 마음과 배려하는 마음을 가져본다.

번행초도 있다. 이탈리아 요리에 주로 쓰이는 번행초는 염증에도 좋고 변비나 월경불순의 치료제로도 쓰인다. 번행초가 이렇게 많이 자라는 지역도 제주도뿐인 듯하다. '바질'이라고도 불리는 번행초는 노란꽃이 피어 있다. 노란꽃은 기다림의 맛을 담고 있을 것이다. 풀이 전하는 이야기를 손끝으로 느끼며 요리에 쓰일 순간을 상상해본다.

어릴 적 마을 뒷산에 나무하고 약초 캐러 다녔을 때는 풀 하나하나가 소

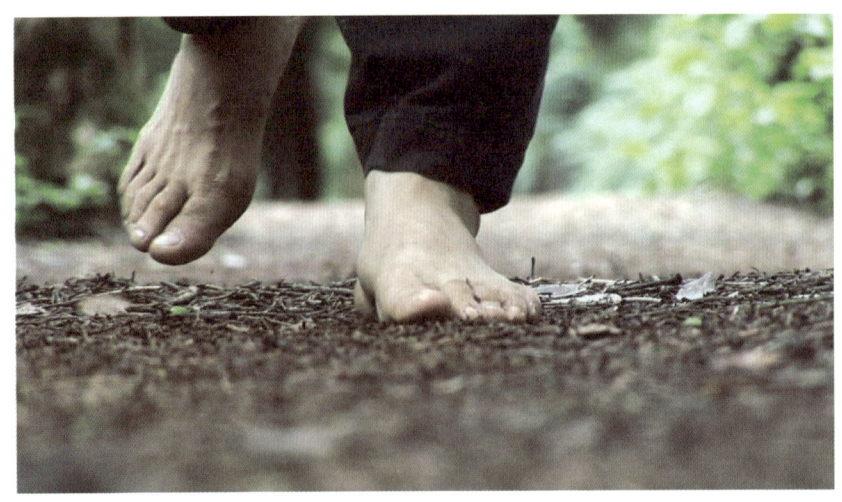

중하다는 생각보다는 먹을 수 있나 없나, 효과가 있나 없나를 중요하게 생각했다. 이후 전국 각지를 방랑하며 얻은 깨달음은, 자연이 열려 있는 것처럼 재료의 쓰임도 열려 있다는 것이었다. 일기가 변하듯 바람의 성질, 흙의 성질에 따라 자연의 재료를 받아들이고 활용하는 방법도 달라져야 한다는 것을 알았다.

맨발로 느끼는 부드러운 화산재 흙의 감촉이 좋다. 땅의 기운이 발바닥을 통해 온몸으로 들어오니 기가 열린다. 500년 이상 된 나무들로 빼곡한 숲, 깊은 숨을 들이쉬게 하는 여유로운 산책길이다. 뿌리가 다른 두 나무가 한 몸이 된 연리지(連理枝)도 보인다. 두 나무가 맞닿아 오래 있으면 가지가 하나로 합쳐지고 맞닿은 두 나무의 결이 얽혀 하나가 된다. 그럼에도 제각기 본성을 잃지 않는다. 노란꽃은 여전히 노란꽃을 피우고, 빨간꽃은 그대로

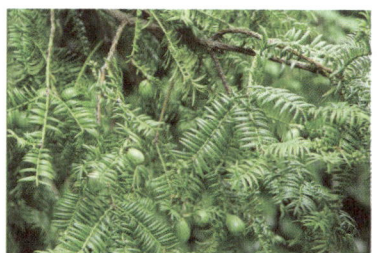

비자(榧子)

껍질과 속은 모두 치질치료제에 쓰인다. 달여서도 먹고 그냥 씹어 먹거나 꿀에 재워 먹고 술을 담그기도 한다. 항균작용이 탁월해 구충제로도 쓰인다. 그밖에 발모, 장출혈, 피로회복, 오줌싸개 아이에게도 효과가 있다. 주의해야 할 점은 비자의 털에 발암물질이 있기 때문에 반드시 털을 제거한 다음 사용해야 한다는 것이다.

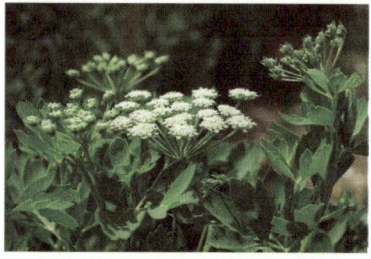

방풍나물

바닷가에서 자란 방풍이 특히 효능이 좋다. 감기와 두통, 발한과 거담에 약으로 쓰이고, 특히 중풍의 묘약으로 알려져 있다. 상반신의 풍을 없애려면 방풍 뿌리의 중간을 쓰고, 하반신의 풍을 없애려면 그 끝을 써야 한다고 한다. 씁쌀하고 고소한 맛이 일품이다.

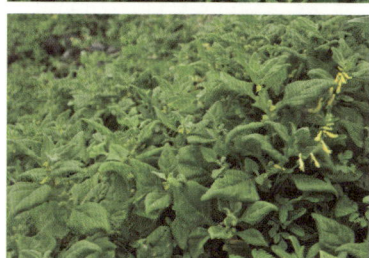

번행초(蕃杏草)

바질의 또 다른 이름으로 특히 토마토와 잘 어울려 이탈리아 요리에 주로 이용된다. 가래제거, 해열, 해독, 설사치료, 염증치료, 변비나 월경불순 등의 약재로 사용한다.

빨간꽃을 피운다. 연리지는 하나이면서 둘이고, 둘이면서 하나다.

숲길을 걷다가 젊은 커플과 마주쳤다.

"안녕하세요."

"여길 돌면서 산책들 하시나봐요?"

"한번 나서면 여섯 바퀴쯤 돌아요."

젊은 부부는 서울에서 살다가 여기저기를 떠돌다 2년 반 전에 제주에 자리를 잡았다고 한다. 제주는 서울과 달리 사람들이 마음의 여유가 있어 좋단다. 남편은 글을 쓰고 아내는 바느질을 한다. 이야기를 나누다 보니 젊은 사람들치고 풀들에 대해 꽤 많이 알고 있다. 제주에 오기 전에는 강원도에서 농사를 지었단다.

"제주는 식생이 좀 다른 거 같아요. 육지 살 때 보던 풀들하고는 다르게 낯선 것도 많고."

"내가 이 제주도 풀을 뜯어가지고 요리를 한번 해드려볼까요?"

"아니 그렇게까지……"

"젊은 부부를 보니 요리를 해드리고 싶다는 생각이 들어서요. 글을 쓴다니 제 요리를 먹어보고 좋은 영감이 떠오르면 더 좋은 글을 쓸 수 있잖아요."

젊은 부부가 자연의 마음을 좇아 살아가고 있는 것 같아 기특하다. 이들에게 거칠지만 근원적인 생명의 식탁을 차려주고 싶다.

새처럼 가볍게, 자유롭게

숲길을 내려와 부부가 사는 집으로 향한다. 부부는 자신들의 서재를 작은 동네도서관으로 만들었다. 서울대를 나온 남편 박범준 씨와 카이스트를 나온 아내 장길연 씨는 보장된 미래를 버리고 무주 산골로 들어가 농부의 삶을 살았다. 무주 산골로 내려가기 전까지 부부는 제과제빵도 배우고 천연염색도 배우고 목공도 배우면서 자급자족의 삶을 준비했다. 물론 산골의 삶은 녹록지 않았다. 마음이 여유로운 삶을 선택했다고 몸이 게으른 삶은 아니다. 마음을 좇아 살되 부지런히 살았고, 힘들고 어려운 일도 감수하며 살았다. 몸은 힘들었지만 햇빛의 따스함, 땅의 신비와 계절의 변화를 몸으로 느끼며 자연의 소중함을 알게 되었다.

잘 정돈된 서재에 들어서자 부부가 손수 만들어 달아놓은 책장이며 선반들이 이들의 모습만큼이나 단정하다.

"어차피 저는 계속 글을 써야 하고 아내는 이제 바느질 같은 작업들을 계속하고 싶어하는데…… 그냥 우리 서재를 공개하자. 이렇다 하게 많은 책은 아니지만 우리 색깔에 맞는 책들이니까 이곳 분들과 함께 나누자는 생각을 한 거죠."

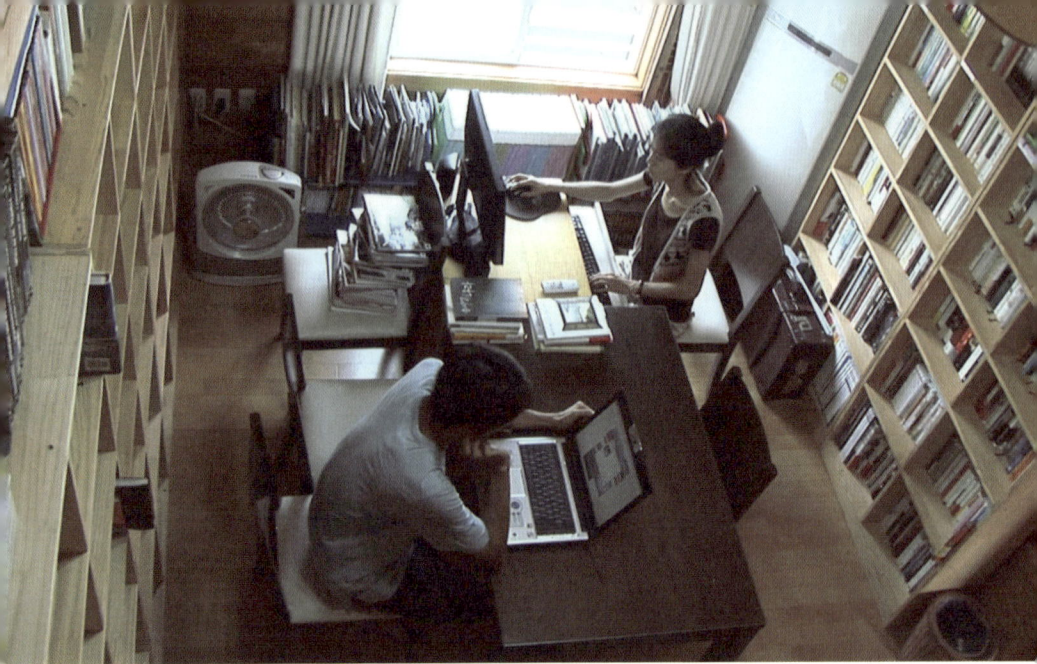

제주에서도 부부는 텃밭을 가꾸며 살고 있다. 무주처럼 농사짓는 삶이 전부는 아니지만 자연과 소통하는 삶은 포기하지 않았다.

"처음에는 텃밭이라고 금만 그어놓고는 잡초밭이 돼가지고……"

젊은 아내는 제주에 반해 이곳에 살면서 아름다운 공동체를 만드는 데 관심이 많아졌고, 남편은 도서관을 운영하며 책을 통해 사람들과 소통하는 재미에 빠져 있다. 이런 일들로 밭에 잡초가 무성해졌다고 이들 부부는 안타까워했다. 이들에게 격려가 되고 원초적인 힘을 줄 수 있는 요리를 해주고 싶다. 안주인과 함께 밖으로 나섰다.

"아, 방아가 이렇게 크는군요. 저희가 방아를 좋아해서."

"이걸 캐다가 심어보세요."

"아, 그래야겠네요."

방아는 된장국을 끓여도 좋고, 잎은 전을 부치고 꽃은 찹쌀을 묻혀 말려서 부각을 하면 맛있다. 방아는 소화를 돕고 식욕을 돋우는 식물이다.

"제가 이 향기만 맡아도 식욕이 동해요. 된장국에도 넣으면 입맛이 좋아지더라고요."

옆에 있는 명아주와 포도잎 몇 장도 뜯었다.

"더 부지런해야 되겠네요."

"그렇죠. 들풀을 이용하려면 부지런해야 해요."

이들이 먹을 수 있는 풀들은 바로 집 앞에도 얼마든지 있었다.

"더위 먹었을 때 달개비를 쪄서 즙을 마시면 좋아요."

"오, 맛있는데요? 무슨 드레싱을 뿌린 것처럼."

젊은 안주인은 달개비의 맛에 반한 모양이다. 맛있다며 연신 뜯어먹는다. 괭이밥도 마음에 드나보다. 집마당의 새로운 발견이다. 학생이 반응이 좋으니까 가르치는 사람도 신이 난다. 뭔가 더 가르쳐주고 싶은 생각에 나도 들떴다. 어떤 것을 먹어야 하는지 안다면 일상적으로 좀더 자연에 가까운 식탁을 꾸밀 수 있을 것이다.

"칡이 많네요. 옛날에는 칡이 통통하게 올라오면 채취해가지고 살짝 쪄서 말려놨다가 분말을 해가지고 죽을 쒀 먹었어요. 기운 떨어질 때…… 봄에 나는 칡순은 산삼의 효과와 같다고 해요."

"알고 보니 저희 집 앞에도 먹을 게 지천이네요. 경작의 즐거움도 있지만 채취의 즐거움도 있는 것 같아요. 자연이 키워준 것을 직접 채취하는 즐거움."

경작은 노동의 즐거움을 선사하고 자연의 법칙을 알게 해준다. 채취는 자연에 대한 고마움과 경이로움을 느끼게 해주고 다른 생명에 대한 배려를 일

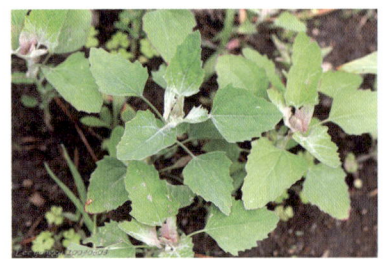

명아주

데쳐서 나물로도 쓰고 묵나물도 한다. 생즙은 일사병과 독충에 물렸을 때 쓴다. 심장병, 고혈압, 중풍 예방에 효과가 좋다. 많이 먹으면 소화도 안 되고 피부병을 일으킬 수 있으니 주의해야 한다. 중국에서는 돼지가 잘 먹는다고 해서 '돼지풀'이라고도 불린다.

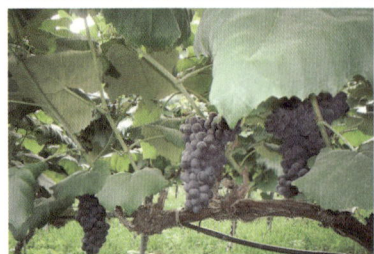

포도잎

서양요리에서는 포도잎을 절여 먹고, 중동에는 밀전병처럼 속을 채운 포도잎 요리들이 있다. 노화방지와 면역력증진 효과가 있다. 심장병과 동맥경화에도 탁월한 효능을 보이며, 달여 마시면 이뇨작용을 한다. 관절이나 다리가 부었을 때 잎을 환부에 붙이면 효과가 있다. 우리나라에서는 전을 부쳐 먹기도 한다.

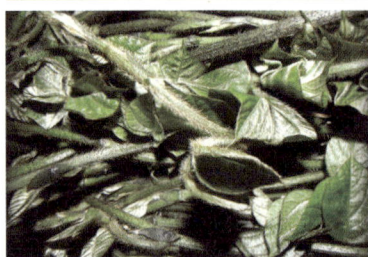

칡순

연하고 부드러우며 고사리맛이 난다. 칡순은 성장호르몬을 촉진시키고 감기, 기관지에 효능이 탁월하다. 골다공증, 관절염, 특히 갱년기 증상에 효과가 있다. 또한 알코올분해효소가 있어 숙취해소에 좋다.

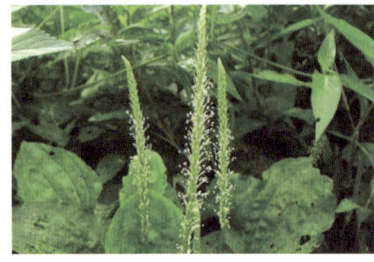

질경이

예부터 만병통치약으로 불릴 정도로 활용범위가 넓고 약효도 뛰어난 식물이다. 씨는 신장염, 방광염, 요도염 등에 약으로 쓰이고, 꽃이 피기 전의 잎은 소화촉진과 위궤양의 예방, 비뇨기질환 및 부인과질환, 천식 등에 좋다.

깨워준다.

변비가 있다는 안주인을 위해 질경이도 뜯었다. 예전부터 만병통치약으로 불릴 정도로 약효가 좋았다. 산딸기도 있다. 잠깐의 산책으로 가방 속은 젊은 부부를 위한 풀들로 가득 찼다. 옛날에는 몇 가지 나물을 아는가가 며느릿감을 가늠할 때 중요한 기준이 되었다. 없는 살림일수록 식구들 먹여 살릴 지혜를 가진 여자가 필요했다. 없으면 없을수록 더 많은 아이디어와 지혜가 생긴다. 스스로 궁리하고 해결할 방법을 찾게 되는 것이다. 또 방법을 찾으면 실제로 무궁무진한 해결책들이 있었다. 이처럼 사방에 진귀한 보배를 두고도 우리는 오늘도 마트로 달려간다. 돈이 없으면 당근 하나도 얻지 못하는 세상이 되었다.

어떤 사람들을 만나면 나는 일단 손으로든 머릿속으로든 먼저 그림을 그린다. 오늘 이 젊은 부부를 보니 새 두 마리의 이미지가 보인다. 숲속에서 자유롭게 소요유(逍遙遊)하고 싶은 사람들이다. 오늘은 이 젊은 부부를 위해 새의 느낌을 담아 요리를 하기로 한다. 이들이 제일 좋아하는 것은 생채나물들이라고 한다.

두 사람의 미래에 관한 음식을 만들어보기로 한다. 새 같은 이들이니 모이 같은 것도 만들어보자. 젊은 사람들이니만큼 적게 먹지만 힘을 쓸 수 있는 것을 만들어주자. 그리하여 풀(草)로만 이루어진 풀(full) 코스를 선보이기로 했다. 원초적이고 근원적인 자연의 맛을 보여줄 참이다.

이제 가방 속에 모아두었던 보물을 꺼낸다. 산책길에 채취한 워터크레스다.

"이건 내가 드리는 선물이에요. 크레송 워터크레스 알죠?"

"아, 샐러드로 먹어본 것 같아요."

"이걸 바닷가에서 발견했어요. 물만 갈아주면 계속 키워서 먹을 수 있어요."

본격적인 요리에 앞서, 식혀둘 필요가 있는 디저트를 먼저 만든다. 젊은 부부를 위한 오늘의 디저트는 초콜릿볼이다. 고대 마야인은 초콜릿을 '신의 선물'이라고 불렀다. 사랑에 빠진 것 같은 기분을 느끼게 해준다 하여 '사랑의 묘약'이라고 한다. 영양학적으로는 폴리페놀이 들어 있어 노화방지에 좋다. 중탕한 초콜릿을 비자열매에 묻혀 냉동실에 넣어 굳힌다.

명아주는 끓는 물에 데쳐 부드럽게 한다. 모든 풀에는 독이 있지만 어떻게 먹느냐에 따라 달라진다. 식초, 깨소금, 들깨, 참기름이 해독작용을 할 것이다. 다음으로 복분자밥을 준비한다. 불린 쌀을 냄비에 넣고 복분자즙과 소금을 약간 넣어 밥을 짓는다. 밥이 되는 동안 복분자, 복분자즙, 조선간장, 참기름, 식초, 올리브유를 섞어 소스를 만든다. 여기에 복분자밥을 넣고 섞는다. 이렇게 완성된 복분자밥은 요기도 되고 드레싱 소스로 이용하면 풀의 강한 맛을 중화시킨다. 아까 낮에 뜯은 풀들을 그릇에 담고 완성된 복분자밥을 끼얹는다.

음식은 맛은 물론 향기로도 먹고 색으로도 먹는다. 이번 코스 요리를 위한 그릇은 담장 옆, 푸른 이끼가 앉은 돌이다. 푸른 이끼는 자줏빛 복분자 소스와 잘 어울릴 것이다.

"샐러드에 밥이 들어 있으니까 의외로 또 잘 어울리네요?"

"뭔가 친숙한 맛이 나는데요?"

두 번째 요리는 진한 향을 풍기는 쑥찜. 복분자즙, 하귤, 꿀을 넣어 반죽

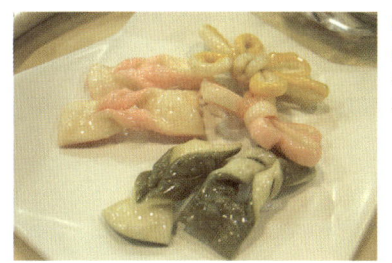

매작과(梅雀果)
매화나무에 참새가 앉은 모양과 같다고 하여
붙여진 이름이다. '타래과'라고도 부른다. 기
름에 튀겨 꿀이나 엿을 뿌려 차와 함께 먹는다.

한 매작과를 곁들였다. 매화나무에 참새가 앉은 것 같다고 이름 붙여진 매작과는 새 같은 이들에게 썩 어울리는 요리인 셈이다. 역시 복분자 소스로 마무리.

"샐러드는 정말 정말 맛있었어요. 정말 어떤 경계를 넘지 않은 조화로운 맛이었어요. 그리고 쑥찜은 그 향이 정말 강해서 혓바닥이 얼얼하기도 한데, 뱃속에서 뭔가를 쑥 뚫어주는 느낌이 있어서 시원한 맛이 있네요."

"강렬해요. 어떻게 보면 저희가 너무 정제된, 부드러워진 음식만을 먹어 온 게 아닌가 하는 생각도 들었고. 사실 우리 선조는 자연과 가까이 살면서 자연에 가까운 강렬한 뭔가를 먹었을 거잖아요. 이번 요리가 그런 원초적인 체험을 시켜주는 것 같기도 하고."

세 번째는 번행초 요리. 번행초를 감싸는 튀김옷은 밀가루에 복분자즙과 하귤을 섞어 반죽했다. 설탕과 식초로는 맛을 낼 수 없는 새콤달콤함이 밀가루 반죽에 배어 튀겨졌다. 그 위에 번행초 나물을 얹는다. 튀김의 쫄깃쫄깃함과 나물의 향긋한 식감이 기분 좋은 요리다.

그다음은 방풍나물꽃 튀김. 제주에 지천으로 깔린 방풍나물을 찹쌀옷을 입혀 튀겨내 쌉싸름한 맛을 줄이고 고소한 맛을 더했다. 방풍나물은 어릴 때는 순을 잘라 먹고 뿌리는 효소로 만든다. 꽃은 차로 우려 먹거나 이렇게 튀겨 먹는다.

풀요리는 맛이 거칠고 강해 처음에는 거북할 수 있다. 효능이 뛰어난 풀은 대체로 맛도 강하다. 풀요리가 입에 너무 쓰면 풀을 삶아 물에 우려서 부치거나 신맛을 많이 넣은 소스를 만들어 먹으면 쓴맛이 중화된다. 그래서 선택한 재료가 하귤이었다. 삶아 우린 들풀에 찹쌀풀을 씌워 부각으로 말려 놨다가 튀겨 먹어도 굉장히 좋다. 특히 고사리, 취나물, 시래기, 고들빼기 등 우리나라의 '묵나물'은 굉장히 지혜로운 방법이었다. 들풀들을 어떻게 먹어야 효과가 있는지 알았던 것이다. 묵나물은 묵혔다는 의미로 묵나물이라고 하는데, 한 번 삶았다가 말린 나물들을 말한다. 이렇게 저장했다가 필요할 때마다 사시사철 먹었다.

음식을 차려낼 때 생식과 화식을 섞는 것이 좋다. 재료를 완전히 익히면 이미 맛있는 즙들은 다 나와버린 후다. 불을 꺼서 남은 불로 익혀보자. 그러면 아삭함이 살아 있고 즙은 살아 입안을 향기롭게 할 것이다. 여러 개의 요리를 할 때 몇 가지는 생식요리를, 몇 가지는 화식요리를 해서 나눠 먹으면 속도 편해지고 다양한 맛을 경험할 수 있다.

양념을 단순하게 하는 것도 좋다. 재료가 많이 들어간 요리일수록 양념을 단순하게 해 각 재료의 맛을 최대한 살려야 한다. 양념에 의존하면 음식 본연의 맛을 잃는다. 때문에 음식을 할 때 간은 늘 마지막에 딱 한 번 본다. 맛은 정지상태가 아니라 계속 변하기 때문이다.

"풀로 요리한다 하셨을 때 왠지 차가운 느낌일 것 같았거든요. 근데 선생님이 해주신 음식을 먹으니까 의외로 참 따뜻해져요. 몸에서 열이 올라오면서 뭔가 시원하게 뚫린 느낌이에요."

난 들풀을 뜯을 때마다 감동을 받는다. 잘생기지도 않은 하찮은 들풀이 간절히 꽃을 피우는 모습은 늘 나에게 감동을 준다. 그런 것들을 취해 요리를 해서 먹어보면 그 간절함이 맛으로, 향기로 느껴진다. 그것이 내 요리가 품은 '따뜻함'의 근원일 것이다.

"그냥 먹던 거 먹지" 하지 말고 식탁에 새로운 변화를 조금씩 시도해보자. 시도를 해보면 자꾸 새로운 아이디어가 떠오르고 새로운 것에 대한 두려움이 사라질 것이다. 자연으로 돌아가는 식탁은 그리 어려운 일이 아니다. 오늘의 한 끼 식탁을 기점으로 이들 부부가 보다 자연과 활발히 소통하는 삶을 살아가게 되기를 기원해본다. 그리하여 마침내 진정 자유로운 두 마리 아리따운 새가 되기를! ❁

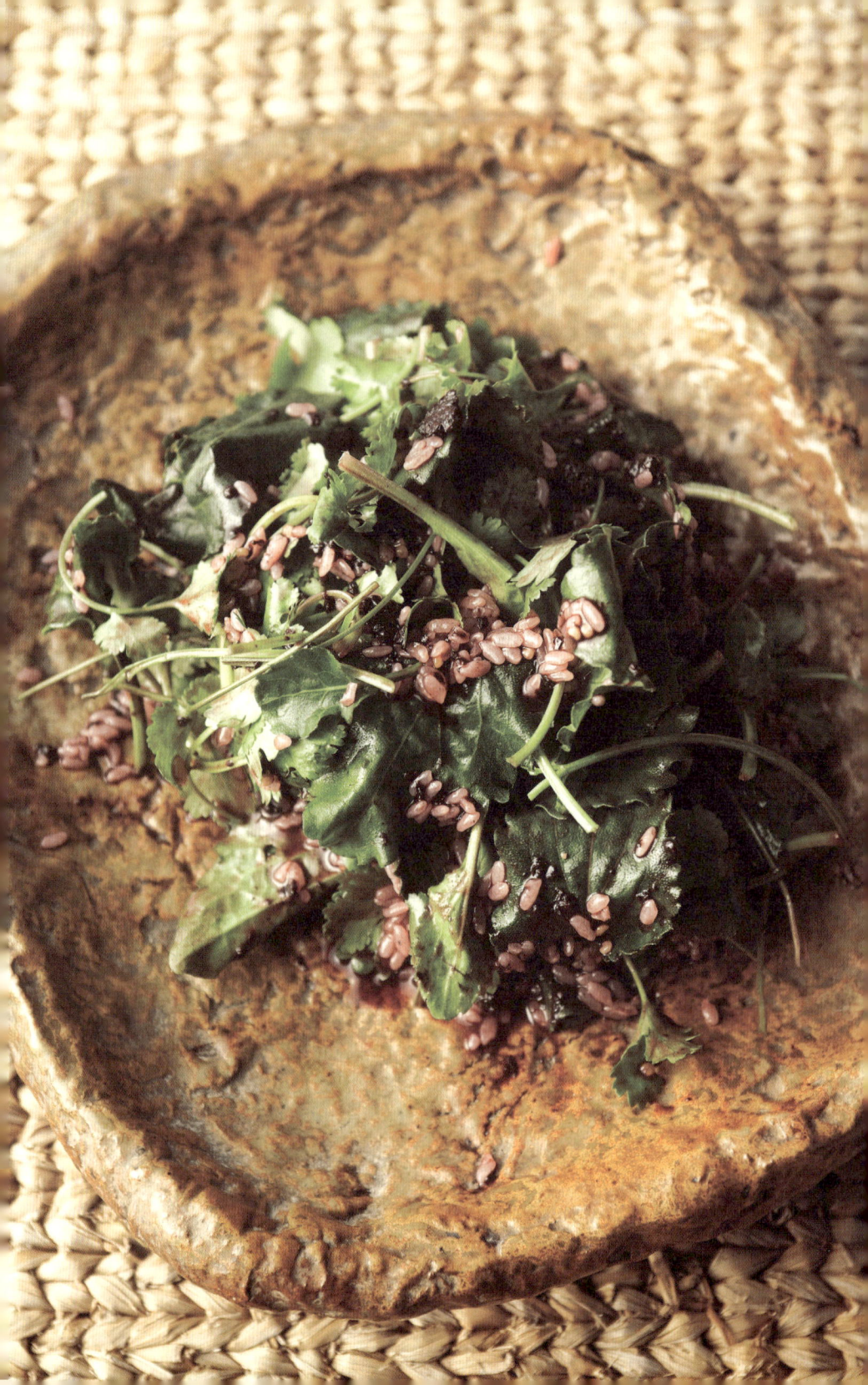

복분자밥을 곁들인 풀(草)코스 요리

◉ 복분자밥
쌀, 복분자, 물냉이, 명아주, 포도잎, 달개비, 복분자즙, 소금, 조선간장, 참기름, 식초, 올리브유

1. 불린 쌀에 복분자즙과 소금을 넣어 밥을 짓는다.
2. 소스는 복분자, 복분자즙, 조선간장, 참기름, 식초, 올리브유를 섞어 만든다.
3. 복분자밥이 되면 밥과 소스를 섞는다.
4. 밥소스를 물냉이, 명아주, 포도잎, 달개비 등 다양한 채소 위에 뿌려서 먹으면
   가벼운 한 끼 식사가 된다.

◉◉ 쑥찜 쑥, 쌀가루
1. 쑥을 깨끗이 씻어 잘게 다진다.
2. 쌀가루와 쑥을 섞어 찜기에 살짝 쪄낸다.

◉◉◉ 매작과 밀가루, 복분자즙, 하귤, 꿀
1. 밀가루에 복분자즙을 섞어 반죽한다.
2. 반죽을 얇게 밀어서 칼로 3줄을 벤 후 한쪽 끝을 오그려 베어놓은 가운뎃금에
   집어넣은 후, 뒤로 빼내어 모양을 잡는다.
3. 기름에 튀겨내어 하귤과 꿀을 섞은 소스를 곁들인다.

◉◉◉◉ 번행초·방풍나물꽃 튀김 번행초, 방풍나물, 밀가루, 찹쌀가루, 복분자즙, 하귤
1. 번행초는 밀가루에 복분자즙과 하귤을 섞어 튀김옷을 만들고, 방풍나물은 찹쌀가루에
   물을 섞어 튀김옷을 만든다.
2. 번행초와 방풍나물꽃에 튀김옷을 입혀 튀겨낸다.

시계 위에 올린 치유의 밥상

| 아토피를 위한 녹두죽과 무 부침개 |

풀(草)코스 요리를 다 먹고 난 안주인 길연 씨가 내게 물었다.

"집 주위의 재료로 만든 음식을 먹으면 아토피 같은 데에도 도움이 되려나요? 이웃 중에 아토피로 고생하는 가족이 있거든요. 선생님께서 그 집 꼬마애한테 맛있는 음식을 해주시면 얼마나 좋을까 하는 생각도 들고……"

요즘 세 집 걸러 한 집씩은 아토피로 고생하는 아이들이 있다는 이야기를 듣는다. 아토피는 몸속 열이 문제다. 특히 제주도는 전국에서 아토피 아이들이 가장 많은 곳으로 꼽힌다. 맑은 바람에 어딜 가도 산으로 둘러싸인 섬이지만 습한 기운과 삼나무 꽃가루가 아토피성 피부염을 유발하는 것이다. 거기에 각종 인공감미료에 길들여진 입맛과 환경문제가 있다. 길연 씨의 이웃 아이는 얼마 전에 쓰러져 응급실까지 갔다고 하니 생각보다 상태가 심각한 모양이다.

내 직함이 자연요리연구가이다 보니 수변 분들이 아픈 시인들을 모시고

146

식당을 찾곤 한다. 내 요리가 아픈 분들에게 자그마한 위로와 힘이 되고 있다는 사실에 늘 감사한 마음이다. 물론 나는 의사가 아니다. 하지만 먹을 것에 건강의 길이 있다고 믿는다. 다소 시간이 걸리더라도 내 몸 안의 독을 없애고 몸을 원래의 자연으로 돌려놓을 수 있는 길은 먹는 것밖에 없다.

그런데 입맛은 어릴 때부터 길들여지지 않으면 여간해서 고치기 힘들다. 한 번 입맛이 평생을 간다고 하지 않던가. 달고 짜고 시고 쓰고의 문제가 아니라 내 몸에 무엇이 이롭고 해로운지부터 알아야 한다. 아토피에는 자연주의 식탁이 답이다. 하지만 문제의 아이는 채소와 자연식을 끔찍이 싫어한다고 한다. 그렇다고 쉽게 포기할 순 없다. 싫어한다면 싫어하는 이유를 찾고 좋아할 수 있게 유도해주면 된다.

길연 씨의 이웃집에 산다는 아이를 보러 가기로 했다. 아이의 이름은 성원이, 남자아이였다. 아이는 또래에 비해 작고 말랐다. 아이가 이유 없이 아프니 젊은 엄마는 아이 걱정으로 초조해 보였다.

"오늘 새벽에도 난리가 나가지고 병원 가려다가 조금만 있어보자 했죠."

새벽에 아팠던 아이는 다행히 괜찮아졌다고 한다. 우선 아이가 평소에 무엇을 먹고 있는지 알아야 했다. 냉장고를 열어보니 아이들이 좋아하는 케첩, 마요네즈, 인공색소로 만든 음료수 등이 보인다.

"버터, 마요네즈 이런 것들도 먹으면 안 됩니다. 그리고 이게 다 피클 종류죠? 설탕이 들어가면 안 되거든요. 이게 독이라고요."

성원이에게 무엇을 좋아하는지 물어봤다.

"넌 잘 먹는 게 뭐니? 좋아하는 거."

"딸기."

"그리고 또?"

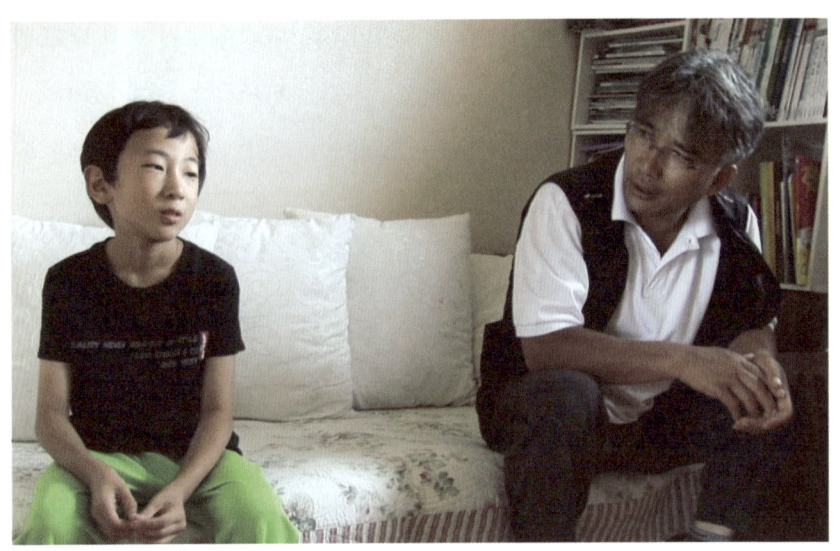

"계란, 치즈, 치킨……"

"치킨이 문제로군. 치킨 안 먹을 순 없니?"

"노력해볼게요."

"빵, 과자 이런 것도 좋아하니?"

"도너츠요."

"으음…… 설탕, 기름, 버터……"

고통에 시달리는 아이도 아이지만 이럴 때는 엄마의 결단이 무엇보다 중요하다. 무엇이 내 아이에게 독이 되고 약이 되는지 엄마가 알고 연구를 해야 한다.

"치킨 사수는 건 뇔 수 있는 내로 하지 마시고."

"우리 아들이 아마 엄마도 갖다 바꿀걸요? 치킨만 준다면. 그래서 차선책으로 살코기 사다가 집에서 한 번씩 튀겨주긴 하는데 자기네들이 원하는 맛이 안 나오니까……"

"그게 독이에요, 독."

"애도 힘들고 어떤 때는 정말 저도 너무 힘들고 아토피에 좋다는 대로 해서 줘도 잘만 먹어주면 신이 나서 다음 단계로 넘어가고 그러겠는데…… 자기가 좋아하지 않는 음식은 한 번 먹이기가 전쟁이니까, 정말……"

기껏 아이에게 좋다는 레시피대로 장을 봐다가 솜씨를 부려봐도 밥상에서 곧바로 토라져버리는 아이, 그때마다 엄마는 좌절했을 것이다. 아토피 아이를 가진 엄마는 죄책감이 들게 마련이다. 내 아이 내가 뭘 잘못 먹여서 그러나…… 내가 죄인이다…… 하지만 그럴 필요는 없다. 엄마는 뭐가 좋고 뭐가 안 좋은지 몰랐을 뿐이고, 개선시킬 방법을 몰랐을 뿐이다. 방법을 알면 길이 보인다.

아이의 아토피 상태가 궁금했다. 아이는 낯선 아저씨에게 제 몸을 보여주기가 부끄러운지 몸을 이리저리 뺐다.

"보여줘. 왜 보여주기 싫어서? 몸에 이상이 있는 건 자랑을 하라고 그랬어. 그러면 치료할 수 있는 방법이 생긴다고 하잖아."

아이를 살펴보니 아토피가 아직 심각한 상황은 아니다. 겨드랑이와 무릎 안쪽에 아이가 긁어서 난 생채기가 있었다. 몸이 아프니 아이의 성격도 예민해지고 까칠해졌다고 한다.

"공격적이죠?"

"네, 까칠한 편이에요."

"몸이 괴로우니까…… 몸에 독이 있어서 그렇거든요."

이런 아이에게는 열을 빼고 독을 배출해주는 음식을 해 먹여야 한다. 통닭, 인스턴트식품, 설탕이 많이 들어간 음식은 몸에 열을 만드는 음식이다. 아이의 입맛을 잡을 수 있는 새로운 아이디어가 필요했다.

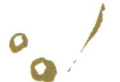

기다림을 위한 데코레이션

우선 몸의 열을 내리는 무와 녹두를 주재료로 사용하기로 했다. 무는 소화와 해독에 효과가 뛰어나다. 특히 열무는 산삼을 대용할 만큼 약성이 높다. 해독효과 때문에 술, 생선회, 밀가루음식과 궁합이 잘 맞는다. 무즙은 지혈, 소독, 해열에 도움을 준다. 니코틴을 중화하는 해독작용이 있어 담배를 피우는 사람에게도 좋다. 『본초강목』의 기록에도 무 생즙은 소화를 촉진시키고 독을 푸는 효과가 있어 오장을 이롭게 한다고 적혀 있다. 또한 담을 제거해 기침을 그치게 하고 각혈을 다스린다고 나와 있다. 몸의 독과 열을 빼주는 데에는 무, 열무만한 게 없다.

먼저 무청과 열무를 갈아 즙을 그 집의 세 아이에게 주었다. 아이들이 잘 먹을지 걱정이 됐다.

"편안한 마음을 주는 것들이야. 너희가 원하는 맛이 아닐지도 몰라."

유리잔에 담긴 녹색 주스를 보고 성원이 여동생이 벌써 고개를 젓는다.

"아니야. 먹어보지도 않고 벌써 맛있다 아니다 하면 안 되지."

그렇다고 부모도 아닌 내가 아이들과 기싸움을 할 수도 없는 노릇, 일단은 살살 어르고 달래는 수밖에 없다. 아이들도 치킨보다 이게 자신의 몸에

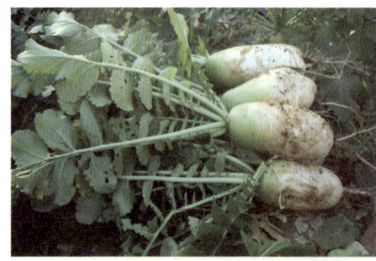

무

무는 열량이 낮아 다이어트에도 효과적이며 소화촉진과 해독 기능이 있다. 무에 들어 있는 풍부한 섬유소는 장내 노폐물을 청소하는 역할을 하며, 해열효과와 기침이나 목이 아플 때도 효과가 있어 한방에서도 많이 사용한다.

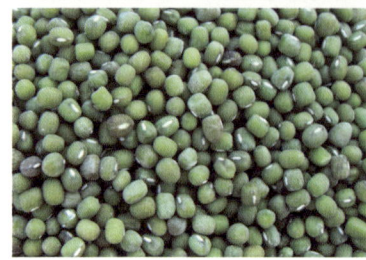

녹두

녹두는 재배가 쉽고 이용범위도 비교적 넓어서 당면원료로도 사용되며, 청포(녹두묵), 빈대떡, 떡고물, 녹두차, 녹두죽, 숙주나물 등으로도 먹는다. 민간에서는 피부병을 치료하는 데 쓰며 해열, 해독작용을 한다.

좋다는 걸 알고 있다. 다만 입에서 먹기 힘드니까 안 먹고 싶은 거다.

"이런 게 자연의 맛이지. 너희 몸이 자연이라 자연을 먹어야 치료가 되는 거야. 이걸 마시면 가려운 게 없어지고 몸에 독이 없어진다고 생각해봐. 얼마나 행복해? 안 그래?"

성원이 엄마가 잔을 들고 나도 잔을 들었다.

"우리 브라보하자. 이걸로 우리 몸속에 있던 독을 쫓아낸다고 생각하고. 자, 나쁜 놈을 몰아내는 거야. 짠!"

결국 아이들도 잔을 들었다. 코를 막고 마시는 아이들…… 성원이도 인상을 쓰며 단숨에 꿀꺽한다.

"박수!"

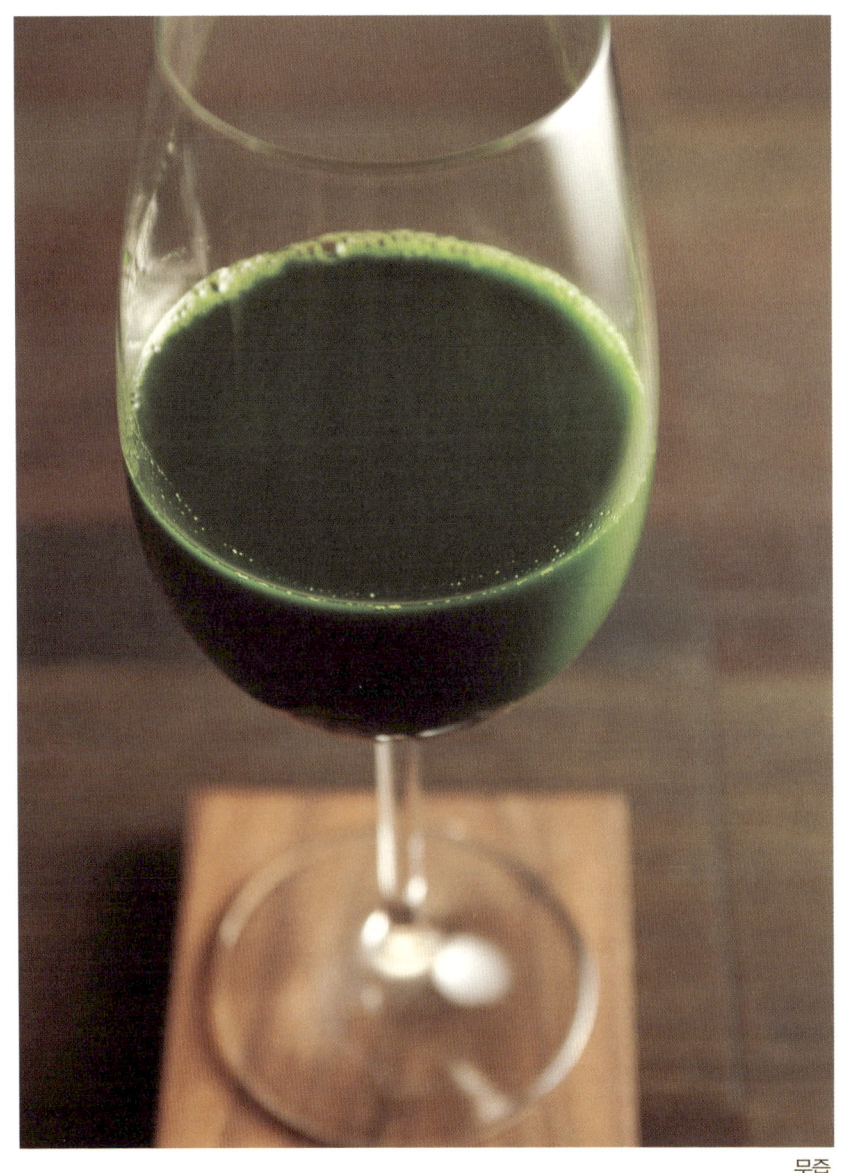

무즙

잘 마셔준 아이들이 고맙다. 아이들이 무즙을 먹기 힘들어한다고 설탕을 넣어서는 안 된다. 그렇게 하면 해독작용이 없어져버린다. 또한 무즙은 간 즉시 마셔야 효과가 좋다. 무즙을 짜고 남은 찌꺼기는 전으로 부쳐 먹으면 된다.

마트에서 꼼꼼히 재료를 살피듯 우리가 사는 곳 주변을 살펴보면 약이 되는 게 얼마든지 있다. 풀은 저항력을 키워준다. 도시에 사는 사람들은 풀이 더럽게 오염됐다고 멀리한다. 하지만 풀의 독을 없앨 수 있는 방법은 얼마든지 있다. 물에 담가놨다가 삶든지 튀기든지 말려서 먹으면 된다. 아이들이 고개를 돌린다고 감미료와 설탕으로 범벅된 것을 먹일 수는 없다. 그러면 아이들의 고통도 멈추지 않는다.

채소가 쓰다고 아이들이 안 먹는다면 설탕 대신 다른 방법을 써보자. 대표적인 게 과일의 단맛이다. 과일로 조미료를 만들고 소스를 만들어 풀들과 채소들을 먹여보자. 조청과 꿀 또한 몸에 좋은 단맛이며, 위를 편안하게 해주는 효과도 있다. 설탕중독에서 오는 긴장과 예민함도 줄여준다. 깨와 참기름은 단맛을 지원해주는 든든한 지원군이다. 깨와 참기름은 풀의 독을 중화시켜줄 뿐만 아니라 몸을 차게 해준다.

이번에는 녹두죽이다. 녹두도 몸의 열을 내리고 독을 빼주는 좋은 재료다. 죽은, 아이들이 먹기 좋고 아침식사로도 좋으니 일석이조다. 불린 녹두를 믹서기에 간다. 녹두는 껍질째, 통째로 쓰는 게 좋다. 녹두죽 대신 좁쌀밥도 효과적이다. 물론 껍질째 먹는 게 좋다. 매일 충분히 불려났다가 냉장고에 보관하고 끼니때마다 꺼내어 쓰면 편리하다.

믹서기에 간 녹두에 불린 쌀을 너하고 물을 넣어 끓인다. 이때 남은 무즙

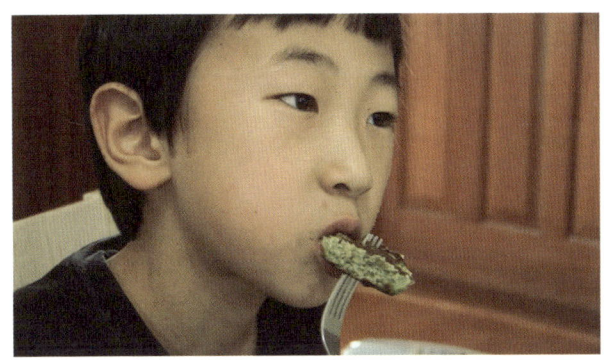

을 함께 넣어도 좋다. 자연과 친해지라고 사루비아(샐비어)꽃을 죽 위에 띄웠다. 죽을 앞에 갖다놓자 아까 무즙을 먹은 아이들의 표정이 한결 편해진다. 맛있게 먹는다.

마지막 음식은 무 부침개. 무즙을 짜내고 남은 무 건더기를 밀가루와 녹두 가루를 섞어 반죽하고 동그랑땡을 만들어 부친다. 아토피 증상이 심할 땐 부침 대신 찜을 한다. 아이들을 위한 장식은 방울토마토와 사루비아꽃이다.

성원이를 위해서 부모와 아이 모두에게 인내가 필요하다. 아이와 엄마 모두 지금 아이에게 무엇이 필요한지 알아야 한다. 맛에 대한 감각을 어릴 때부터 길러줘야 한다. 성원이의 음식을 위한 접시로는 벽시계를 골랐다. 아토피는 시간과의 싸움이다. 괴로운 시간을 빨리 보내고 건강하고 행복한 시간을 맞이하라는 의미다. 재료는 그 사람 몸에 좋은 것을 쓰고, 접시에도 의미를 담는다. 그 사람에 대한 나의 생각, 바람을 담는다.

"맛없고 이상한 거 넣었을 거라고 생각했는데 먹어보니까 갈비 같고 맛있었어요."

성원이가 다행히 무 부침개를 잘 먹는다. 아이 엄마도 새로운 해법을 찾은 듯 좋아한다.

"애들이 만드는 과정을 안 봤다면 고기라고 해도 믿었을 거 같아요. 워낙에 채소를 싫어하고 육식을 좋아하는데, 다음에는 이렇게 해서 활용해야겠네요. 오늘 자신감이 좀 생겼는데요."

막상 해보면 간단하다. 요리과정도 복잡하지 않다. 녹두나 무 부침개는 아이들이 좋아하는 모양을 만들어 재미있게 먹이는 것도 좋은 방법이다. 아이들이 직접 디자인하게 해도 좋다. 그런 식으로 재료에 친숙해지고 요리에 흥미를 갖게 되면 먹는 두려움도 줄어든다.

"열심히 잘 먹고 좋아져야 한다. 내년에 한번 확인할 거다, 알았지?"

"네."

"자, 우리 한번 안아보자. 사랑한다."

밥 한 그릇은 마음가짐이다. 음식을 만드는 사람, 그 음식을 먹는 사람 모두 예의를 갖춰야 한다. 재료를 만든 자연과 그것을 가꾼 농부, 그것을 재료로 하여 음식을 만든 이, 그리고 그것을 먹는 이들이 모두 함께 감사와 존중을 주고받아야 한다. 음식이 맛있어서만이 아니라 그 음식에 담긴 마음이 있어서 더욱 감동적이고 맛있는 것이다. 그것이 바로 음식이 가진 사랑의 힘이고 치유의 힘이다. ✿

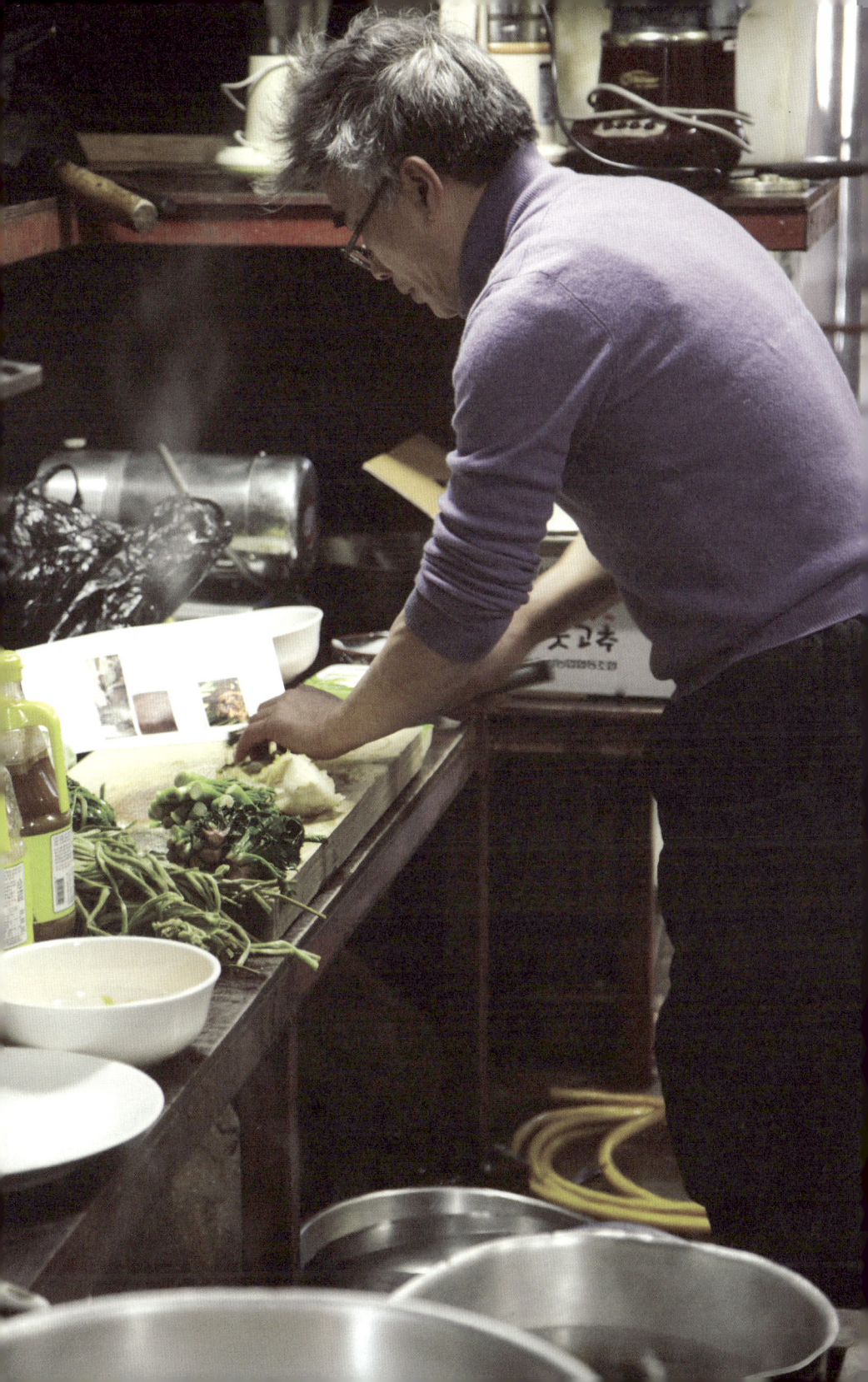

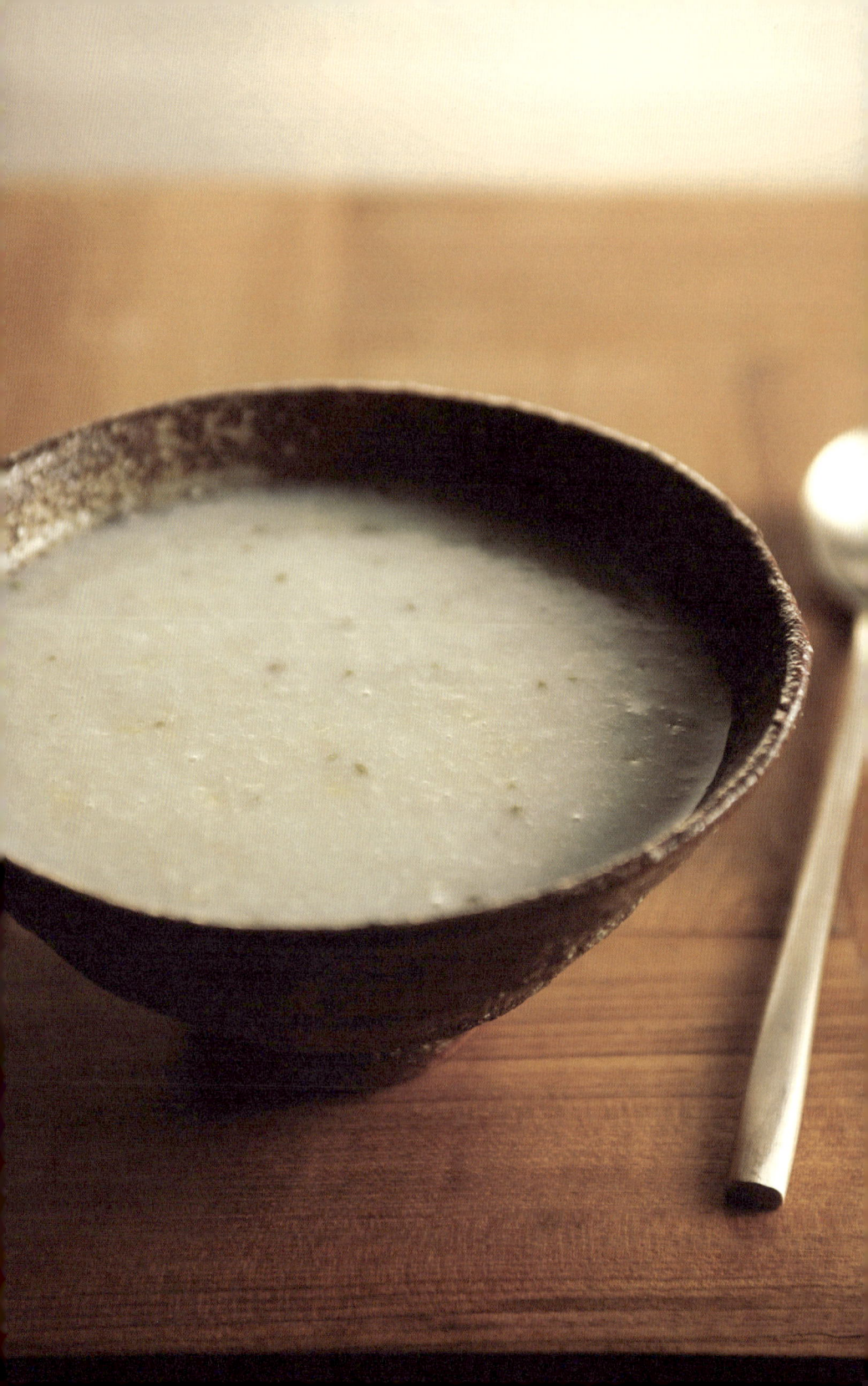

◉

녹두죽 녹두, 쌀, 물

1. 녹두는 잘 불려서 믹서기에 간 후, 쌀과 물을 넣고 끓인다.
2. 무즙을 함께 넣어도 좋다.

◉◉

무즙 무, 꿀

1. 무청과 무를 믹서기에 갈아 즙을 낸다. 남은 건더기는 잘 보관한다.
2. 즙에 꿀을 살짝 넣어도 좋다.

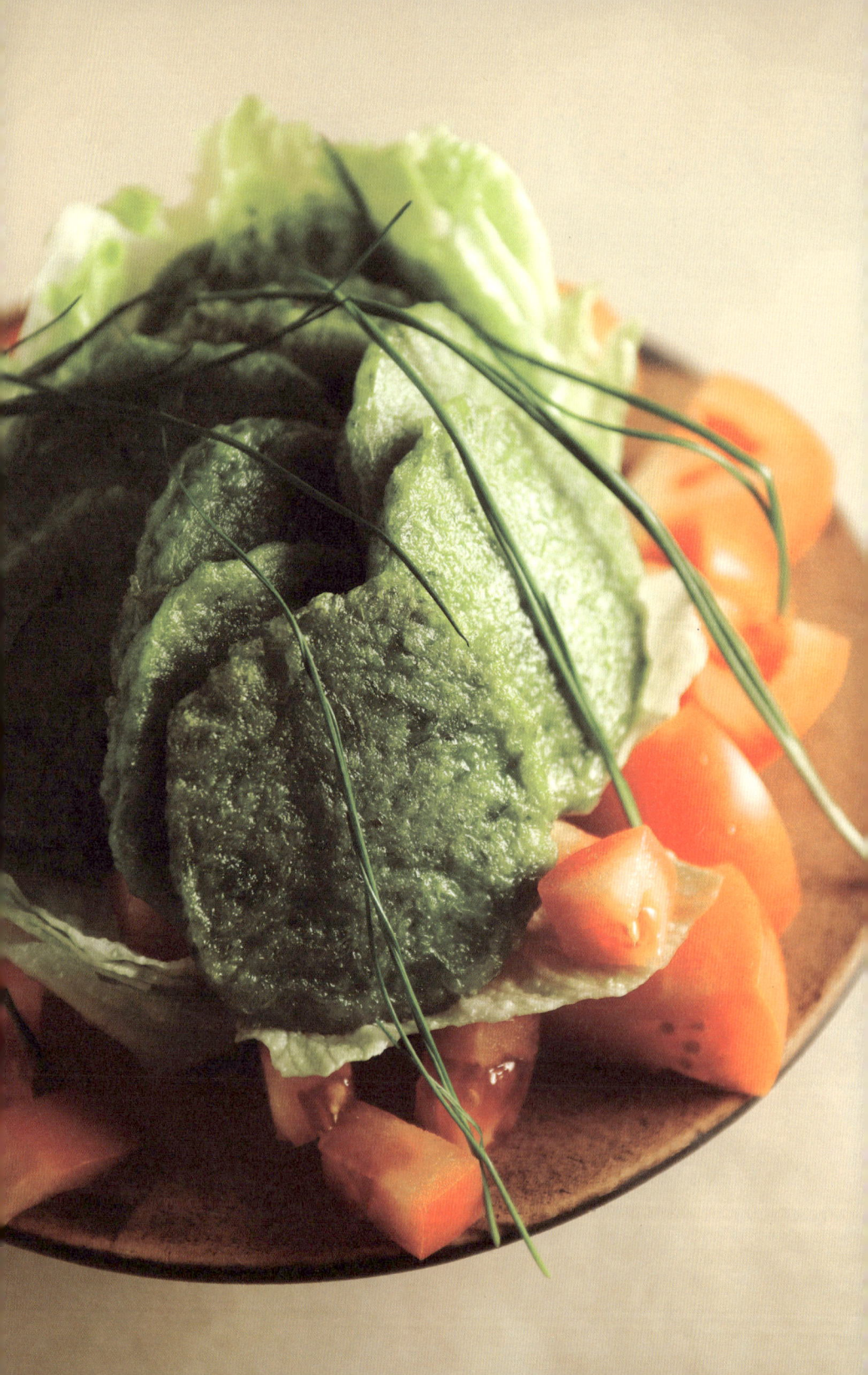

아토피를 위한 무 부침개

●
무 부침개 무 건더기, 밀가루, 녹두 가루, 물, 올리브오일, 토마토

1. 무즙을 짜고 남은 무 건더기에 밀가루와 녹두 가루를 반씩 섞고 물과 함께 반죽한다.
2. 올리브오일에 부친다.
3. 토마토를 함께 곁들여 먹는다.

빈집에 남겨둔 마지막 선물 | 청각초밥과 생선 맑은탕 |

8월의 폭우가 연일 계속되었다. 서울로 올라가는 비행기 시간을 앞두고 마지막으로 바닷가를 찾았다. 바위에 부딪혀 부서지는 파도의 하얀 포말을 보고 있자니 속이 시원해진다. 옥빛으로 빛나는 물결이 맑고 좋다.

해녀들은 빗속에서도 물질을 멈추지 않는다. 잠수복 속에 땀이 덜 차는 날씨인 것이다. 고된 노동 속에서도 제주바다의 풍광을 온몸으로 온전히 느끼는 이는 해녀들뿐이라는 생각이 문득 든다. 이 계절엔 성게나 청각 등을 놓치지 않겠지. 물에 띄워 해녀의 위치를 알려주는 태왁과 채취한 해산물을 넣는 망사리를 바다에 던지던 해녀가 푸르른 바다로 풍덩 뛰어든다. 잠시 후 신비롭고 애잔한 숨비소리가 들려온다.

해녀가 한 번의 자맥질로 바닷속에 머무는 시간은 2분 안팎. 그동안 해녀들은 초인적인 힘을 발휘한다. 다만 무리는 하지 않는다. 그저 할 수 있는 만큼만 숨을 참고, 기력이 남아 있는 만큼만 잠수를 힌다. 지연 앞에서 절대

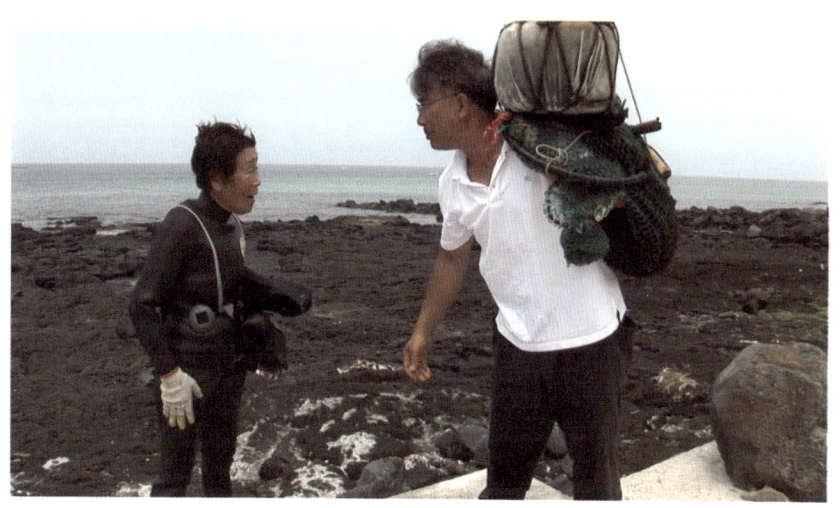

로 욕심을 부리면 안 된다는 사실을 일찍이 배운 사람들이다. 물에서 나와 숨을 고르고 있는 할머니 한 분의 짐이 안쓰럽다.

"할머니, 제가 이거 들어다드릴게요."

열여덟 살 때부터 물질을 해왔다는 할머니는 올해 나이 여든여덟. 고령에 도 할머니는 고왔다.

"아이고, 감사합니다."

"뭘 좀 잡으셨어요?"

"소라는 아직 자라야 할 시기라 채취가 금지되어 있어요. 청각을 좀 땄 지."

집에 도착한 할머니는 물 한 사발을 내준다. 말벗이 생겨서 좋은지 연신 방 안으로 들어오란다. 그러고는 오래된 옷장을 열어 보자기에 곱게 싼 액자들을 꺼내어 나그네에게 보여준다. 액자 안에는 건장한 청년이 있었다. 하늘로 먼저 올라간 아들이라고 했다. 할머니가 바다에 있는 동안 반찬을 곧잘 만들어놓았다는 아들을 스물일곱 살이 되던 해 먼저 하늘나라로 보내고 할머니의 가슴엔 피멍이 들었다.

"이 아들만 살아 있다면 내가 지금 남의집살이를 해도 원이 없겠어. 이 아들만 있었으면…… 이 아들 생각하면 눈물나서 잠도 못 자."

매일 밤 아들이 자신을 부르는 것 같아 잠 못 이루는 밤을 보낸다는 할머니…… 할머니의 눈에 금세 눈물이 그렁해진다. 없는 살림에도 자식들 먹이느라 아궁이에 쪼그려 앉아 매운 눈물 흘려가며 밥을 짓던 어머니가 떠오른다.

"한 고랑 밭뙈기라도 잘 가꿔 자식들 잘 키우면 그게 제일 자랑스러운 거야. 마음 가난한 사람이 얼마나 많은데…… 지호야, 언제라도 마음이 가난해지면 안 된다. 알았지?"

어머니가 늘 해주셨던 이 말씀이 살아가는 내내 큰 힘이 되었다.

할머니는 문득 내 손을 꼭 잡고 당부한다.

"오래 살아야 합니다. 오래 살아야 해. 뭐 달리 해주는 것이 없어도 그것이 가장 효자라."

40여 년 길 위에서 만난 할머니들은 언제나 기나긴 세월 온갖 풍파를 겪은 뒤에 찾아오는 생에 대한 깨달음을 내게 들려주었다. 길에서 만난 할머니들은 다 내 어머니 같다.

"난 돈보다는 사람이 반가워."

"저도 사람이 좋아서 음식을 시작했어요."

앉아서 눈물바람이던 할머니가 다시 바나로 나가본다며 일어선다.

"나 또 물에 가려고."

"지금 바로 또 바다에 가셔야 해요?"

"물때를 맞춰야 하니 지금이라도 나가야지. 어디 갈 데 없으면 여기서 놀다가 가고."

"다녀오세요. 나가 계시는 동안 제가 음식을 만들어놓고 갈게요."

"아니, 됐어. 말만 들어도 많이 먹은 것 같아."

"제가 다 알아서 할게요."

이야기 들어준 걸로 됐다며 한사코 말리더니 아까 딴 청각을 주섬주섬 챙겨 가져가라고 하신다. 그렇게 힘겨운 물질로 얻은 수확을 사람이 반가우니 기어이 베풀고야 만다. 그 마음 알기에 더욱더 고맙고 죄송하다.

"청각은 데칠 때 물 부으면 맛이 없어. 뜨거워지면 여기서 물이 나와. 그렇게 해서 초장 쳐서 먹어."

"할머니, 그만 주셔도 돼요. 그만."

"이래야 나도 복 받아."

바다로 나가는 길에 다시 돌아와 당부하는 할머니.

"냉장고에 외 있어. 그거 벗겨 먹어."

"참외요? 네, 알겠습니다."

"언제 또 만날꼬?"

"건강한 모습으로 또 뵀으면 좋겠네요."

할머니를 안아드렸다. 할머니의 눈물도 할머니의 마음도 내게 전해졌다.

"꼭 아들 본 기분이다. 자식이나 다름없어. 어딜 가도 이 제주도 할머니가 한 말 잊지 말우. 오래 살아."

저 왜소한 체구의 할머니가 짊어졌을 삶의 무게에 숙연해진다. 할머니가

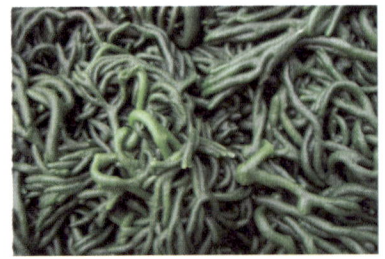

청각

『자산어보』에는 "감촉이 매끄러우며 빛깔은
검푸르고 맛은 담담하여 김치의 맛을 돋운
다"고 기록되어 있다. 김치를 담글 때 넣으
면 젓갈이나 생선의 비린내, 마늘 냄새를 중
화시켜 뒷맛을 개운하게 한다. 배추 등과 함
께 물김치를 담그거나, 나물처럼 무쳐서 먹
는다. 세균에 대한 강한 항생작용을 가지고
있어 예전에는 회충약으로 쓰기도 했다.

바닷가로 다시 나간 후, 나는 제주에서의 마지막 요리를 준비했다.

가진 재료는 할머니가 주신 청각과 하귤뿐이다. 바다에서 돌아오시면 허
기를 채울 수 있도록 청각초밥을 만들어둘 생각이다. 밥을 안치고 청각을 데
친다. 식힌 밥에 요리술, 식초 등으로 만든 밥초를 넣는다. 살짝 데친 청각은
하귤즙으로 맛을 냈다. 밥을 꾹꾹 손으로 다지고 그 위에 청각을 올린다.

할머니를 위한 장식으로 올레 돌담의 병꽃 넝쿨을 준비한다. 병꽃 넝쿨을
깔고 그 위에 청각초밥을 올린다. 산딸기를 더해 마지막 장식을 했다. 근처
의 뱃사람에게서 도미 한 마리 얻어 서둘러 맑은탕도 끓인다. 차가운 바다
에서 나오면 몸을 따뜻하게 해줄 국물이 그리울 것이다.

홀로 먹을 맛난 음식에 할머니는 또 아들 생각하며 눈물지을지 모른다.
지난 세월 나를 거둬주던 밥 한 그릇과 물 한 그릇…… 그 속에 담겨 있던
위로와 배려를 다시금 돌려드린다. 할머니가 바다와 씨름할 수 있는 시간은
이제 얼마나 남아 있을까.

'건강하세요. 제 마음입니다.'

흠뻑 젖은 몸으로 빈집에 들어설 할머니를 위해 마음 한 줄을 종이 위에
남겼다.

이제 제주를 떠난다. 제주의 올레길을 걸으며 정말 많은 것을 얻었다. 새
로운 풀들, 원초적인 생명력, 그리고 순수하고 소박한 사람들…… 그 길이
전해준 사랑과 치유의 힘으로 나는 또 길을 나서리라. ✾

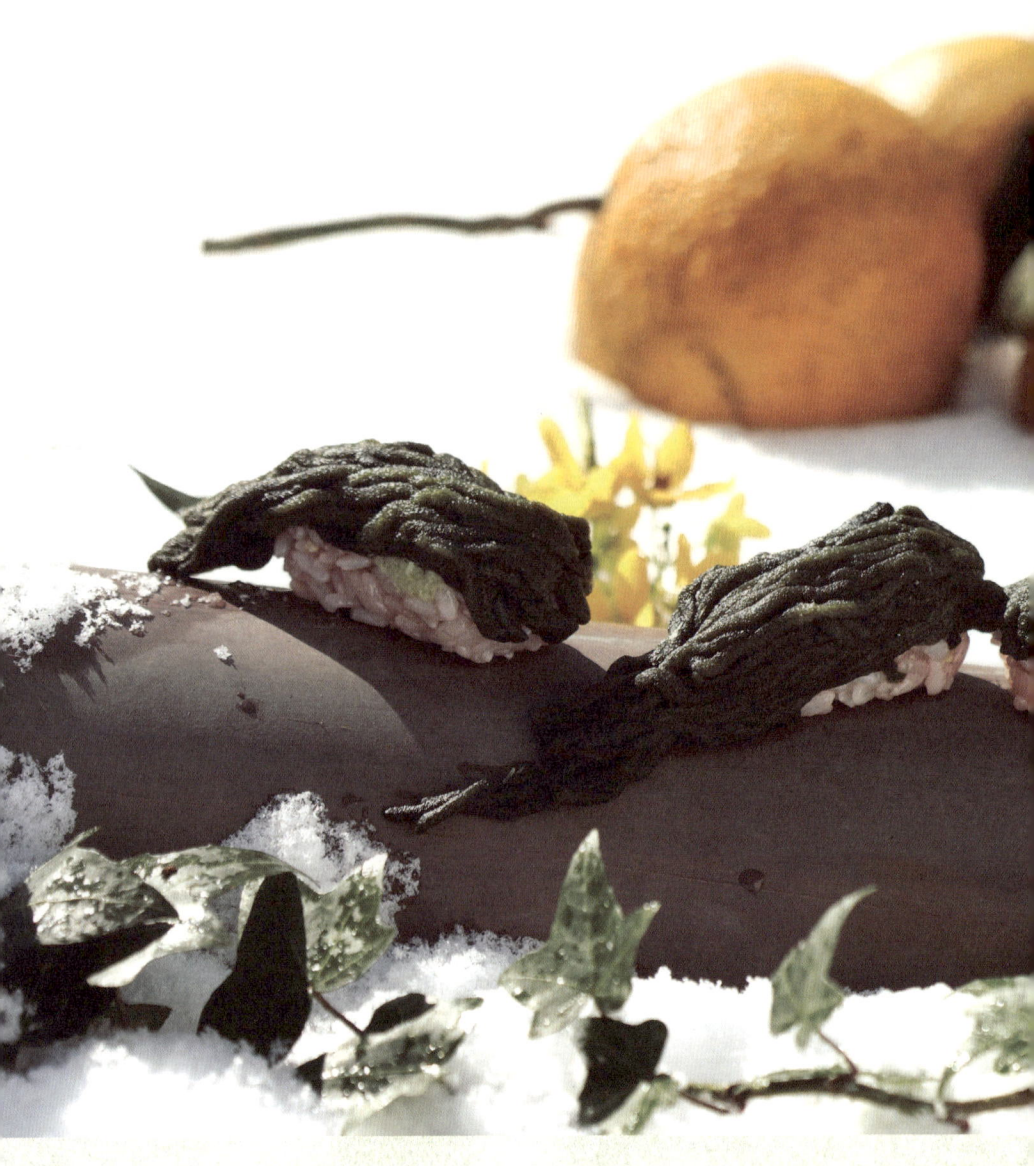

청각초밥과 생선 맑은탕

밥초는 우엉뿌리, 통후추, 요리술, 식초를 넣고 달인 후 식혀서 체에 걸러 사용한다.

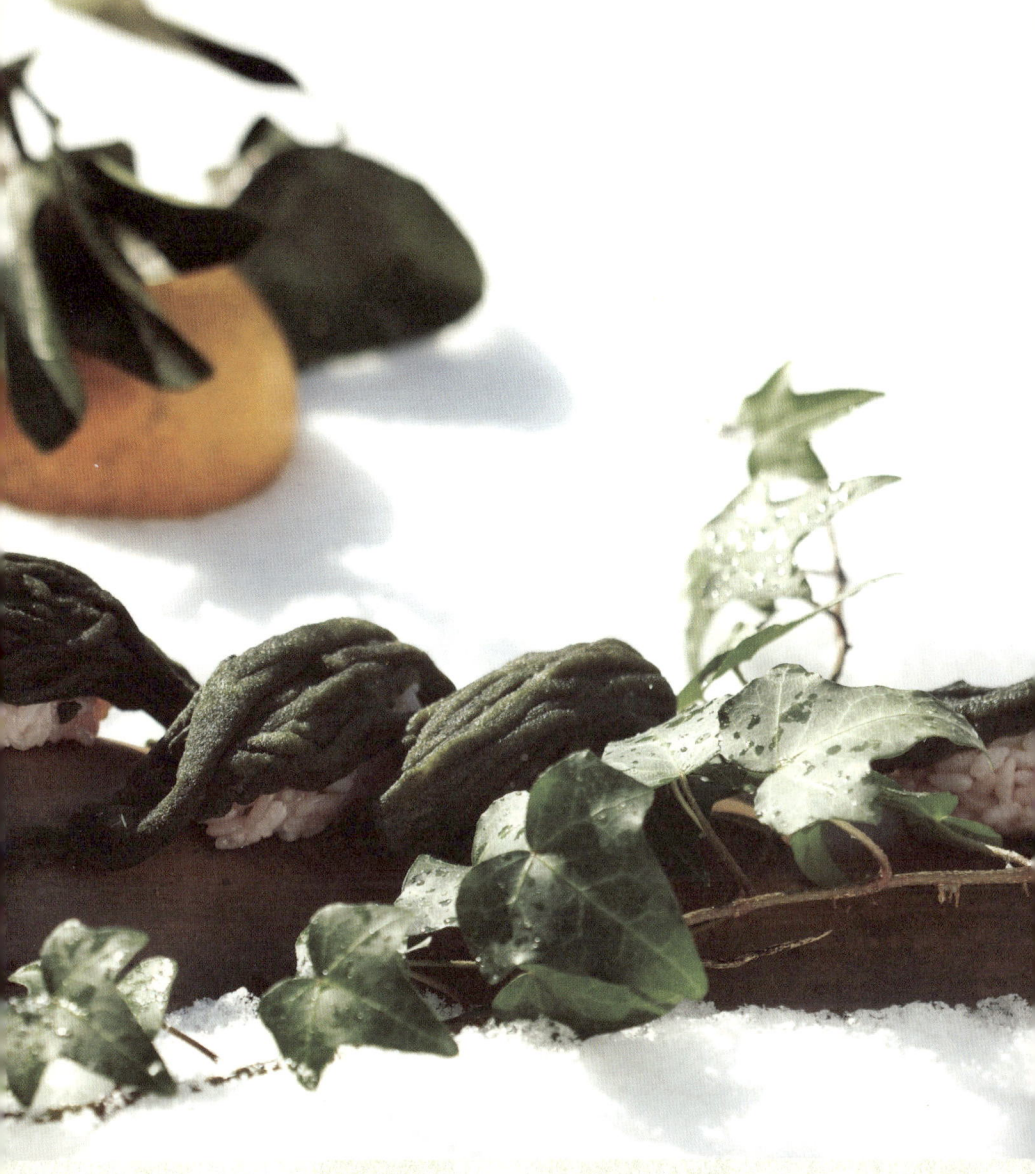

청각초밥

청각, 밥, 밥초, 하귤

1. 밥을 해서 식혀놓는다.
2. 식힌 밥에 밥초를 넣고 섞는다.
3. 청각은 살짝 데친 후 하귤즙을 뿌린다.
4. 초밥 위에 청각을 올린다.

생선 맑은탕

도미, 꽃게, 무, 대파, 양파, 생강, 미나리, 간 마늘, 조선간장

1. 도미는 깨끗이 씻어 토막낸다.
2. 물에 꽃게나 바닷가재를 넣어 국물을 우려낸다.
3. 국물에 도미를 넣고 한소끔 끓인 뒤 무, 대파,
   양파, 생강, 미나리, 간 마늘을 넣는다.
4. 조선간장을 넣어 간을 맞춘다.

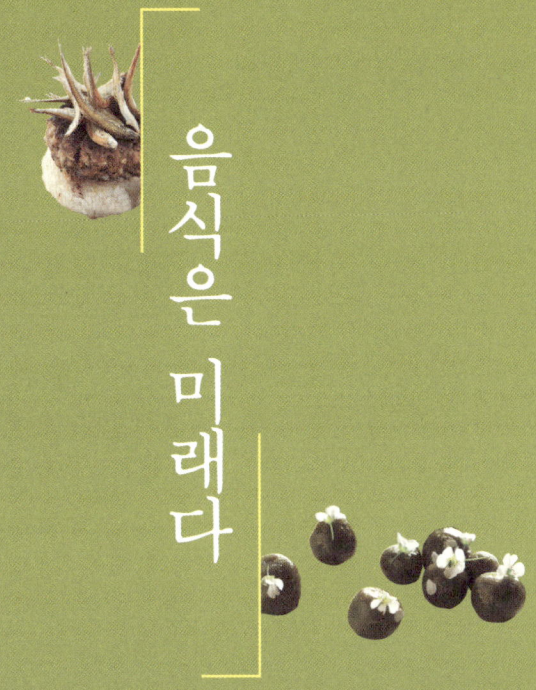

음식은 미래다

솔바람으로 심신의 독을 내린다

아토피를 위한 특별식

편식을 이해해야 편식을 고친다

나물 한 접시의 자연

솔바람으로 심신의 독을 내린다
| 솔잎녹두찰떡과 개망초 된장국 |

우리의 밥상은 과연 몇 킬로미터일까. 특별한 경우가 아니라면, 우리네 일반적인 가정의 밥상에는 밥과 국, 나물과 김치, 고기나 생선 등이 올라온다. 그런데 그 음식들의 '이동거리'를 따져보는 이들은 별로 없는 듯하다. 요즘 급속도로 퍼지고 있는 일본산 된장, 즉 '미소'는 대략 1200킬로미터를 건너온 것이다. 호주산 쇠고기는 8300킬로미터, 샐러드나 후식으로 먹는 과일들은 미국, 뉴질랜드, 필리핀 등지에서 무려 1만 9000킬로미터나 날아온 것들이다.

생산지에서 우리 밥상까지 식재료가 이동하는 거리는 평균 2만 8500킬로미터에 이른다고 한다. 우리 식재료의 전통적인 공급원이었던 시골 오일장마저도 이제는 그 풍경이 사뭇 달라졌다. 명색이 '전통 장'임에도 정작 '우리 것'은 찾아보기 힘든 실정이다. 싸고 편리하다는 이유로, 때로는 고가의 명품이라는 이유로 수입산 식재료들이 물밀듯이 밀려와 우리 밥상과 입맛

172

을 점령하고 만 것이다.

이제는 식재료의 이동거리를 줄여야 한다. 멀리서 생산된 먹을거리에 무에 좋을 게 있을까. 일단 신선도가 떨어진다. 신선도를 억지로 유지시키려고 방부처리를 하거나 수확 후 농약으로 아예 목욕을 시키기도 한다. 그런 식재료를 가져와서 아무리 세척을 한들 이미 본래의 것을 잃어버리고 화학물질로 칠갑을 했으니 우리 몸에 좋을 턱이 없다.

식재료의 이동거리는 현대문명의 고질적인 난제인 탄소배출과도 밀접한 관련이 있다. 먼 거리에서 생산된 식재료가 저 홀로 바람을 타고 날아와 우리 밥상 위에 놓이는 것은 아니다. 식재료의 이동거리는 화석연료의 소비량과 비례한다. 농약이나 비료의 주원료 역시 화석연료다. '제로마일(zero mile) 운동' '로컬푸드(local food) 운동'이라는 서구 시민사회의 자성적인 움직임들이 바로 그러한 문제의식에서 시작된 것들이다.

식재료의 이동거리는 짧을수록 좋다. 입으로 삼킨 음식이 우리 몸속을 통과하는 거리를 생각해보자. 입에서 항문까지의 거리는 아무리 길어봐야 10미터 이내다. 그런 이치로 우리 주변 10미터 이내에서 난 것들이 우리에게는 최고의 건강식이라고 생각해볼 수는 없을까? 물론 여기서 '10미터'라는 건 '우리 주변'이란 의미다. 그것들은 우리에게 꼭 필요하기 때문에 우리 주변에 난 것들이다. 그것이 내가 말하는 로컬푸드의 핵심이다.

마찬가지 이유로 우리 몸에는 우리 땅에서 난 것들이 가장 좋다. 즉석식품과 가공식품 들이 넘쳐나는 세상에서 자연밥상으로 가는 길은 멀어 보인다. 그러나 내가 생각하는 자연밥상의 출발점은 의외로 단순하다. 조선간장이다. 양조간장, 일명 '왜간장'으로 간을 하면서 우리네 입맛은 조미료와 단맛에 길들여져왔다. 나물 한 가지를 둘로 나눠 한 쪽은 왜간장으로 무치고 한 쪽은 조선간장으로 무쳐보자. 그러면 확연한 차이를 느낄 수 있을 것이다. 조선간장은 나물의 고유한 맛을 건드리지 않고 그 향을 끌어올려준다. 반면에 왜간장은 나물의 맛과 효능을 억제해버리고 단맛과 인공의 감칠맛으로 감싸버린다.

장은 우리 음식의 기본이다. 우리나라의 유명한 종가들은 300년이 넘은 씨된장과 씨간장을 가지고 대를 잇고 있다. 간장은 백 번 이상의 손을 거쳐야 제대로 된 맛이 나온다고 한다. 불이 아닌 햇볕에 달이고 바람으로 익히는 장맛은 그러므로 영혼의 대물림이다. 온전히 자연이 만든 맛이다. 자연 밥상을 되찾으려면 인공의 단맛을 멀리해야 한다.

환경적으로 도움을 받을 수 없는 도시에 사는 엄마들에게 나는 자연식을 권하곤 한다. 아이가 아프면 그게 자신의 탓이라고 생각하는 엄마들이 많다. 그들에게 내가 도움을 줄 수 있는 방법은 가능한 한 인공감미료를 줄이고 독을 빼는 식재료를 제안하는 것이다.

자연을 그릇에 담아온 지 20여 년, 어느 날 봄소식과 함께 편지 한 장이 날아들었다. 아토피로 고생하고 있는 아이의 엄마가 보낸 편지였다. TV로 〈방랑식객〉 다큐멘터리가 방영되면서 부러 나를 찾는 사람들이 많아졌다. 특히 아토피로 고생하는 아이에게 음식을 해준 에피소드가 방영된 이후로 아이에게 무엇을 어떻게 먹여야 할지 물어보는 엄마들이 부쩍 늘었다.

내게 편지를 보낸 이는 찬영이 엄마였다. 찬영이는 6살 남자아이로 3년 동안 아토피를 앓고 있다고 했다. 스테로이드 치료를 하고는 있지만 별 효과를 보지 못하고 밤낮없이 긁어대는 통에 아이는 예민해질 때로 예민해져 있었다. 아토피의 고통도 고통이지만 다른 사람과의 관계에서 소심해져가는 아이의 마음의 상처가 더 큰 문제일 터였다. 그런 아이를 둔 부모의 마음은 또 어떨까 싶었다.

편지를 읽고 나는 생각에 잠겼다. 괜히 의사도 아닌 내가 나섰다가 오해만 사는 건 아닐까? 아내도 이 부분에서 특히 조심스러워했다. 내가 고유영역과 전문분야를 무시하고 주제넘게 구는 사람으로 세간에 비칠까 걱정하는 것이다. 하지만 나는 길에서 음식을 공부한 사람이다. 자연에서 나는 것들로 음식을 공부했고, 약초연구가를 찾아가 그 밑에서 공부를 하기도 했다. 가는 곳마다 그 지역에서 예부터 내려오던 민간처방들을 주의 깊게 조사하고 기록해왔다. 그 세월이 20여 년이다. 스스로 그 시간들에 대한 믿음이 있었다. 나는 먹는 것이 약이 되기도 하고 병이 되기도 함을 알고 있는 사람이다. 이런 나의 앎과 재주로 조금이라도 사람들에게 도움이 되고 싶었다.

집 근처의 용문산은 산세가 험하기로 유명하다. 숲속에 서자 소나무가 뿜어내는 신선한 기운이 온몸을 휘감는다. 등산로가 아닌 산길로 네 시간을 올라갔다. 꼭대기 부근에서 봐둔 것이 있었기 때문이다. 용문산 정상 근처에는 바위를 뚫고 나온 적송이 있었다. 바위를 뚫고 나온 소나무만큼 찬영이에게 좋은 식재료는 없을 것이다.

아토피에는 냉성 아토피와 열성 아토피가 있다. 냉성 아토피는 피부가 건조해지고 갈라지는 증세로 소나무를 먹이면 안 된다. 소나무는 열성 아토피를 앓고 있는 찬영이를 위한 처방이다. 찬영이는 진물이 나오는 전형적인 열성 아토피를 앓고 있는 아이였다. 열성 아토피는 솔잎과 솔껍질을 삶아 물처럼 마시게 하거나 상처에 발라주면 큰 효과를 볼 수 있다. 또한 햇빛을 많이 쪼이는 것도 도움이 된다. 초가집의 누에굼벵이를 말려서 먹거나 무궁

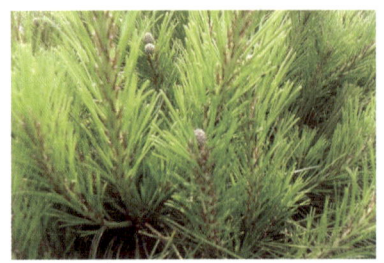

솔잎

솔잎은 예부터 그 향 때문에 향신료의 역할을
해왔다. 무기질과 비타민이 풍부한 솔잎은 면
역력 증강에 좋아 감기에 특효약이다. 섭취하
면 피로가 쉽게 풀리고 머리를 맑게 해주며 방
부·살균효과가 뛰어나다. 솔잎 안의 각종 페놀
화합물, 비타민, 철분 등은 혈액 안 콜레스테롤
수치를 낮추는 데 효과가 있어 고혈압과 당뇨
예방에 도움이 된다.

화나무를 삶아 그 물을 발라주는 것도 방법이다.

소나무는 다른 식물들에 비해 피톤치드(Phytoncide)를 10배 정도 많이 발산
하는 것으로 알려져 있다. 피톤치드는 공기 중의 세균이나 곰팡이를 죽이고
해충, 잡초 등이 식물을 침해하는 것을 방지하는 방향성 물질이다. 스님들
은 몸을 가볍게 하고 머리를 맑게 하며 기를 돋우기 위해 솔잎가루를 먹는
다. 예전에는 여인들도 솔잎이나 솔뿌리를 삶은 물로 목욕을 해서 피부를
맑고 깨끗하게 유지했다. 특히 높은 산, 바위를 뚫고 나와 생존한 소나무의
기운은 다른 소나무에 비할 수 없을 것이다.

옆으로 뻗은 소나무 가지와 솔잎을 채취한다. 『동의보감』에서도 위로 쭉
뻗은 가지가 아닌 옆으로 뻗은 가지를 최고로 쳤다. 조심스럽게 다가가 소
나무 가지와 솔잎을 꺾고, 소나무 껍질도 조금 벗겼다.

"미안하다 소나무야. 그리고 도와줘서 고맙다. 사람을 살리는 일이란다."

사실 이 세상 재료 중에는 못 먹을 게 없다. 독이 있는 것도 어떻게 조리하느냐에 따라, 무엇과 같이 먹느냐에 따라 얼마든지 훌륭한 식재료가 될 수 있다. 그런데 그런 방법들은 우리 조상들이 실제로 먹어보고 만져보면서 임상실험을 한 결과로 우리가 알게 된 것들이다. 지금 우리는 옻나무를 만지면 옻이 오르고 빛깔 고운 버섯에는 독이 있다는 것을 알고 있지만, 우리 선조들은 옻이 올라 고생을 하고 심지어 독버섯을 먹고 죽을 고생을 하면서 그 지혜를 우리에게 남겼다. 그러니 우리는 늘 감사한 마음으로 자연을 대하고 그 재료를 취해야 한다. 필요한지 필요하지 않은지 분별도 없이 자연으로부터 마구 재료를 취해서는 안 된다. 그건 자연에 대한 예의에도 벗어난다. "나무야 고맙다, 나도 조금 먹을게…… 들풀아 고맙다, 필요한 사람이 있으니 조금만 빌려갈게……" 이런 마음가짐으로 필요한 만큼만 꺾고 뜯은 후에 잘 덮어두어야 한다.

오늘도 늠름하게 자란 한 그루 소나무로부터 솔잎과 솔가지와 솔껍질과 솔방울을 얼마간 얻었으니 나무와 선조에 대한 감사한 마음으로 짐짓 옷깃을 여며야 하리라.

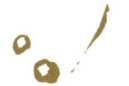

자연밥상, 작지만 건강한 시작

찬영이를 만나러 간다. 온 동네가 아파트다. 아토피가 늘어날 수밖에 없는 환경이다. 현관문을 열자 어린 찬영이가 인사를 한다. 아이의 얼굴은 온통 벌겋게 달아올랐고 딱지들로 범벅이 되어 있다. 찬영이 아빠는 찬영이의 몸 이곳저곳을 보여주었다. 그 와중에도 찬영이는 가렵다고 난리다.

"가려워."

"긁어줄게. 혀도 가려워?"

끄덕이는 찬영이.

"밤에 잠도 못 자고…… 애가 못 자니까 저희도 못 자고. 한밤중에 찬바람 쐬러 나갔다 들어오기도 하고."

등, 겨드랑이, 다리, 혀에서까지 진물이 나니 멀쩡한 곳이 한 군데도 없다. 딱지로 얼룩지고 거북이 등껍데기처럼 굳어버린 피부…… 처참하다. 잘 먹지도 못하고 자지도 못하는 찬영이는 또래의 아이들보다 작았다. 무엇보다도 아이의 고통이 너무나 심해 보였다. 긁는 것을 말리느라, 아프지 않게 긁어주느라, 아이의 고통을 어르고 달래주느라 부모 역시 힘들어하기는 마찬가지. 자신의 외모가 그러하니 찬영이는 더구나 의기소침해 있었다.

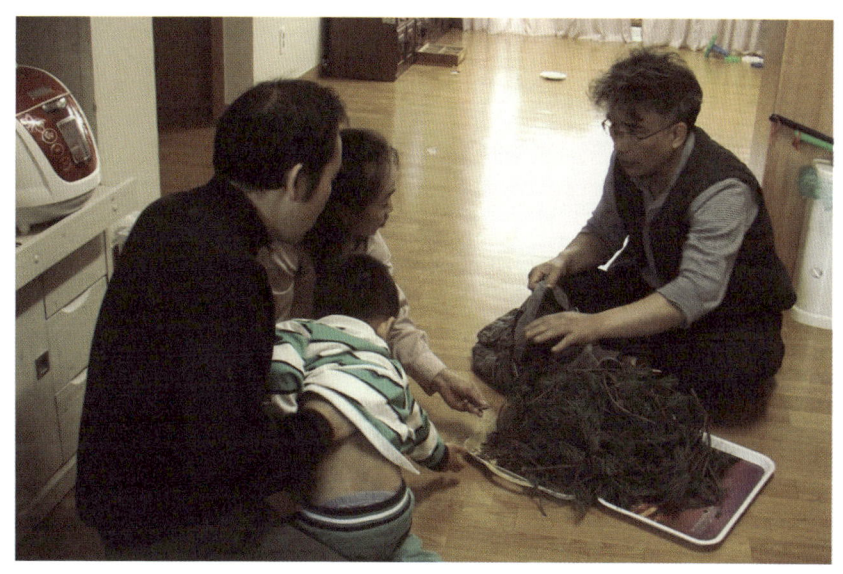

"분노도 늘고 사람도 기피하는 경향이 있어요. 사람들이 자꾸 화상 입었느냐고 하니까 그것도 스트레스예요."

또래 친구들을 왕성하게 사귈 나이, 아토피는 찬영이의 몸과 마음을 병들게 하고 있었다. 아이의 손을 쓰다듬었다. 딱지로 거칠어진 찬영이의 손, 마음이 아프다.

"스테로이드제를 3년 썼어요."

"약을 바르기 시작하면 더 강한 걸 써야 합니다. 그러니까 근본적인 해결이 안 되는 거지."

찬영이 엄마는 찬영이가 아토피인 게 자신 때문이라고 자책하고 있었다. 늦은 나이에 결혼해 부부가 같이 가게를 운영하면서 일로 인한 스트레스를 오로지 먹는 것으로 풀었다고 한다.

"임신중에 스트레스를 많이 받았나봐요. 그때 과자도 많이 먹고…… 속이 메슥거리니까 아구찜, 떡볶이 같은 것도 많이 먹고……"

"그게 다 열성 식품이에요."

"먹고 나면 이런 게 태아한테 안 좋을 텐데 싶긴 했지만…… 저렇게 아토피가 심할 줄은 몰랐죠."

"이제 처음으로 다시 돌려주면 돼요."

자연스러운 태열기로만 알았던 찬영이의 아토피는 3살 무렵부터 온몸으로 번져갔다. 갖가지 치료법을 써봤지만 찬영이의 고통은 날로 심해지고 부모는 지쳐갔다.

부엌으로 가 냉장고를 열어보았다. 주스, 시중에서 파는 불고기양념, 케첩, 마요네즈……

"달걀, 소시지, 마요네즈…… 그리고 당이 들어간 건 안 돼요. 조미료도 쓰지 말고. 아이가 지금 민감한 상태이니까 먹는 것에 아주 많은 신경을 써야 해요."

냉장고에 들어 있던 각종 화학조미료와 소스 들을 꺼내어 밖에 두었다.

"조미료도 들깨나 들기름, 참기름 등 자연조미료만 써야 해요. 과자도 검은콩 삶아 빻아서 만들고."

"할 줄 몰라서……"

"이제 자꾸 하셔야 해요. 급하게 하면 안 됩니다. 식생활 패턴을 바꿔야 해요. 일 년 동안만 하면 좋아질 거예요. 열심히 노력해보자구요."

길은 너무나 많다. 문제가 있는 아이들마다 원인도 상태도 다르지만 기본적인 생각과 태도는 같다. 인내를 가지고 여러 방법을 써봐야 한다.

"찬영아, 우리 잘 사귀어보자."

"네."

얼른 솥에 물부터 채워 불에 올렸다. 가져온 솔잎, 솔가지, 솔방울을 가방에서 꺼냈다. 쓸 만큼 내놓고 나머지는 냉동실에 넣어둔다. 진한 솔향기가 집 안에 퍼진다. 솥에 물을 가득 담고 솔잎과 솔가지, 솔방울 등을 넣었다. 두 시간 정도 푹 끓이면 좋은 약이 될 것이다.

"와…… 소나무 냄새가 진짜 좋아요. 가까운 산에 있는 소나무는 이렇게까지 냄새가 안 나는데 이건 냄새가 정말 진하네요?"

소나무는 살균과 지혈, 몸 안의 독을 빼고 열을 내리는 데 효과가 좋다. 항산화물질이 많아 피를 맑게 한다. 열성 아토피를 앓고 있는 찬영이에게 소나무는 상처의 열을 내리고 보습효과를 줄 것이다.

"옛날에 소나무 껍질은 구황식품이었어요. 먹을 게 없을 때 송구떡이라고 떡을 만들어서 먹어요. 껍질을 말려놨다가 새로 물에 풀어서 방망이로 두드려 썼죠. 물에 풀어서 쓰면 붉은색이 나요. 붉은색은 혈관에 굉장한 도움을 줍니다."

사계절을 겪고 난 소나무 껍질은 아토피 피부와 닮았다. 오래 달여 먹으면 좋다. 돈이 드는 일도 아니고 자연이 우리에게 주는 선물이니 고마워하며 써야 한다. 우려낸 물을 상처에 바르거나 샤워를 하면 피부에 진정효과를 준다. 또 밥물로도 쓰면 좋다. 불린 쌀에 솔잎을 잘게 썰어 넣어 죽으로 만들어 먹어도 좋다.

다른 솥에는 다시마, 멸치, 메주콩(백태)을 넣고 끓여 기본 양념을 만들었다. 모든 음식에 쓸 수 있는 소스다. 된장찌개에 넣거나 고기요리를 할 때

써도 되고, 국물을 진하게 조려서 나물 무침이나 조림요리에 넣어도 된다. 설탕양념을 피해야 하는 아토피 아이들에게 단맛을 주려면 천연의 단맛인 과일을 쓰면 된다.

"이제 고기양념 같은 것도 이것으로 하세요. 여기에 꿀하고 소금 정도만 해서."

소나무 약재를 넣은 솥이 끓어오른다. 하얗게 뜨는 기름은 송진이다. 이 걸 걸러서 상처에 바르면 피부가 진정될 것이다. 고름이나 욕창에 썼던 우리네 방식이다. 솔가지를 꺾어 구워도 송진이 나오기 때문에 이걸 말려서 쓰기도 했다. 천연 연고다. 찬영이가 신기한 듯 바라본다.

"냄새 어떠니?"

"방구 냄새!"

소나무 국물이 끓는 동안 찬영이 식구들과 함께 아파트 주변을 둘러보았다. 조경수만 자리 잡은 아파트촌에 먹을 게 뭐가 있을까 하겠지만 들풀은 어떤 환경에서도 거침없이 자란다. 물 없는 사막에서도, 추운 극지방에서도 먹을 수 있는 들풀은 자란다. 그 강인한 생명력은 우리 몸의 저항력을 길러 줄 것이다.

아파트 뒷산에 올랐다. 화살나뭇잎이 있었다. 예부터 진통제이자 지혈제로 써왔던 풀로, 열매로는 고약을 만들어 피부병 치료약으로 썼다. 찬영이에게 안성맞춤이다. 어름덩굴도 있다. 시골장에 가면 으레 파는 나물들이다. 어름덩굴은 손가락만한 노란 열매 때문에 '조선바나나'라는 별명이 생겼다. 소변을 잘 나오게 하고 붓기를 빼는 데 좋다. 다래순도 땄다. 춘곤증에 좋아 봄에 사랑받는 원추리도 보인다. 혈색을 좋게 하는 둥글레순은 다음을 위해 아주 조금만 땄다. 그 옆에 개망초도 보인다.

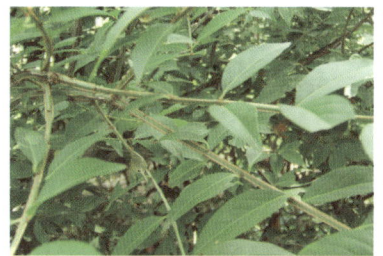

화살나뭇잎(홋잎나물)

화살나무는 혈액순환을 좋게 하고 염증을 없애는 효과가 있어 예부터 구충제, 진통제, 지혈제로 쓰였다. 잎은 이른 봄에 된장국이나 무침을 해 먹거나 말려서 차로 마신다. 어혈을 **빼줘** 여성질환의 치료제로도 쓰이고 열매는 고약을 만들어 피부병 치료약으로 쓴다. 고혈압과 당뇨병에도 효과가 있는 것으로 알려져 있다.

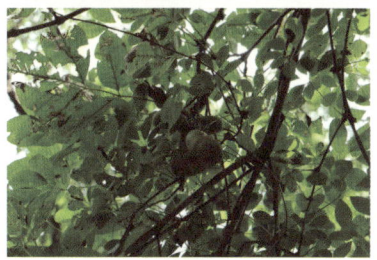

어름덩굴

봄철에 나는 새순이나 어린잎을 나물로 먹거나 국을 끓여서 먹는다. 예부터 이뇨작용과 통증 완화에 좋아 차로 즐겨 마셨다. 눈병이 생겼을 때 삶은 물로 씻으면 잘 낫고, 젖이 안 나올 때 잎을 달여 먹으면 젖이 잘 나오게 된다고 한다. 콩팥염이나 심장병으로 인한 부종, 신경통이나 관절염으로 인한 부종, 임산부의 부종에 복용하면 잘 듣는다.

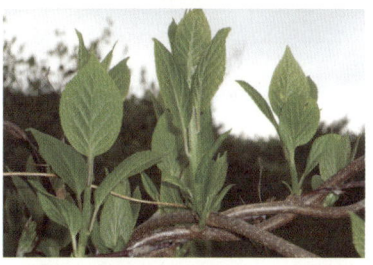

다래순

다래순은 나물로 먹고, 다래나무 열매는 과일로 먹는다. 끓는 물에 삶아서 말렸다가 불려서 무치거나 볶아 먹으며, 간기능에 좋고 식욕부진에 효과가 있다.

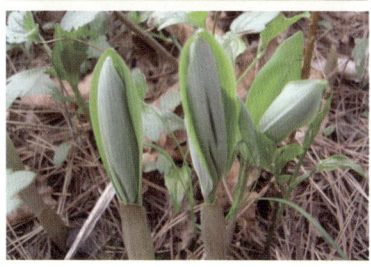

둥글레순

예부터 둥글레는 '신선초'라고 불릴 정도로 귀한 약재로 쓰였다. 뿌리는 장아찌로 담그고 대나무순처럼 생긴 새순은 나물로, 잎은 차로 즐겨 마셨다. 생뿌리는 구증구포로 법제를 해서 식용해야 한다. 혈색을 좋게 해주고 허약체질을 개선해주는 자양강장제로 쓰인다. 또한 심장질환과 신장질환, 면역력 강화에 좋다.

산책을 갔다 오니 소나무 물이 다 되어가고 있었다. 체에 거른 후 식혀 찬영이 상처에 발라주었다. 찬영이는 괴성을 지른다.

"목 아파! 목 아파!"

찬영이 엄마는 예전 민간요법이라는 주위 사람들의 이야기만 듣고 레몬즙을 발라주었단다. 얼마나 쓰라렸을까.

"하지 마! 나 안 할 거야!"

찬영이는 물이 아닌 다른 걸로 씻기면 습관처럼 소리를 지르며 운다고 했다. 시간이 걸리더라도 근원적인 것을 잡아나가야 한다. 아픈 아이를 가진 부모이니 온갖 것들을 다 해봤을 것이다. 이들에게 제대로 된 방법을 일러줘야 한다. 또한 무엇보다 흔들리지 않는 마음이 중요하다는 걸 알려줘야 한다.

소나무 물에 솔잎을 잘게 썰어 넣고 솔잎밥을 짓는다. 소나무 물이 없을 때는 조, 수수, 기장, 녹두 등을 넣은 잡곡밥으로 대신한다. 뒷산에서 따온 봄나물들도 깨끗이 씻어 살짝 데쳤다. 질긴 나물은 오래, 여린 나물은 살짝 데치면 된다. 재료에 따라 나물 데치는 방법도 다르다. 이번 봄나물은 살짝 데쳐 흐르는 찬물에 식힌다. 데친 나물들은 멸치, 메주콩, 다시마를 우린 물에 된장을 넣고 무친다. 풍부한 핵산이 더해질 것이다.

뒷산에 가기 전 불려놓은 녹두와 찹쌀을 가지고 솔잎녹두찰떡을 만들 예정이다. 우선 불린 녹두는 소금을 넣고 데치듯이 삶았다. 녹두는 오래 삶으면 안 되고 살짝 데쳐야 한다. 나중에 다시 한 번 익히는 과정이 있기 때문이다. 녹두는 익으면 하얗고 말간 색이 된다. 한꺼번에 불려놨다가 냉장고에 보관해 매일 조금씩 쓰는 것이 좋다. 불린 잡쌀은 싫은 후 길리 물기를 뺀다. 멥쌀은 밥솥을 이용해 밥을 한다. 찹쌀과 멥쌀을 1:1 비율로 섞은 후 절구에 찧는다. 여기에 참기름을 조금 넣는다.

"갈면 안 돼요?"

"찧어서 하는 게 좋아요."

가루로 쓰는 게 편할 것 같지만 영양 면이나 효과 면에서 찧는 것이 훨씬 좋다. 그리고 찧는 걸 아이에게 맡기면 아이의 음식에 대한 거부감도 사라질 것이다. 말랑말랑 다 찧어진 찹쌀에 솔잎을 넣고 골고루 섞는다. 동글동글 먹기 좋은 크기로 빚은 후 삶은 녹두에 굴린다. 솔잎녹두찰떡이 완성되었다. 이렇게 하면 아이들에게 쌀 이외의 다른 곡식과 친숙해질 기회도 주고 건강에도 좋으니 일석이조다. 아토피가 아니어도 열이 많은 아이에게 좋은 음식이다. 아이가 떡을 먹기 힘들어하면 꿀이나 물엿을 함께 내주는 것도 방법이다.

이번엔 된장국이다. 좀 전에 만들어놓은 멸치다시마콩 육수에 된장을 넣고 산에서 얻은 개망초를 수수에 묻힌 다음 한소끔 끓여내면 된다. 이렇게 해서 찬영이네 점심상이 만들어졌다.

새로운 음식을 먹을 때는 온 가족이 다 같이 맛있게 먹는 게 좋다. 엄마와 아빠가 맛있게 먹는 모습이 아이에게 긍정의 에너지로 작용한다. 먹기를 너무 강요해서는 안 된다. 조금씩 그 양을 늘려가면서 맛에 친숙해지도록 해야 한다.

가려움이 심해 식욕을 잃었던 찬영이가 솔잎밥을 뜨는 밥숟갈이 커졌다. 음식을 하는 과정을 지켜보고 참여하며 호기심을 키웠기 때문이다.

"더 주세요!"

맛있다고 달려드는 아이를 보자 엄마 아빠의 표정도 밝아진다.

솔잎밥에 제철 나물들과 된장국, 소금과 조선간장…… 비싸고 좋은 재료가 아니지만 이것이 바로 몸을 치유하는 음식들이다. 옛날에도 아토피는 있었다. 다만 그때는 사람들이 흙을 밟고 살며 자연에 가까운 음식을 먹었기 때문에 부지불식간에 치유된 것일 뿐이다. 열성으로 인한 독을 치유하려면 땅을 밟고 자연을 느끼고 자연의 것을 먹는 수밖에 없다. 이제 시작이다. 이 소박하지만 건강한 밥상으로 찬영이네 식구들의 지루한 전쟁이 하루라도 빨리 끝났으면 한다. ❀

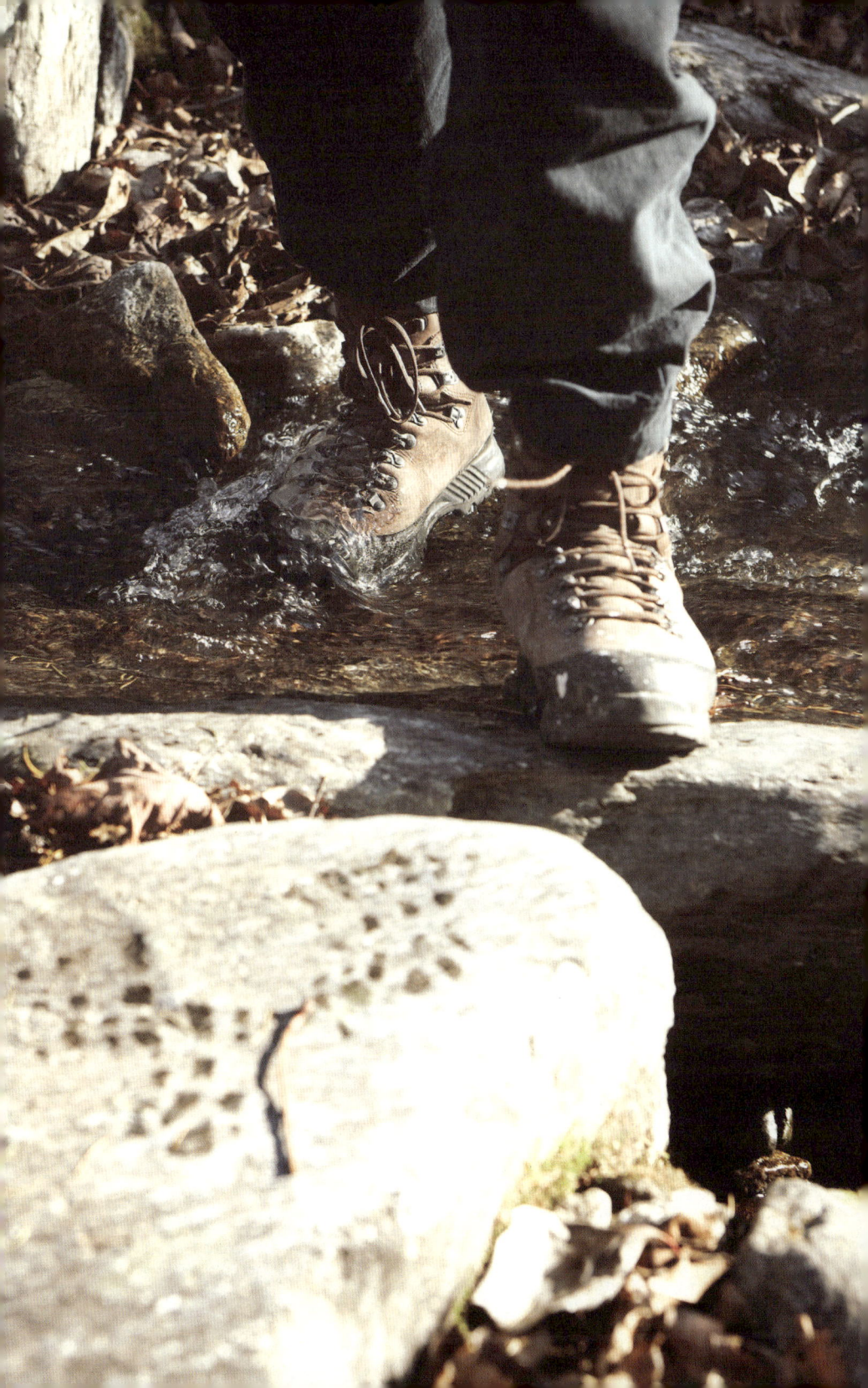

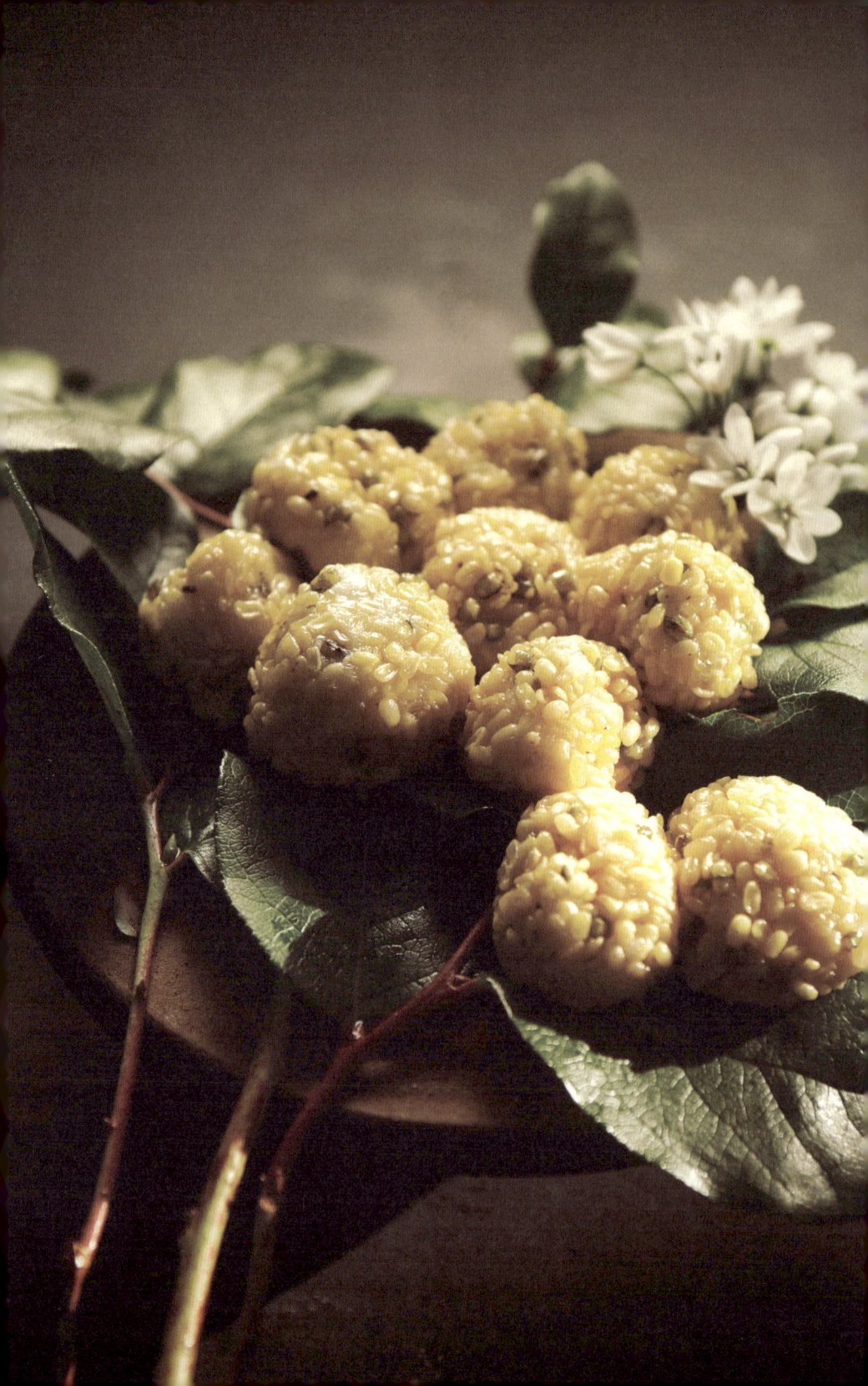

멸치다시마콩 육수는 큰 솥에 찬물을 붓고 다시마, 멸치, 메주콩을 넣어 끓인 뒤
다시마, 멸치, 메주콩은 건져낸다. 메주콩은 반찬으로 쓰고 국물은 나물 무침과
된장국 등의 기본 양념으로 사용하면 좋다.

솔잎녹두찰떡 찹쌀, 멥쌀, 솔잎, 녹두, 참기름, 소금

1. 찹쌀은 삶고 멥쌀은 지어 1:1의 비율로 섞는다. (메주콩을 삶아 더해도 좋다)
2. 생 솔잎과 참기름을 찹쌀과 멥쌀 반죽에 넣고 찧은 후 동그랗게 빚는다.
3. 녹두를 삶는다. 이때 소금을 넣고 살짝 데치듯이 삶아낸다.
4. 동그랗게 빚은 찰떡을 삶은 녹두에 입힌다.

솔잎밥 멥쌀, 솔잎, 솔가지, 솔방울

1. 큰 솥에 솔잎, 솔가지, 솔방울을 넣고 물을 넣어 1시간 정도 끓여 소나무 물을 만든다.
2. 이 물에 솔잎을 잘게 썰어 넣고 밥을 짓는다.
   (소나무 물이 없을 경우에는 조, 기장, 수수, 녹두 등을 넣은 잡곡밥으로 대신한다)

나물 무침
화살나뭇잎, 어름덩굴, 어름순, 원추리, 둥글레순, 개망초, 멸치다시마콩 육수, 된장, 조선간장,
고추장, 들기름, 참기름, 들깻가루

1. 화살나뭇잎, 어름덩굴, 어름순, 원추리, 둥글레순, 개망초를 깨끗이 씻어 살짝 데친다.
2. 원추리와 개망초는 멸치다시마콩 육수에 된장과 들기름, 들깻가루를 넣고 무친다.
3. 쓴맛이 나는 나물은 고추장으로, 쌉싸름한 맛이 나는 나물은 간장과 참기름으로 맛을 낸다.

개망초 된장국 개망초, 수수, 멸치다시마콩 육수, 된장

1. 멸치다시마콩 육수에 된장을 넣고 끓인다.
2. 개망초에 수수를 묻힌 다음 한소끔 끓여낸다.

아토피를 위한 특별식

| 알로에단호박 문어요리 |

일주일이 지나고 다시 찬영이네를 찾았다. 그사이, 아토피로 고통스러워하던 찬영이에게는 어떤 변화가 생겼을까. 심각한 아토피를 음식으로 치료한다는 건 쉽지 않은 일, 찬영이는 나에게도 의미심장한 도전이었다.

현관문이 열리고 찬영이가 배꼽인사를 한다.

" 안녕하세요."

아이의 얼굴이 한결 밝아졌다. 얼굴을 덮고 있던 피딱지도 작아지고 찬영이 얼굴이 훨씬 귀여워졌다. 덩달아 엄마 아빠의 얼굴도 한결 편해 보인다.

"엄청 까불어요. 몸이 편해지니까 기분이 좋은가봐요."

찬영이 엄마는 내가 들어가자마자 찬영이의 등과 다리를 보여주었다.

"피와 진물이 나는 게 많이 말랐다고 해야 하나? 점점 좋아지고 있는 거죠. 등이랑 배가 많이 깨끗해졌어요. 가려움증은 좀 남아 있는데 제가 보니까 점점 꼬들꼬들해지시는 게 보이구요. 성격도 그렇구요."

안 좋아지면 어쩌나 했다. 병 앞에서 조바심을 내면 당사자도, 옆에 있는 사람도 더 힘들어진다. 일주일 만에 상처가 진정이 되고 아이도 밝아져 정말 다행이다. 펄쩍펄쩍 뛰어다니는 찬영이처럼 덩달아 나도 기분이 좋아진다.

"우리 찬영이가 아주 좋아져서 좋다. 기분 좋아요."

찬영이가 내게 안긴다. 신났는지 내 몸을 잡고 기어 올라온다. 무엇보다 찬영이가 밝아져서 기분이 좋다. 처음에는 의기소침해 있는 찬영이의 모습이 눈에 밟혔었다.

찬영이 엄마는 이제 마트에 갈 때 아이를 데리고 가지 않는다고 했다. 아이에게 유혹이 될 만한 일을 아예 만들지 않기로 한 것 같았다. 엄마의 의지도 우는 아이 앞에서는 무너지는 법이다.

오늘 찬영이를 위한 식탁은 조금 더 변형된 형태로 만들어볼 생각이다. 같은 재료라도 자꾸 새로운 변화를 주어야 아이가 먹는 걸 즐거워하고 변화에 두려워하지 않는다. 오늘 준비한 식재료는 문어와 알로에, 무청, 머윗대, 시래기, 늙은 호박, 두부, 양송이버섯이다. 문어는 피를 맑게 하고 간의 해독에 좋다. 아토피로 지친 찬영이에게 힘이 되어줄 것이다. 들깨와 궁합이 잘 맞는 머윗대는 몸을 따뜻하게 해주고 칼슘이 많아 아이들에게 좋다. 알로에는 '약선인장'이라고 해서 면역기능이 높아 상처 치유에 좋다. 찬영이 상처에 새살을 돋게 해줄 것이다.

단호박과 알로에를 같이 찐다. 알로에는 듬성듬성 다져 넣는다. 이때 단호박의 안쪽 속살은 빼도록 하자. 단호박의 속이 아깝다고 보통은 다 쓰지만 호박의 안쪽 속살은 살을 오히려 붓게 한다. 단호박을 찌는 동안 문어는 데쳐 잘게 다진다. 문어 중에는 돌문어가 좋다. 쪄낸 단호박과 다진 문어를 절구에 넣고 찧는다. 여기에 밥을 넣어 섞는다. 먹기 좋게 모양을 만들고 그릇에 담는다. 그 위에 쪄진 알로에를 참기름에 버무려 올린다.

팬에 간장을 조금 붓고 멸치다시마콩 육수를 조금 넣는다. 여기에 들기름과 썰어놓은 머윗대를 넣은 다음 볶는다. 볶아진 머윗대에 다진 솔잎을 넣어 볶다가 들깻가루를 더해 다시 볶는다. 또 다른 팬에는 멸치다시마콩 육

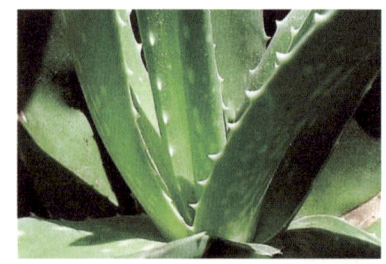

알로에
세균과 곰팡이에 대한 살균력을 가지고 있어 상처 치료에 탁월하다. 또한 피로회복, 숙취해소, 변비에도 좋다.

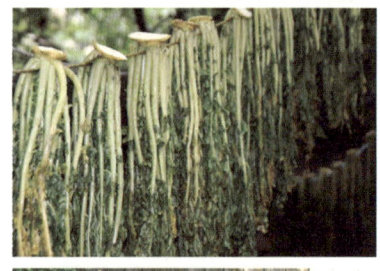

무청
무청은 혈관 속 피의 흐름을 좋게 하고 항산화 물질이 많아 면역력을 높여준다. 영하 4도 이하에서 햇빛에 말리면 비타민과 칼슘 함유량이 올라간다. 말리면서 서리를 맞추어 얼었다 녹았다가 한 무청이 부드럽다. 식이섬유가 풍부하여 장내 노폐물을 제거해주고 콜레스테롤 수치를 낮춰준다.

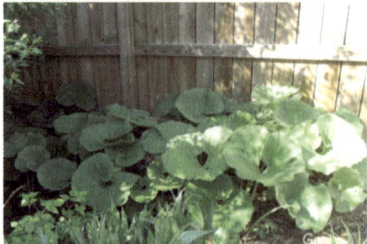

머윗대
유럽에서는 탁월한 항암제로 인정받고 있으며 특히 암환자들의 통증을 완화시켜주는 역할을 한다고 알려져 있다. 들깨와 함께 먹으면 영양소 흡수율이 높아진다.

수에 솔잎 삶아낸 물과 조선간장을 더한 다음 썰어놓은 두부를 넣어 조린다. 다음에는 팬에 간장을 넣고 양송이버섯을 살짝 볶는다. 그릇에 조린 두부를 담고 그 위에 양송이버섯을 올린다.

마지막으로 뚝배기에 시래기를 넣고 솔잎 삶은 물과 기본 육수를 넣어 시래기를 삶는다. 삶아진 시래기는 된장과 들깨를 넣고 버무려 한소끔 된장국을 끓인다.

이번에도 찬영이 엄마는 수첩을 들고 옆에서 깨알같이 적는다.

"멸치다시마콩 육수를 써보니까 어때요?"

"조미료 하나도 안 넣었는데 맛이 좋아요."

다시 차려진 찬영이를 위한 밥상. 오늘의 밥도 솔잎밥이다. 찬영이는 이것저것 정신없이 맛있게 먹는다.

"아이고, 씩씩하다. 잘 먹네. 맛있니?"

"저렇게 먹은 적이 없었는데…… 오늘 너무 잘 먹네요."

지난번보다 말도 더 많아지고 한결 복스럽게 먹는 찬영이.

"배불러."

"된장국 어땠어?"

"맛있었어요."

"양송이버섯이랑 두부는?"

"맛있었어요."

"머윗대에 들깨 조림은?"

"맛있었어요."

"엄마가 해줘도 잘 먹을 자신 있어요?"

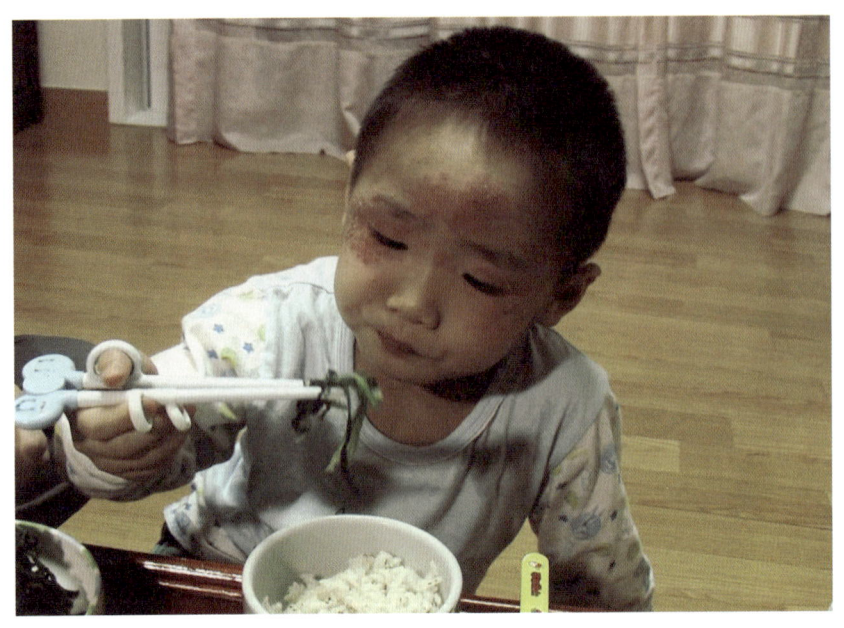

"네!"

행복한 포만감에 찬영이가 집 안 여기저기를 조랑말처럼 뛰어다닌다. 찬영이도, 찬영이 엄마 아빠도 이게 시작이라는 걸 알고 있다. 앞으로도 몇 번의 고비는 있을 것이다. 그러나 이제 해답을 알았으니 잘 헤쳐나갈 수 있을 것이다. 식탁의 작은 변화가 가족 모두에게 변화를 가져왔다. 갓난아이를 돌보느라 배달음식이나 외식으로 식사를 대신할 일이 잦았던 엄마는 힘들어도 부엌에 있는 시간이 많아졌고, 아빠는 아이와 함께 뒷산에 올라가 풀들을 찾아보기 시작했다. 다행스러운 일이다.

"맛있는 음식 만들어주셔서 감사합니다!"

찬영이가 내게 달려와 어깨를 주물러준다.

"아이고, 고맙네. 시원하다!"

조몰락거리는 아이의 손을 잡아본다. 그전에는 손 잡기도 미안하고 가슴이 아팠는데, 거칠었던 아이의 손이 조금은 보드라워졌음을 느낀다. 아이도 나도 입가에 웃음이 끊이지 않는다. 자연에 대한 믿음이 확신으로 다가온다. 건강의 모든 열쇠는 밥상 위에 있다. 좋은 재료와 조상 대대로 내려오는 천연양념이 몸에 쌓인 독을 내보내고 몸을 자연상태로 되돌린다.

우리나라는 3면이 바다이고 뚜렷한 사계절이 있다. 그 때문에 제철 음식이 발달했다. 자연친화적인 요리방법이 다양하다. 제철 음식은 영양학적으로 매우 훌륭하다. 각 재료의 기가 절정에 달했을 때 먹기 때문이다. 그 기운을 고스란히 숙성시키고 발효시키면 약이 된다.

바닷바람을 뚫고 자라는 비금도의 섬초는 다른 곳의 시금치와 달리 강인하면서도 깊은 맛을 지녔다. 신안군의 또 다른 섬 소악도에서 나는 김은 한없이 부드러우면서도 질긴 독특한 질감을 자랑한다. 충청남도 서산의 생강은 그 향이 천하일미다. 강원도 영월의 순후한 흙에서 3~4년씩 씨알을 굵힌 도라지는 인삼 부럽지 않은 약성을 지녔다. 이렇듯 어떤 생명이 그곳에 뿌리를 내렸다면 분명 그만한 이유가 있고, 그 이유를 알고 이용할 줄 알면 우리는 그 이(利)를 취할 수 있다.

풀 한 포기, 꽃 한 송이도 인간과 똑같이 제 나름의 해석을 갖고 있다. 그것은 땅에 대한, 우주에 대한 각자의 해석이며 몸으로, 생김으로, 색으로 다 표현된다. 온 산의 풀이 약이다. 자연이 만든 밥상이 우리를 살린다. ✽

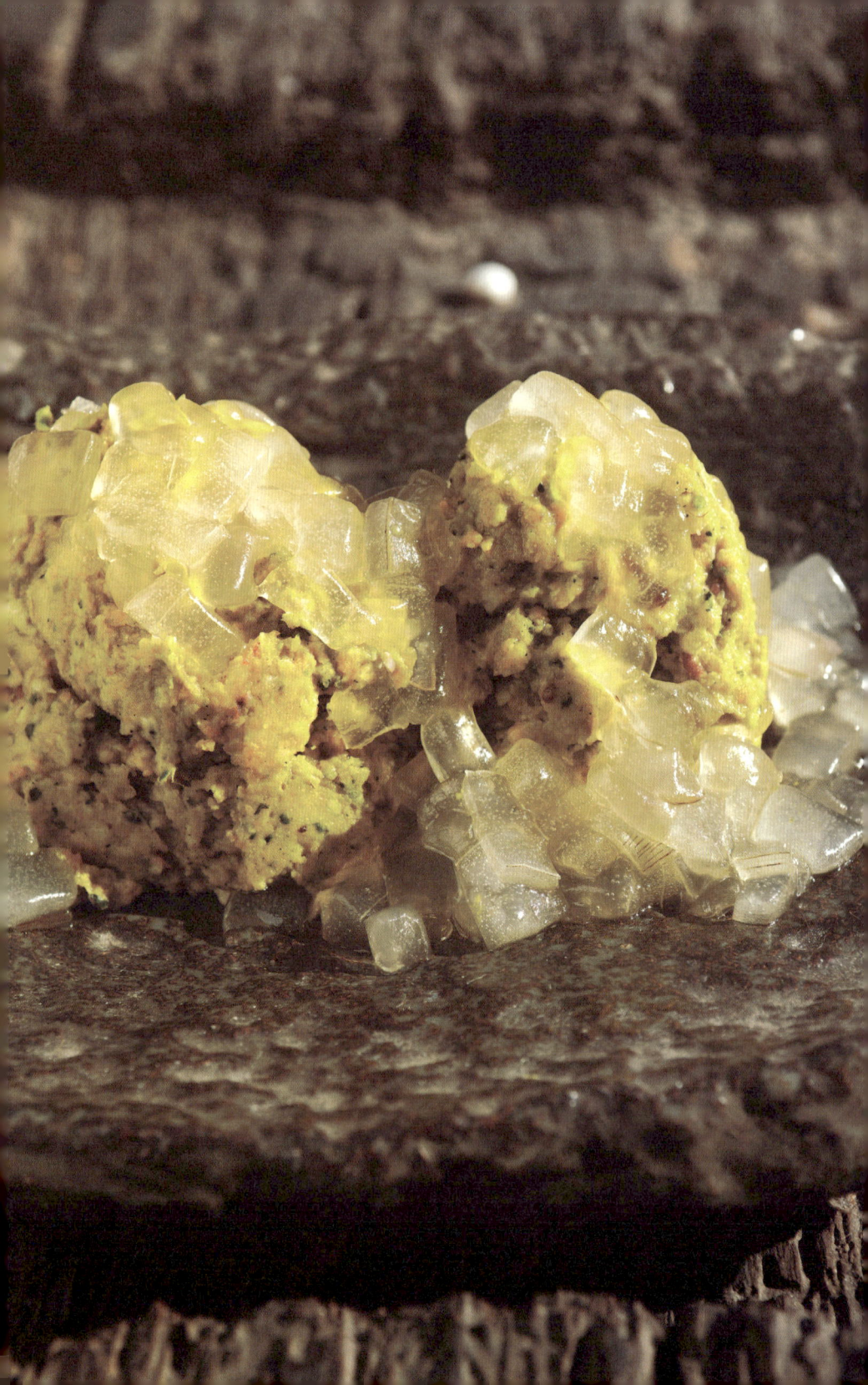

알로에단호박 문어요리 　알로에, 단호박, 문어, 참기름

1. 단호박과 알로에는 찌고 문어는 데친다.
2. 데친 문어를 잘게 다진다. 쪄낸 단호박과 다진 문어를 절구에 넣고 찧은 후
   밥을 넣어 섞는다.
3. 쪄낸 알로에는 듬성듬성 다져 참기름에 버무린다.
   (알로에는 깍둑썰기한 후 소금, 화이트와인, 요리술을 섞어 갈색이 돌 때까지
   조려도 좋다)
4. 섞은 단호박과 문어를 접시에 담고 그 위에 알로에를 올린다.

머윗대들깨조림 　머윗대, 솔잎, 조선간장, 멸치다시마콩 육수, 들깻가루, 들기름

1. 팬에 조선간장과 멸치다시마콩 육수, 들기름을 넣는다.
2. 머윗대를 썰어 넣고 볶는다.
3. 다진 솔잎과 들깻가루를 더해 다시 볶는다.

양송이버섯 두부조림 　양송이버섯, 두부, 멸치다시마콩 육수, 소나무 물, 조선간장

1. 멸치다시마콩 육수와 소나무 물을 섞은 육수에 썰어놓은 두부를 넣어 조린다.
2. 팬에 조선간장을 넣고 양송이버섯을 살짝 볶는다.
3. 그릇에 조린 두부를 담은 후 양송이버섯을 올린다.

시래기 된장국 　시래기, 멸치다시마콩 육수, 소나무 물, 된장, 들깨

1. 뚝배기에 시래기를 넣고 소나무 물과 멸치다시마콩 육수를 넣은 후 시래기를 삶는다.
2. 삶아진 시래기를 건져내 된장과 들깨를 넣고 버무린 다음 한소끔 된장국을 끓인다.

편식을 이해해야
편식을 고친다 | 김치 스테이크와 시금치 경단 |

오늘날 우리의 아이들은 자연으로부터 너무 멀리 떨어져 있다. 아이들 눈에 보이는 건 깨끗이 씻겨 포장된 재료들뿐이거나 이미 조리된 음식들밖에 없다. 요즘 아이들은 사계절에 따라 바뀌는 다양한 자연의 식재료를 모른다. 제대로 된 음식을 못 먹으니 늘 허기가 지고 우울해하거나 짜증만 낸다. 군 것질거리가 흔하지 않았던 시절, 옛날 시골에서는 '고봉밥' 또는 '머슴밥' 이라고 해서 식사량이 무척 많았음에도 지금처럼 암이나 성인병 환자들이 많지 않았다. 자연에서 얻은 재료에 천연조미료를 이용해 만든 자연식을 먹고 살았기 때문이다.

고기나 생선이 아니면 입에도 대려 하지 않는다는 다섯 살 사내아이 제현이를 만난 건 5월의 어느 봄날이었다. 제현이와 제현이 엄마는 매 끼니마다 지루한 전쟁을 치른다고 했다. 제현이는 밥상에 채소가 있으면 계속 소리를 지르고, 채소나 김치를 먹은 어른하고는 아예 이야기도 하지 않는다고 했다.

고기만 먹는 아이들은 기가 머리끝까지 차오르기 때문에 열이 뻗친다. 열이 뻗치니 신경질을 많이 낼 수밖에 없다. 아이들이 4~5살 때 입맛을 고쳐주지 않으면 평생 그 입맛대로 살게 된다. 갈든 볶든 튀기든 어릴 적 맛을 본다면 나이가 들어서도 그 맛을 기억하게 된다. 그러므로 어떻게든 몸에 필요한 맛을 어릴 때부터 경험하게 해줘야 한다.

제현이를 만나러 갔다.

"제현아, 이리와봐."

"악!"

"어?"

"싫어!"

제현이를 어르고 달래 한번 안아 올려보았다. 극도의 편식으로 아이는 저체중이었다. 마침 제현이는 막 점심을 먹으려고 하던 참이었다. 식탁이 차려지자 마루에서 놀던 제현이는 신경질부터 냈다. 두부조림, 나물반찬이 있는 소박하고 평범한 밥상이었다. 하지만 식탁에 채소가 있는 것을 참을 수 없어하는 제현이 때문에 제현이 밥상은 가족상과 별도로 봐줘야 한다고 했다. 제현이 엄마는 제현이를 위해 일부러 고등어를 굽는다.

제현이를 안고 식탁으로 갔다. 엄마는 제현이 수저에 먹기 좋게 밥을 얹고 그 위에 시금치와 고등어를 올렸다. 수저를 입에 갖다 대자 또 신경질이다.

"시금치가 있잖아!"

채소를 먹기 위해 엄마는 보이지 않게 갈아 넣거나 잘게 썰거나 채소 국물을 우려내 밥을 지어도 봤지만 소용없는 일이라고 했다. 제현이 엄마는 식탁에 이미 충분히 반찬이 있음에도 불구하고 결국 냉장고에서 돼지고기를 꺼내 굽기 시작한다. 그제야 밥을 먹기 시작하는 제현이. 하긴, 요즘 풍요 속 불균형한 영양상태가 어디 제현이뿐이던가.

"어떤 때는 억지로 먹여보거든요. 그러면 뇌에서 안 받아들이는지 구역 질을 하더라구요. 그래서 몇 번 시도해보고는 안 해봤어요. 구역질하고 토 하다가는 애 성격이 망가질 것 같아서 못 하겠더라구요."

지금 상태에서는 내가 아무리 제현이에게 맛있는 음식을 만들어줘도 채 소로 만든 것이라면 거부할 게 분명했다. 천하의 임지호가 다섯 살짜리 꼬 마에게 퇴짜를 맞게 될 상황이었다.

사람의 입맛으로만 따지자면 사실 채소는 비호감 음식이다. 달지도 않고 부드럽지도 않고 질감은 거칠다. 게다가 대부분의 채소들이 쓴맛을 갖고 있 다. 쓴맛이 독이 될 가능성이 많았던 원시의 기억은 고스란히 우리의 몸에 각인돼 쓴맛에 대해서는 본능적으로 거부반응이 일어나게 되어 있다. 게다 가 성인들보다 맛을 감지하는 미뢰가 세 배 정도 발달한 아이들의 경우엔 채소의 쓰고 거친 맛이 훨씬 예민하게 다가올 것이다. 그러니 아이들이 채 소에 부정적으로 반응하는 것은 당연한 일이다. 그 당연함을 일단 인정하고 이해하는 것이 중요하다. 그렇다면 쓴맛을 갖고 있지만 몸에 좋은 채소에 아이들이 어떻게 적응하도록 할 수 있을까.

갓난아이는 부모나 친지들에게는 방긋 웃다가도 낯선 사람을 만나면 낯 가림을 심하게 한다. 그 낯가림을 없애는 방법은 익숙하고 친근해지도록 자 주 만나는 방법밖에는 없다. 채소도 마찬가지다. 만져보고, 냄새를 맡아보 고, 엄마와 같이 요리를 해보고, 조각을 하거나 도장을 만들어보고, 장난감 으로 써보는 등 다양한 방식으로 만나게 하면 된다. 그렇게 해보면 아이들 이 먼저 "이거 먹어봐도 돼?" "먹고 싶어!" 하고 외칠 것이다.

제현이가 채소와 친해질 수 있는 방법은 무엇일까. 제현이를 데리고 집 밖으로 나갔다. 제현이에게는 자연과의 교감이 필요했다. 스치는 자연이 아니라 들여다보고 만지고 맛보고 느끼는 자연 말이다. 제현이는 결벽증이 심했다. 더러운 것이 손에 닿는 것을 싫어했다. 먹는 것도 깔끔하게 떨어지는 음식만을 먹으려고 했다. 밖에 나가도 옷을 버릴까봐 종종걸음으로 걷는 아이였다.

아이를 데리고 뒷산에 올라갔다. 신발과 바지에 흙이 묻을까 조심조심 뒤를 쫓는 아이를 번쩍 들어올려 낙엽에 굴리고 씨름을 해댔다. 질색을 하며 씩씩거리던 아이는 옷이 조금씩 더러워지면서 차츰 그것에 적응해나가기 시작했다. 나무지팡이를 구해서 그것도 만지게 하고 흙도 만지게 하니 어느 순간 더러움에 대해서 포기하고 주위를 둘러보기 시작했다. 놀이처럼 자연과 뒹구는 과정이 아이의 마음을 서서히 열어나갔다. 갈대밭으로 갔다. 갈대를 뜯어 개울에 씻어보게 했다. 갈대가 물속에서 그림붓처럼 춤을 추자 제현이가 재밌어했다. 일부러 제현이 앞에서 풀을 뜯어 먹었다. 꼭꼭 씹어 먹으니 단맛이 난다는 이야기도 들려주었다.

인근 초등학교에 들어가니 토끼장이 있었다. 풀을 가지고 토끼장 앞에 가서 앉았다.

"토끼야, 먹어라. 꽃도 먹고, 풀도 먹고. 제현아, 토끼가 가리지 않고 잘 먹지? 그러니까 예쁘지?"

제현이에게 토끼풀을 먹여보라고 했다. 처음에는 겁내는 것 같다가 토끼가 잘 먹으니까 좋아한다.

돌아오는 길에는 제현이네 아파트 주변을 둘러보았다. 개망초를 캤다.

"이건 뭐예요?"

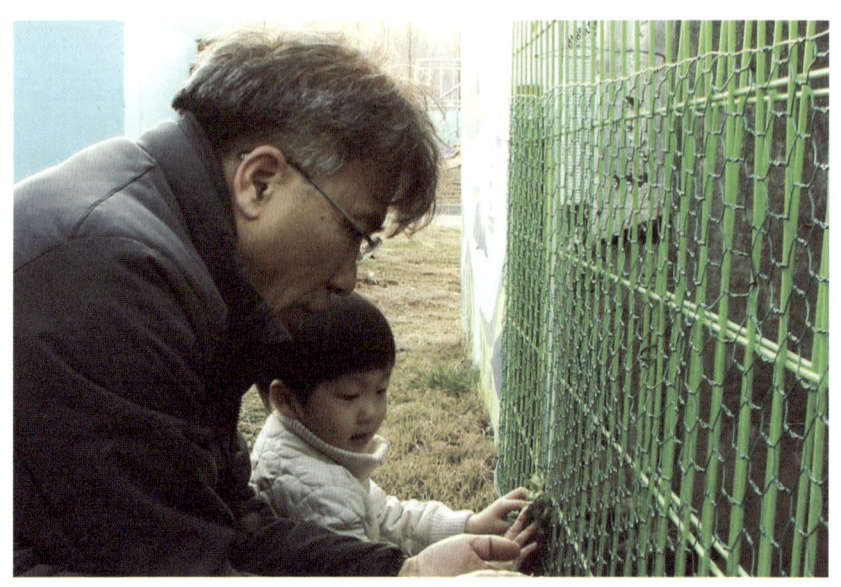

"망초."

"망초 좀 먹어보고 싶다. 뜯어서 주세요."

토끼를 보고 와서 그런지 제현이는 토끼가 되고 싶은 모양이다.

"지금 뜯어서 먹는 게 아니고 씻어서 먹어야지."

이번에는 쑥이다. 제현이에게 쑥 뜯는 요령을 가르쳐주었다. 내가 쑥을 뜯으니까 제현이도 쑥을 뜯는다.

"그래, 위만 살짝. 이게 제현이 반찬도 되고 형 반찬도 되고 아빠 반찬도 된단다."

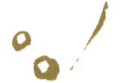

동글동글, 굴러서 벽을 넘는 요리

제현이는 어느새 초록에 대해 관심을 보이기 시작한다. 그런 제현이를 위해 요리를 시작했다.

우선 밑국물부터. 솥에 물을 붓고 다시마, 멸치, 메주콩, 우엉을 넣어 끓인 다음 조선간장으로 엷게 간을 하여 다시 한 번 끓여낸다. 핵산이 풍부한 밑국물이 될 것이다. 우엉은 신경질을 잘 내는 제현이의 화를 다스려주고 마음을 진정시켜줄 것이다.

시금치를 이용한 음식을 하기로 했다. 엄마는 제현이에게 시금치를 먹인다는 것은 있을 수 없는 일이라고 했다. 그렇다면 시금치의 외모를 바꿔보기로 했다.

"제현아, 시금치 잘 먹어?"

제현이가 바짝 긴장을 하더니 표정이 굳어진다. 시금치를 잘게 다지고 찧는다. 체에 걸러 즙을 내린다. 찹쌀가루에 즙을 넣어 반죽한 다음 동글동글하게 경단을 빚는다. 열이 뻗쳐 성격이 모가 나 있으니 동글동글하게 반죽하는 음식을 만들기로 한 것이다. 끓고 있는 밑국물에 경단을 넣는다. 삶아

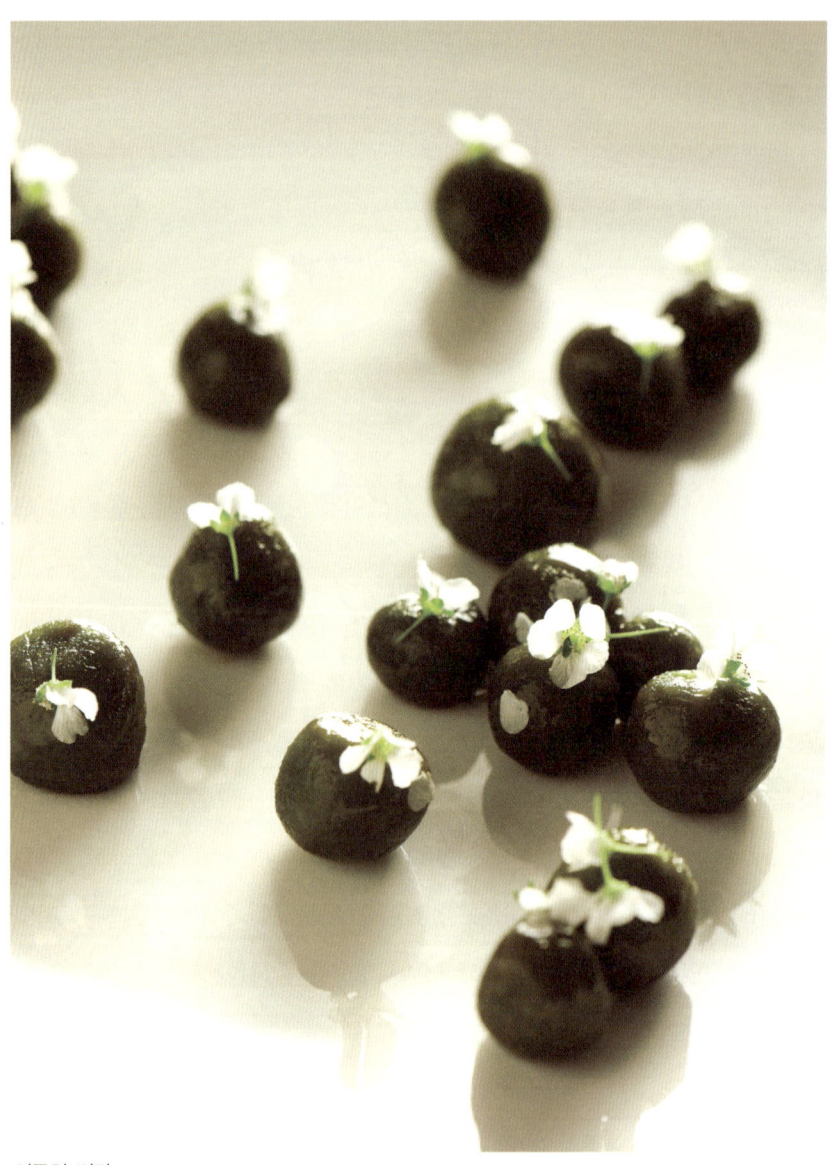

시금치 경단

져 떠오른 경단을 건져낸 후 살짝 참기름을 두른 팬에 볶는다. 아이들이 먹기 좋은 시금치 경단이다. 제현이에게도 나에게도 벽을 넘는 요리인 셈이다. 접시에 담긴 경단 위에 벚꽃잎을 얹어 장식한다. 그사이 우엉을 넣은 육수는 반으로 졸여졌다. 아토피 아이 찬영이네처럼 갖은 요리에 두루 쓰일 소스가 될 것이다.

다음 도전과제는 김치였다. 매운 걸 못 먹는 제현이를 위해 김치는 한 번 물에 씻어 매운기를 뺀다. 고기를 먹이되 채소를 그만큼의 양으로 섞어 먹이는 게 중요하다. 김치를 잘게 다진다. 갈아놓은 쇠고기와 함께 다시 한 번 다진다. 우엉 소스로 간을 한 뒤 밀가루를 묻혀 부쳐내면 김치 스테이크가 된다. 김치의 양이 많아 제현이에게는 손대기가 쉽지 않은 요리다.

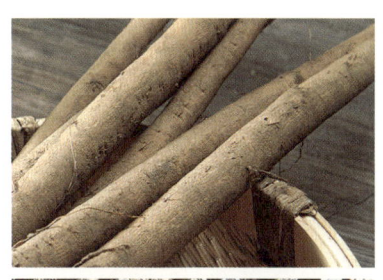

우엉
우엉은 너무 건조하지 않게 보관하고, 잘랐을 때 부드러운 것이 좋다. 신장기능을 높여주고 섬유소가 풍부해 배변을 촉진시키며 다이어트에 좋다. 돼지고기 누린내를 없애주고 풍미를 더해준다. 항균작용에도 좋다.

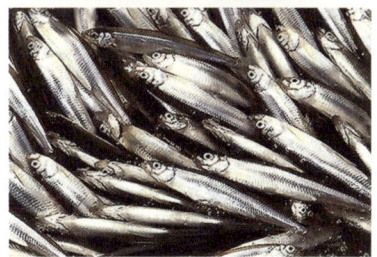

빙어
'은어' '병어'로도 불린다. 통째로 요리하며 고소하고 담백한 맛으로 유명하다. 칼슘과 비타민이 풍부하며, 육질이 연하고 비린내가 거의 나지 않는다. 항산화작용을 하고 필수아미노산이 많아 노화방지와 어린이 성장발육에 좋다.

경단을 만들고 남은 시금치는 벚꽃을 넣어 살짝 볶았다. 역시 우엉 소스로 간을 한다. 김치 스테이크 크기에 맞춰 밥을 그릇에 모양 내어 담고 그 위에 스테이크를 올렸다. 같은 접시에 볶은 시금치도 더한다. 마지막에 칼슘과 비타민이 풍부한 말린 빙어로 그 위를 장식했다. 영양의 균형을 이룬 김치스테이크다.

마지막은 튀김이다. 밑국물을 만들다가 남은 우엉을 껍질깎이로 얇게 벗겨 튀겨낸다. 벗겨내듯 얇게 튀기면 기름을 덜 먹는다. 우엉이 가지고 있는 습기가 완전히 없어질 때까지 튀겨 종이타월로 기름기를 뺀다. 벚꽃도 튀긴다. 꽃이 뜨거운 기름 속에서 활짝 핀다. 벚나뭇잎도 튀긴다. 예쁜 벚꽃 튀김이 된다.

"나 꽃튀김 좋아하는데……"

"오, 그래?"

옆에서 엄마랑 지켜보던 제현이가 관심을 보인다. 이럴 때 제현이의 호기심에 적극적으로 반응해야 한다. 갓 튀겨낸 벚꽃 튀김을 제현이에게 맛보게 했다.

"여긴 뭐가 들어 있어요?"

한 입 먹어보는 제현이.

"꽃이지. 다른 건 안 넣는다."

야금야금 계속 먹는 제현이는 꽃튀김이 마음에 드는 모양이다.

그릇에 우엉 튀김을 깔고 그 위에 벚나뭇잎 튀김과 벚꽃잎 튀김을 올린다.

드디어 제현이를 위한 식탁이 차려졌다. 꽃튀김으로 입맛을 얻은 제현이는 김치 스테이크도 맛있게 먹는다.

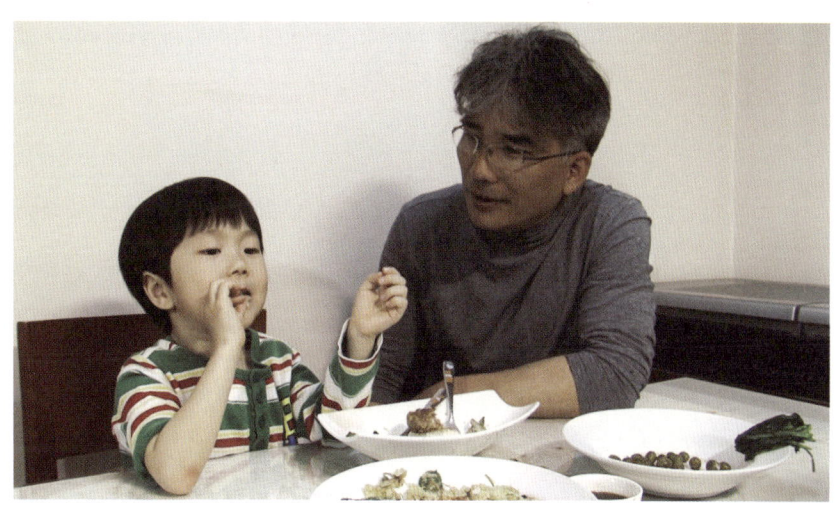

"나뭇잎 튀김 맛있어."

"엄마가 또 해줄까?"

"응."

"우엉 튀김은?"

"응."

"얼마만큼 맛있어?"

"아주 많이."

며칠 뒤 다시 만난 제현이는 아파트 뒷산에서 흥이 나 있었다. 나와의 나물 채집이 재밌었는지 그때 발견했던 풀들을 뜯어 먹는 제현이.

"요즘에는 오이도 조금씩 잘라주면 손으로 집어 먹고 당근도 집어 먹어요. 공원이나 산에 데리고 가면 풀을 너무 뜯어 먹으려고 해서 어떤 때는 말려야 할 정도예요.”

아이는 분명 달라져 있었다.

아이들로 하여금 새로운 식재료에 적응하게 하려면 반복적으로 먹여야 한다. 다만 요리방법에 변화를 주는 게 좋다. 아이들이 새로운 맛에 적응하려면 평균 10일 정도의 시간이 걸린다. 새로운 맛을 일상적인 맛으로 받아들이는 데 그 정도의 시간이 필요하다. 그 시간을 기다려주면서 새로운 맛을 지속적으로 만나게 해주는 것이 엄마의 역할이다.

아이들의 입맛은 부서질 수 없는 단단한 바윗돌이 아니다. 처음부터 채소를 넉넉히 먹이겠다는 욕심은 금물이다. 편식이 심할수록 새로운 음식을 서서히 만나게 해주어야 한다. 같은 재료로 다양한 음식을 선보일 필요가 있다. 단호박 찜밥이나 파프리카 속에 넣은 볶음밥 같은 것이 좋은 예다. 단호박이나 파프리카를 먹지 않는다고 야단할 필요가 없다. 시각이나 후각부터 서서히 친숙해지는 것이 더 중요하다.

아이들이 원래 좋아하는 음식에 채소를 조금씩 적용해보는 것도 좋은 방법이다. 파프리카나 시금치, 당근을 갈아서 칼국수나 수제비를 만든다. 채소의 모양이 어떻게 바뀌는지를 느끼게 해주는 것이다. 재료는 같지만 거부감은 훨씬 줄어들 것이다. 그다음에는 ‘형태’가 느껴지는 볶음밥을 만들어보자. 이때에도 싫어하는 채소의 비중은 너무 높지 않게 한다. 처음에는 아이들이 좋아하는 두부 동그랑땡이나 고기 동그랑땡처럼 모양도 작고 친숙한 음식으로 만들다가 아이들이 거부감을 나타내지 않고 채소에 대한 호감도를 보이면 재료 본연의 맛을 느낄 수 있도록 만든다. 적극적으로 채소의 형태와 맛을 보여주는 것이다. 잣이나 호두를 갈아 만든 소스에 나물을 무치거나 아이들이 좋아하는 과일을 곁들여도 좋다. 자연식이란, 자연이 준 좋은 것들을 골고루 먹는 것, 제철 음식을 거칠고 단순하게 통째로 먹는 것, 그리고 정성과 사랑으로 만든 음식을 즐겁게 먹는 것이다. ❀

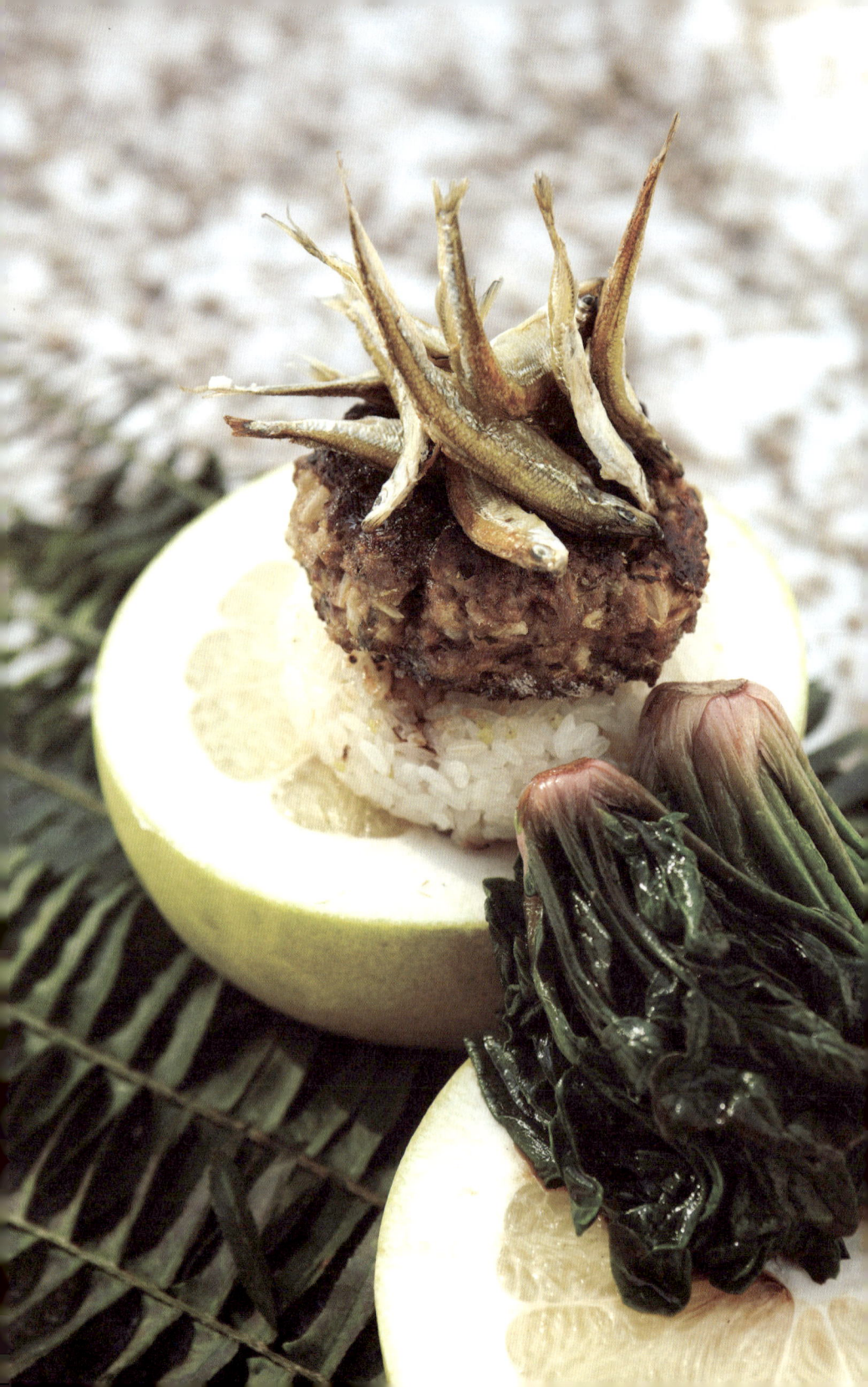

김치 스테이크

우엉 육수는 솥에 물과 다시마, 멸치, 콩, 우엉, 요리술을 넣어 끓인 후 반 정도 줄어든 육수에 조선간장을 넣어 간을 맞추고 다시 한 번 끓여내어 만든다. 음식의 기본 간으로 사용하면 좋다.

◉
김치 스테이크 김치, 쇠고기, 우엉 육수, 벚꽃, 말린 빙어, 시금치, 계란노른자, 밀가루

1. 김치는 물에 담가 매운기를 뺀 후에 잘게 썬다. (백김치를 사용해도 좋다)
2. 쇠고기도 다져서 김치와 함께 섞는다.
3. 우엉 육수로 간을 한 다음 밀가루를 묻히고 계란노른자를 씌워 도톰하게 부쳐낸다.
4. 밥은 우엉 육수를 살짝 넣어 섞은 다음 동그랗게 굽는다.
5. 말린 빙어를 위에 올린다.
6. 경단에 사용하고 남은 시금치는 팬에 육수를 살짝 두르고 벚꽃을 넣어 볶아 접시에 함께
   담는다.

   ✻ 우엉 육수 대신 참기름, 생강즙을 넣고 섞어도 좋다. 밀가루는 후추와 멥쌀가루, 날콩가루를
     함께 섞어 사용하면 더욱 고소한 맛을 낼 수 있다.

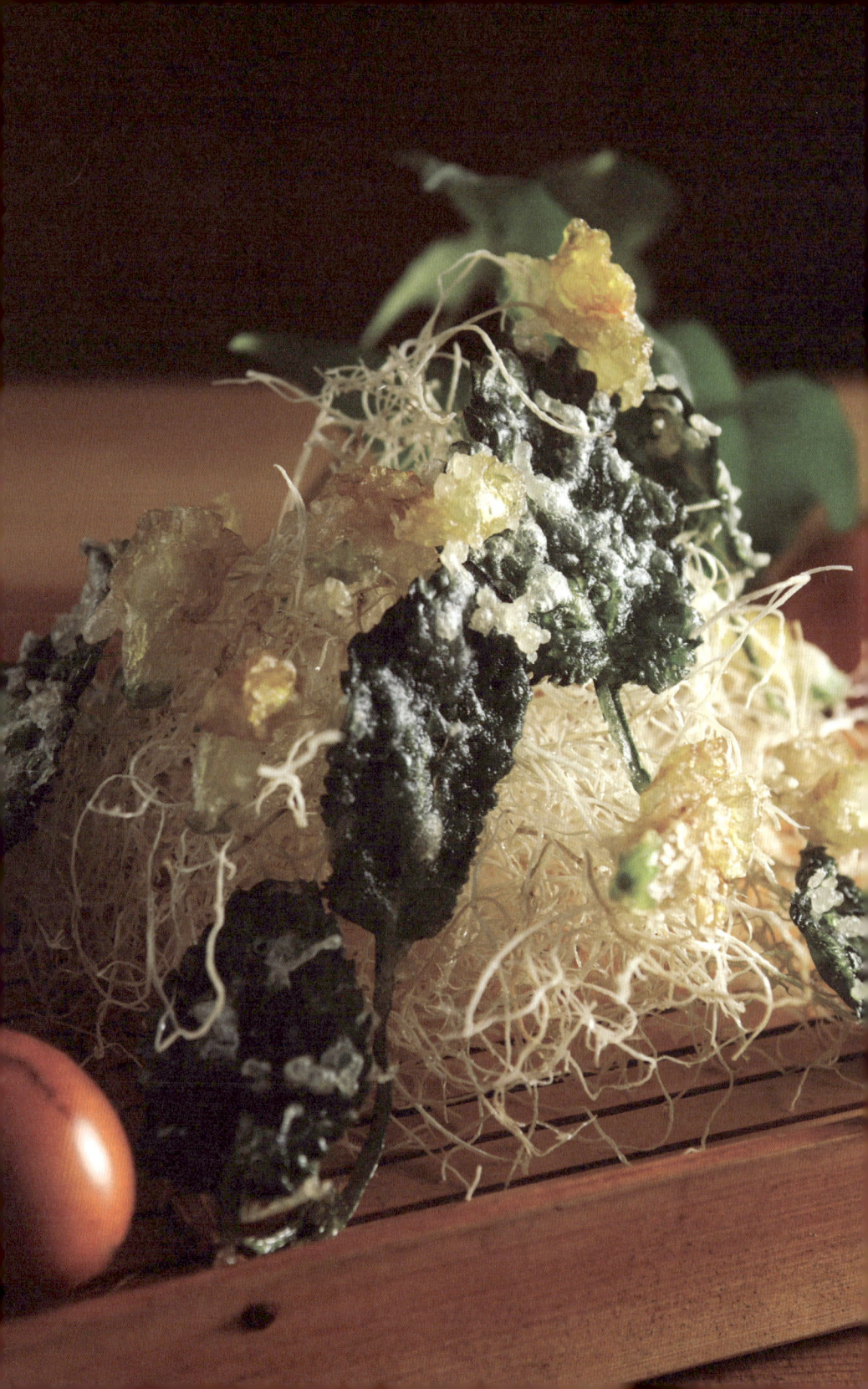

우엉벚꽃 튀김과 시금치 경단

우엉벚꽃 튀김 우엉, 벚꽃, 찹쌀가루

1. 우엉은 얇게 벗겨내서 튀긴다.
2. 벚꽃은 물에 갠 찹쌀가루를 살짝 입혀서 튀긴다.

시금치 경단 시금치, 찹쌀가루, 참기름, 벚꽃, 우엉 육수

1. 시금치를 다져 체에 걸러 즙을 낸다.
2. 찹쌀가루에 시금치즙을 섞어 반죽한 후 경단을 빚는다.
3. 우엉 육수를 끓인 후 경단을 넣고 떠오르면 건져낸다.
4. 참기름을 두른 팬에 살짝 볶아낸 후 벚꽃잎으로 장식한다.

나물 한 접시의 자연 | 곰취쌈밥과 나물양갱 |

건강한 맛은 어디에서 오는 것일까? 아토피를 경험했던 아이들, 엄마들과 함께 섬진강에 왔다. 아이들 못지않게 자연의 입맛을 잃어가고 있는 젊은 엄마들…… 한국음식은 손끝으로 만들기 때문에 음식을 하는 사람이 좋은 기운을 가져야 먹는 사람도 그 기운을 받는다. 하지만 요즘 젊은 엄마들은 아이들만큼이나 패스트푸드나 외식, 간편조리식 등에 익숙해져 있다. 젊은 엄마들 입에서 "요리를 할 줄 몰라서요" "집에서 그 맛을 내려고 시간과 노력을 들이느니 그냥 괜찮은 식당을 찾아가는 게 경제적이죠" 하는 말들이 종종 들린다. 이런 말을 들을 때마다 아무리 자연밥상이 어떻고 조선간장이 어떻고 해도 소용없겠다 싶을 때가 있다. 아무리 좋은 말도 그걸 어떻게 소화하느냐는 결국 듣는 사람의 몫이기 때문이다. 그러다 보니 아이나 어른이나 마음은 갈수록 공허해지고 먹어도 먹어도 허기를 달랠 길이 없게 되었다. 요즘 우리 가정에서 자연의 식탁은 찾아보기 힘들어졌고, 당연히 아도

피는 늘어났다. 아토피 아이를 둔 엄마들은 저마다의 사정을 이야기한다.

"저희 애는 자다가 벅벅 긁는 소리가 들릴 정도예요. 깊은 잠도 못 자고."

"나물, 특히 봄나물이 좋다고는 하는데 손도 많이 가고 시간이 너무 걸려요. 아이들이 안 먹으면 괜히 했다 싶고 기운 빠져요."

아이들과 엄마들 모두로 하여금 자연밥상을 즐길 수 있게 하는 좀더 쉽고 재밌는 방법은 없을까. 함께 풀밭 위에 섰다. 먼저 호기심을 보인 건 아이들이었다.

"이건 뭐예요?"

"이건 땅의 미역이야. 미역맛이 나거든."

"땅의 미역이요?"

"소루쟁이라고 해. 서울 고수부지에 많아."

"그럼 이것들은 또 뭐예요?"

"창포도 있고 쑥도 있고 쑥부쟁이도 있고. 쑥부쟁이는 삶아서 무쳐 먹으면 굉장히 맛있어. 이렇게 하면 하얀 대가 뿌리 입구에서 잘리는 거야, 파 같이."

"정말 파 같아요!"

"파냄새가 많이 나지만, 이건 단맛이야."

"어? 달다."

코끝의 향내로, 혀끝의 맛으로, 온몸의 느낌으로 아이들은 오래오래 이 순간을 기억할 것이다. 유채밭이 눈앞에 펼쳐진다. 유채꽃을 꺾었다. 이번에는 엄마들이 묻는다.

"따는 기준이 있나요?"

"굵고 부드러운 것을 따요. 가늘면 질기거든요."

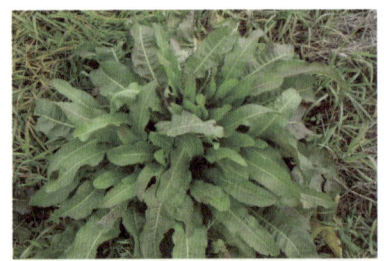

소루쟁이

소루쟁이는 약리효과가 뛰어난 식물로 바다의 미역과 맛도 효능도 같다. 몸 안의 독소를 없애주고 장에서 나쁜 세균을 몰아내준다. 미역이나 소루쟁이로 국을 끓일 때는 파를 넣으면 안된다. 파를 넣으면 시큼하게 맛이 변해버린다.

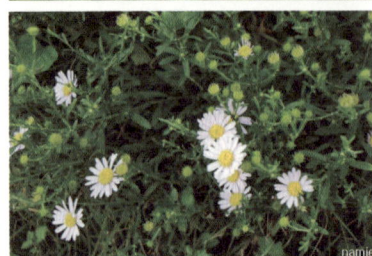

쑥부쟁이

어린순은 데쳐서 나물로 먹거나 기름에 볶아먹는다. 해열제와 기침, 천식의 약재로 쓰인다. 잎과 줄기를 말려서 감초와 섞어 먹으면 근육의 통증완화에 좋다. 해독작용이 뛰어나서 벌레에 물렸을 때에는 해독제로 쓰인다.

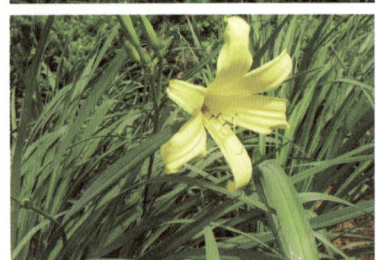

원추리

봄에는 어린싹을, 여름에는 꽃을 따서 김치나나물로 먹는다. 된장국에 넣어 먹거나 전으로지져 먹어도 좋다. 뿌리나 잎을 달여 차로 마시기도 한다. 한방에서는 뿌리를 이뇨제, 해열제, 진통제 등으로 이용한다. 과다복용하면 시력이나빠질 수 있으므로 말려서 찌거나 물에 데쳐독성을 빼는 것이 좋다. 스트레스와 우울증을치료하는 데에도 효과가 있다.

"어떤 맛이 나요?"

"생것은 매운맛이에요. 그런데 데치면 괜찮아요. 열매를 맺지 않은 때가 좋아요."

유채꽃대는 겉절이를 해 먹거나 물김치를 담가 먹기도 한다. 샐러드를 해도 좋다. 자연이 만들어낸 상큼한 봄맛이나.

"유채는 생명력이 강하고 아무 데서나 잘 자라요. 꽃대는 땅의 맛을 아주 다양하고 풍부하게 느끼게 해주죠. 봄날의 유채를 눈으로만 즐기는 사람이 많지만, 실은 어떤 채소보다도 좋아요."

이번에는 갈퀴나물이다.

"꽃의 단맛은 꿀이 있기 때문이에요. 얼마나 매혹적입니까."

"진짜 달아요!"

원추리가 빼꼼히 고개를 내밀었다.

"원추리도 일상적으로 먹을 수 있는 나물이죠. 여기 있는 것들 중에서 못 먹는 건 하나도 없어요. 어떻게 쓰느냐에 달린 거지."

원추리는 국수할 때 넣어 먹어도 좋고 데쳐서 나물로 먹어도 좋다. 오곡을 빻아서 쿠키를 만들어도 되고, 아이들이 좋아할 수 있게 스틱으로 만들어도 좋다. 들야생화는 독성 때문에 샐러드가 아니라 데쳐서 먹는다. 데치면 독이 빠지고 참기름을 더하면 또 한 번 독이 중화된다. 참기름을 나물요리에 많이 쓰는 이유는 바로 이 때문이다. 조상 대대로 내려오는 지혜인 셈이다. 산천에 자라는 나물의 독은 자생력을 갖기 위한 것이다. 독이 강하다는 것은 반대로 강한 면역력과 생존력을 갖고 있다는 의미다. 풀은 두 번째 뜯으면 그전보다 강해져 있다. 스스로를 지키기 위해 독을 더 강하게 만들기 때문이다. 그래서 세 번째 뜯는 건 못 먹는다. 풀도 사람도 마찬가지다. 좌절을 겪을수록 더욱 단단해진다. 이렇듯 방법과 이치를 알면 독을 피할 수 있다. 또한 제대로 알고 쓰면 독도 약이 된다.

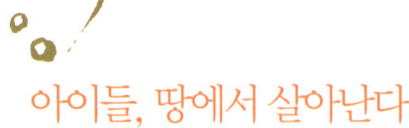

아이들, 땅에서 살아난다

오늘 들에서 얻은 재료들로 엄마들 앞에서 요리를 해보일 참이다. 우선 요리를 하기 전에 음식의 기본이 되는 맛, 단순하지만 깊은 맛이 무엇인지 알려주고 싶었다. 조선간장, 된장, 고추장을 맛보게 했다.

"오래 씹어보면 서로 다른 맛이 어떻게 섞여 조화를 이루는지 알 수 있어요. 몸의 균형을 이루기 위해서는 양념의 조화가 굉장히 중요해요. 앞으로 엄마들이 간장, 된장, 고추장을 반드시 담가서 먹는 게 중요해요. 시간이 걸리고 귀찮지만 꼭 해야 하는 일이에요. 기다림이 무엇인지 익히고 가슴 설레는 것이 무엇인지를 느껴보세요. 그러면 조금씩 식탁을 변화시킬 수 있는 용기가 생길 거예요. 음식의 최종적인 책임은 결국 만드는 사람에게 있어요. 그래서 만드는 사람이 항상 깨어 있어야 해요. 주부가 어떻게 지혜롭게 식탁을 관리하느냐에 따라 가족의 건강이 좌우됩니다. 바쁘다, 귀찮다 해서 피하는 거지 막상 만들어보면 그 속에서 창의적인 게 무궁무진하게 나와요."

맛의 기본을 지킬 준비가 되었다면 이제 자연에서 채취한 것들로 적어도 하두에 한 가지씩 반찬을 해보자. 노지 채소는 일반 하우스 채소보다 영양

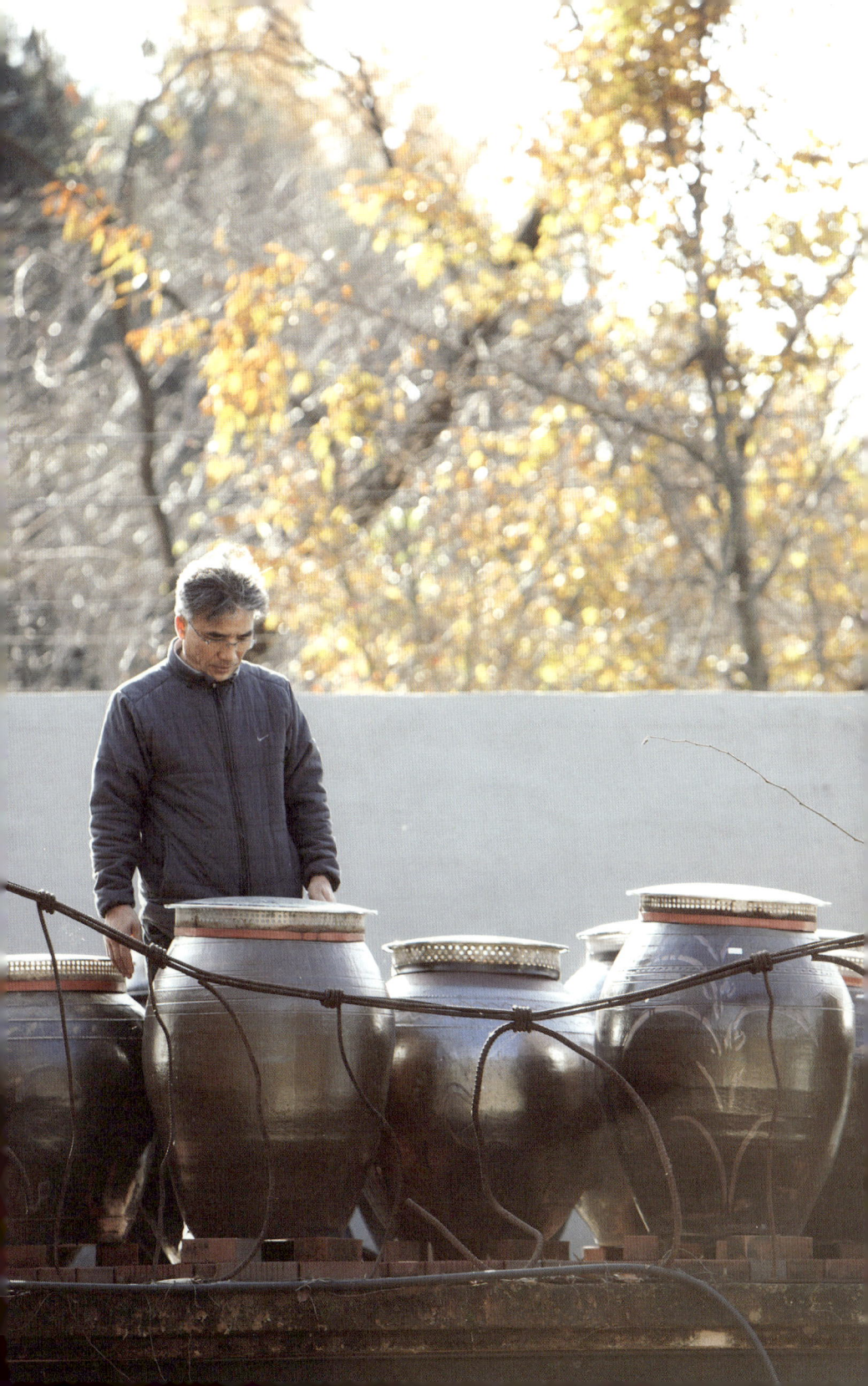

분이 훨씬 많다. 태양빛에서 형성된 영양소들이 그대로 우리 몸에 전달되기 때문이다. 국수, 빵, 부침개, 튀김, 묵나물 등 다양한 방법으로 만들어보자. 무청과 시래기처럼 데친 나물을 말리면 광합성에 의해 새로운 미네랄이 만들어진다. 주변이 오염되었다는 생각에 안심할 수 없다면 숯이나 황톳물에 담가 사용하는 것도 좋다. 하룻저녁 담갔다가 깨끗이 씻어서 먹어도 되고 식초나 참기름처럼 해독작용을 하는 양념을 사용해도 좋다.

기본 육수를 만들 때 자주 사용하는 양파는 가급적 껍질째 사용하자. 양파의 껍질에는 항암성분이 있기 때문에 푹 고아주면 그 자체가 해독제이고 조미료다. 독창적인 재료와 향기를 느낄 수 있도록 자연의 재료는 그 자체의 맛을 살리도록 한다. 음식의 깊은 맛은 거기서 비롯된다.

아이들의 입맛은 아직 성숙되거나 고착되지 않았기 때문에 다양한 경험이 필요하다. 올바른 입맛으로 정착될 수 있도록 어른들이 도와주어야 한다. 우선 아이들이 무슨 색깔을 좋아하는지 파악할 필요가 있다. 그 색깔은 자연이 만들어준 것들이다. 포도의 껍질로 보라색을 만들 수 있고, 파프리카로 빨간색을 만들 수 있고, 들풀로 녹색을 만들 수 있다. 검은콩과 밤송이를 오래 달여 검은색을 만들 수 있다.

빵에 의존하지 말고 떡을 만들어보자. 빵에는 버터, 달걀, 우유 등 지방과 설탕이 많이 들어 있다. 특히 밀가루는 열성을 만들어준다. 찹쌀과 쌀을 1:1 비율로 해서 밥처럼 익혀 찧어도 좋고 가루를 이용해 찜기로 쪄 설기를 만들어도 좋다. 그때 천연즙을 이용해 색깔도 내고 과일과 곡식을 섞어 쪄도 된다.

아이들과 주변의 들과 산을 산책하며 들풀을 채취해보자. 아이와 함께 책을 들고 집 주변부터 다녀보자. 한 단계 한 단계 알게 뇌년 산으로 들로 바다로 갈 수 있다. 식탁의 혁명은 잠자는 감성을 깨워서 온 가족이 함께하는 것이다. 결과부터 보려 하지 말고 단순한 것부터 시작하자. 아이들의 아토피 문제도 마찬가지다. 아토피는 시간과의 싸움이다. 약과 주사는 증상과 진통을 순간적으로 완화시키지만 근본적인 치료는 될 수 없다. 주변의 환경과 식탁에 무슨 문제가 있는지 살펴보는 것부터 시작해야 한다.

"오늘 들에서 채취한 원추리를 예로 들어볼게요. 이런 풀들을 보면 데쳐서 무치는 것만 된다고 생각해요. 하지만 요리에는 한 가지 조리법만 있는 건 아니에요. 정답이 없죠. 살짝 데친 다음 찹쌀가루나 곡물가루에 무쳐서 바짝 말리세요. 거기에 죽염을 살짝 뿌려서 튀기거나 구워 조청을 발라주면 아이들이 좋아하는 과자가 돼요. 아니면 장에 살짝 절였다가 짠 다음 총총 썰어서 김밥에 넣어보세요. 단순한 원추리 하나가 땅의 소식을 전해주죠. 우리가 흔히 사 먹는 김밥을 우리가 직접 채취한 자연의 재료를 이용해 만들면 어떻게 달라지는지 이제 한번 볼까요?"

첫 번째는 들판에서 얻은 겹벚꽃을 이용한 김밥이다. 겹벚꽃은 염증과 피로회복에 도움을 주고 특히 편도에 좋다. 편도가 부었을 때 뜨거운 물에 살짝 데쳐서 뜨거운 소금차를 만들어 마시면 편도가 싹 가라앉는다. 팬에 낙엽 소스를 기름처럼 살짝 붓고 겹벚꽃을 조린다. 여기에 엿기름과 조선간장을 살짝 넣어 간을 맞춘다. 김 한 장에 밥을 깔고 다 조려진 겹벚꽃을 넣어 돌돌 말아 아이들 한 입 크기로 자르면 겹벚꽃 김밥이 된다.

낙엽 소스는 말 그대로 낙엽으로 만든 소스다. 나는 요리에 낙엽 소스를 즐겨 사용한다. 낙엽은 모든 영양소를 다 털어낸 껍데기 같지만 거기에는 나무의 시간이 담겨 있다. 염증에 좋은 낙엽으로는 밤나무 낙엽과 잣송이가 허물어진 것을 쓴다. 우울증에는 붉은 열매가 좋으므로 찔레나 구기자, 오미자, 산수유 열매와 낙엽을 사용한다. 조려서 쓴맛이 나면 쓴 대로 먹는 것도 방법이지만 요리술을 넣어 쓴맛을 감해서 음식에 사용해도 좋다. 조선간장만 넣는 것이 강하고 짜다면 부드럽고 단맛이 나는 왜간장과 섞어 사용하는 방법도 있다.

커다란 통에 낙엽과 물을 넣은 다음 물의 양이 반으로 줄어들 때까지 끓인다. 끓인 낙엽 국물에서 낙엽을 걸러낸 다음 조선간장과 요리술을 넣고 끈적끈적한 소스가 될 때까지 오랫동안 조린다. 이 낙엽 소스를 나물 무칠 때나 떡이나 과자를 만들 때 쓰면 좋다. 어디에도 치우치지 않는 맛이 위장을 편안하게 해준다. 나는 낙엽을 끓여 차를 마시기도 한다. 낙엽만으로 끓인 차는 가슴을 뻥 뚫어주면서 시원함을 느끼게 해준다. 기분이 우울할 때는 낙엽차만한 게 없다.

두 번째는 원추리 김밥. 살짝 데친 원추리를 간장에 담가놓는다. 간이 배면 살짝 짜서 물기를 제거한 다음 송송 썰어 같은 방법으로 김밥을 만든다.

다음으로는 봄나물 가운데서도 단연 비타민과 미네랄이 풍부한 곰취를 이용한 쌈밥이다. 곰취는 끓는 물에 데친다. 머윗대는 팬에 참기름을 두르고 살짝 볶는다. 곰취를 넓게 펴고 그 위에 밥을 깐 다음 볶은 머윗대와 낙엽 소스에 조린 겹벚꽃, 신선한 돌나물 등을 올려 돌돌 말아 썬다.

이번에는 아이들과 함께하는 봄나물 열전이다. 두릅, 참나물, 엄나무순, 구기자순, 고사리, 이 다섯 가지 나물을 각기 된장과 고추장, 조선간장에 무친다. 팬을 약한 불로 달군 다음 생강물과 엿기름을 섞은 후 한천을 녹인다. 나물늘을 보관용기에 넣고 생강물, 엿기름, 한천이 섞인 물을 부은 후 30분

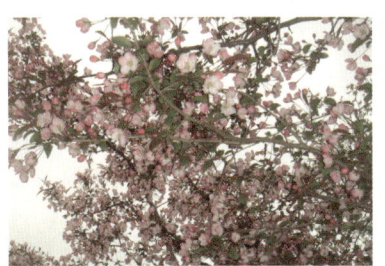

겹벚꽃

꽃으로 술을 담그면 식욕증진과 피로회복에 효능이 있다. 예부터 껍질은 기침과 천식의 치료제로 쓰였다. 또한 소화불량과 설사 및 식중독에도 효과가 좋다. 잎은 습진, 땀띠 등 피부병 치료제로 쓰인다. 꽃잎은 말려 차로 마시는데 기침과 해독, 당뇨병에 좋다.

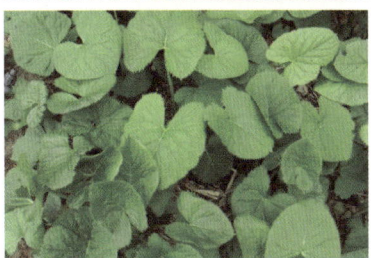

곰취

부드러우면서도 쌈싸름한 맛이 특징인데, 봄철 입맛을 돋우고 춘곤증에 좋아 피로회복제로 쓰인다. 고기에 싸 먹거나 나물, 김치로도 먹는다. 억센 곰취잎은 장아찌를 담가 먹는다. 식이섬유가 풍부해 변비에도 좋다.

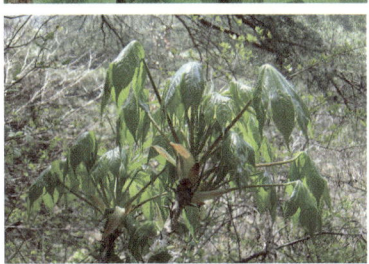

엄나무순

두릅과 비슷하게 생겨서 '개두릅'이라고도 한다. 두릅보다 쌈싸름한 맛이 강하다. 당뇨, 두통, 감기, 관절염, 신경통에 효과가 좋다. 살짝 데쳐 찬물에 담가 쓴맛을 뺀 후 초고추장이나 된장에 무쳐 먹는다. 소화를 돕는 성질이 있어 고기요리에 곁들여 먹으면 좋다.

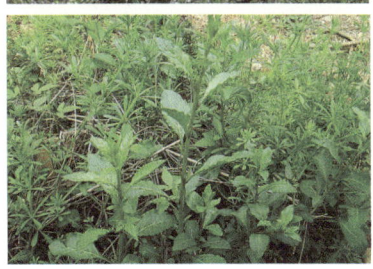

구기자순

진시황이 찾던 불로초가 구기자라는 속설이 있다. 구기자순은 삶아 먹기도 하고 차로 마시기도 한다. 묵나물로 말려 먹어도 좋다. 폐, 간, 신장을 보호하고 항균·항암효과가 뛰어나 예부터 강장제로 쓰였다. 구기자는 줄기, 잎, 열매가 두루 쓰인다.

가량 굳힌다. 이른바 다섯 가지 나물을 이용한 '나물양갱'이다. 같은 방법으로 삶은 녹두를 이용하면 '녹두양갱'이 된다. 곰취쌈밥에 양갱을 곁들이면 십여 가지 봄나물로 근사한 밥상을 차려내는 셈이 된다.

기를 보태주는 더덕을 이용해도 좋다. 엿기름으로 단맛을 내고 참기름을 넣어 고소함을 더한 고추장 양념을 더덕에 바른 후 겹벚꽃을 올려 구워준다. 작은 변화에도 눈과 혀가 새로워진다.

화사한 벚꽃과 어린 잎새 튀김, 천연소염제인 원추리 튀김과 참가자미 튀김도 고소한 간식거리다. 유황 성분이 많은 참가자미를 비늘째 먹으면 아이들의 성장에도 좋다.

원추리 부각도 새로운 시도다. 찹쌀가루, 멥쌀가루, 콩가루, 다진 원추리에 기본 육수를 넣어 반죽한 후 이를 먹기 좋게 잘라 튀겨낸다. 이는 춘곤증을 막아주는 건강한 간식이다. 자연이 살아 있고 그 자연을 알아보는 눈이 있다면 밥상 위는 무한한 창조의 세계가 된다.

아이를 가진 사람들은 땅을 밟을 곳, 흙이 있는 곳으로 부지런히 나아가야 한다. 아이들의 몸과 마음은 그러한 시도로 나날이 회복된다. ❀

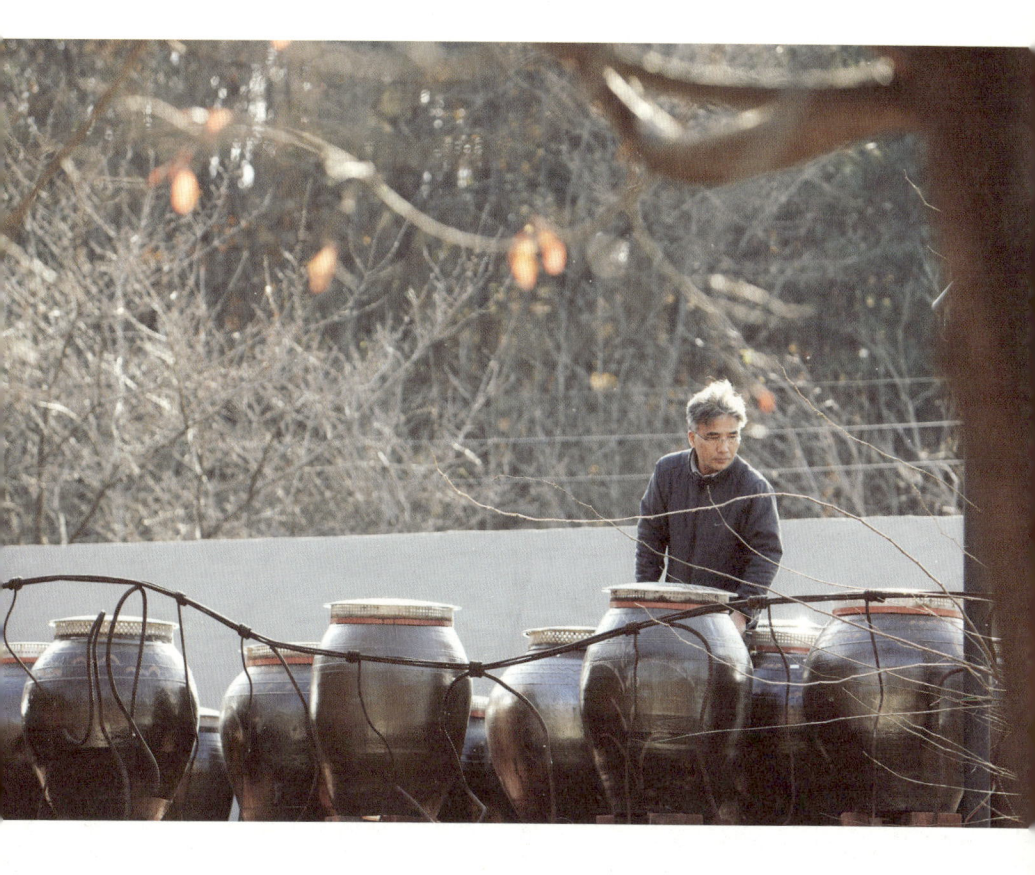

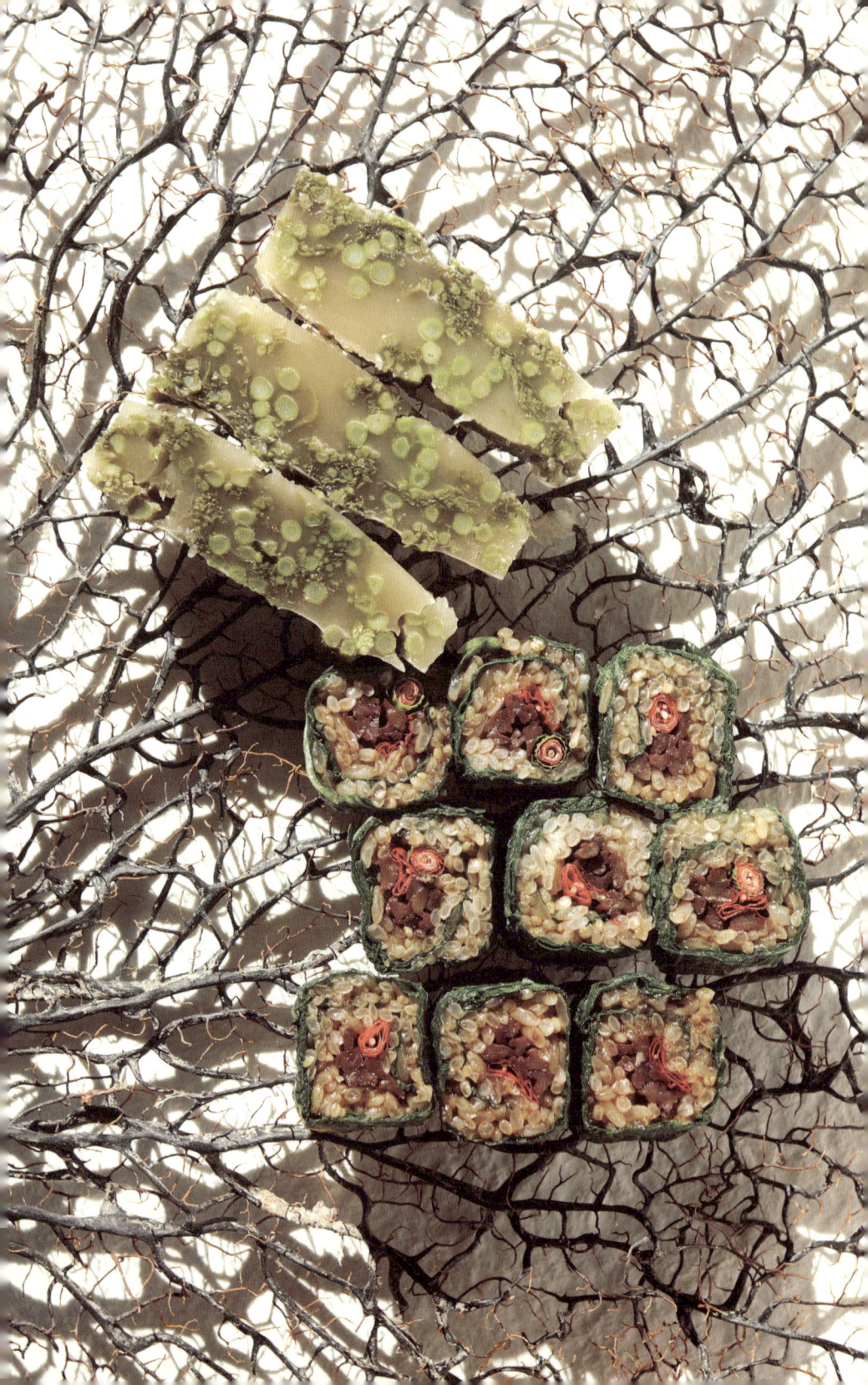

곰취쌈밥과 나물양갱

낙엽 소스는 큰 통에 낙엽을 가득 넣고 끓인 다음 반 정도 졸여겼을 때 체에 걸러 조선간장과 요리술을 넣고 걸쭉해질 때까지 조려서 사용한다.

◉ 곰취쌈밥 밥, 곰취, 머윗대, 겹벚꽃, 돌나물, 낙엽 소스, 엿기름, 조선간장, 요리술, 참기름

1. 밥에 낙엽 소스를 뿌려 잘 섞는다.
2. 팬에 낙엽 소스를 두르고 엿기름과 조선간장을 더해 겹벚꽃을 조린다.
3. 곰취는 끓는 물에 살짝 데치고 머윗대는 참기름을 두르고 살짝 볶는다.
4. 곰취를 깔고, 낙엽 소스를 섞은 밥을 올린다.
5. 머윗대, 낙엽 소스에 조린 겹벚꽃, 신선한 돌나물을 그 위에 올린 후 돌돌 만다.
6. 적당한 크기로 잘라 접시에 놓는다.

◉◉ 나물양갱 두릅, 참나물, 엄나무순, 구기자순, 고사리, 조선간장, 된장, 고추장, 생강물, 엿기름, 한천

1. 두릅과 참나물, 엄나무순, 구기자순, 고사리를 각기 된장과 고추장, 조선간장에 무친다.
2. 약한 불로 달군 팬에 생강물과 엿기름을 넣고 끓인 후 한천을 녹인다.
3. 보관용기에 나물을 넣고 한천 녹인 물을 부은 후 30분가량 굳힌다.
4. 먹기 좋게 잘라 접시에 놓는다.

◉◉◉ 겹벚꽃 김밥·원추리 김밥 밥, 김, 원추리, 겹벚꽃, 조선간장, 엿기름, 낙엽 소스

1. 팬에 낙엽 소스를 기름처럼 살짝 붓고 겹벚꽃을 조린 후 엿기름과 조선간장을 넣어 간을 맞춘다.
2. 김에 밥, 조린 겹벚꽃 순으로 올리고 돌돌 말아 아이들 한입 크기로 자른다.
3. 원추리는 살짝 데친 후 조선간장에 담가놓는다.
4. 간이 배면 살짝 짜서 물기를 제거한 다음 송송 썰어 같은 방법으로 김밥을 만든다.

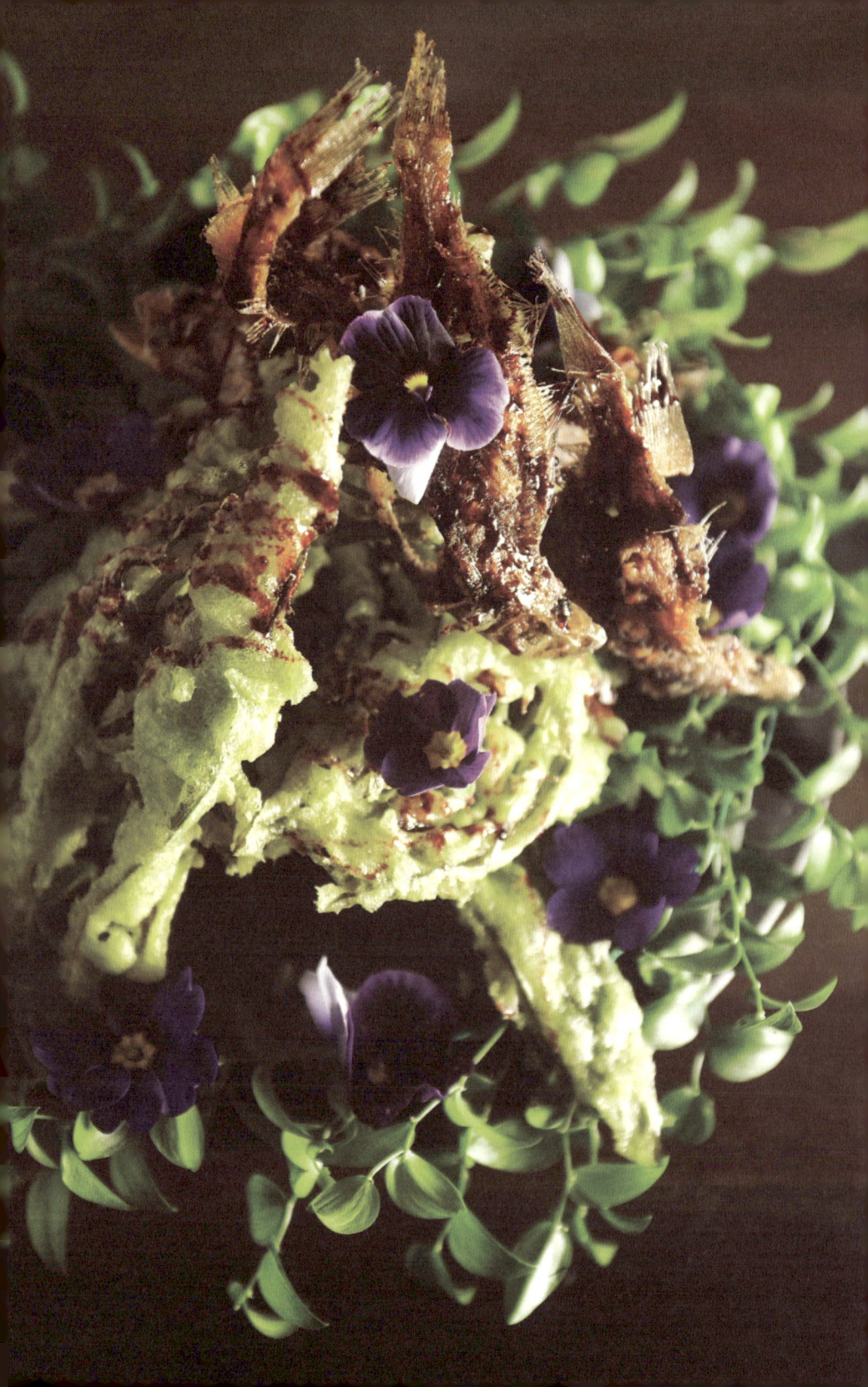

원추리 부각 · 각종 튀김

참가자미, 원추리, 벚꽃, 어린 잎새, 찹쌀가루, 멥쌀가루, 콩가루, 멸치다시마콩 육수

1. 원추리는 잘게 다진 후 찹쌀가루, 멥쌀가루, 콩가루와 멸치다시마콩 육수를 섞은
   반죽에 넣는다. 반죽을 적당한 크기로 비스듬히 자른 다음 튀겨낸다.
2. 참가자미는 통째로 비늘까지 튀기고, 벚꽃과 어린 잎새는 찹쌀가루와 멥쌀가루를 섞은
   튀김옷을 입힌 후 튀겨낸다.

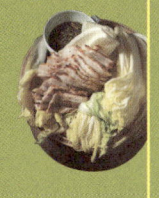

음식은
만남이다

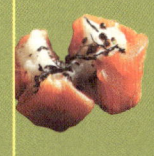

⊙

잃어버린 고국의 맛을 전하다

고토에 피어난 '하나됨'의 염원

태고의 산악이 품은 겨울 바다

한 세대의 생명을 받아안는 법

엄마의 손길을 대신 전하며

잃어버린 고국의
맛을 전하다 | 배추보쌈과 백김치 |

2009년 11월, 다롄 행 비행기에 몸을 실었다. 호랑이 반도의 끝부분, 지도의 꼭대기를 횡단하고 싶었다. 우리 땅 밖에서 우리 것을 잊지 않고 살고 있는 사람들에게, 척박한 땅에 발붙여 살아가고 있는 재중동포들에게, 한국에 일하러 나가 있는 부모를 그리워하는 아이들에게 위로를 주고 싶었다.

다롄 공항에 도착하니 초겨울 날씨가 을씨년스럽다. 4시간을 차로 달려 도착한 중국 랴오닝 성 단둥 시. 단둥은 900킬로미터 압록강의 끝자락이다. 공항에서 시로 들어가는 길, 길고도 긴 갈대밭이 눈앞에 펼쳐졌다. 한때는 고구려와 발해의 땅이었던 곳, 한국전쟁 때는 중공군들이 한반도로 들어오는 길목이었다. 숱한 분노와 슬픔이 서린 길…… 시가지로 들어서니 개발이 한창이다. 이미 고층건물이 여럿 들어서 있는 시내 곳곳에서도 역시 건물 공사가 한창이다. 강을 사이에 두고 보이는 북녘땅의 낡은 단층집들과는 확연히 대조가 된다.

네 발 달린 것들 중에는 책걸상만 빼고, 날개 달린 것들 중에는 비행기만 빼고 다 먹는다는 중국, 재래시장부터 가보았다. 먹을거리 좌판의 활력은 높이 치솟는 중국의 경제지표를 앞지르고 있는 느낌이다. 몇 년 전 왔을 때보다 더 활기를 띠고 있다. 우리 전통 시장에서 볼 수 있었던 풍경과 많이 닮았다. 호객을 하고 흥정을 하는 소리가 시장 여기저기에서 들려온다. 흥겹고 정겹다.

좀더 시장 안쪽으로 들어가보기로 했다. 생선가게를 가보니 말린 가오리가 눈에 들어온다. 산속에 자리한 도시라 그런지 바닷고기들은 주로 말린 것들이고, 생물고기는 강에서 잡은 민물고기들이 주를 이루고 있다. 이번엔 정육점 쪽으로 가보았다. 돼지머리는 물론 닭머리, 오리머리, 심지어 염소머리까지 머릿고기들만 따로 바구니에 담아 팔고 있는 것이 인상적이다. 고소한 냄새에 이끌려 찾아간 즉석두붓집에서는 재래식으로 두부를 만들어 저울에 달아 근으로 팔고 있다. 금방 나온 두부를 한 모 사 먹으니 고소하고 든든하다.

시장을 빠져나오니 상점가에서 폭죽이 요란하게 터진다. 결혼식이 열리고 있다. 중국의 결혼식은 화려하고 성대하기로 유명하다. 음식을 층층이 차려내는 것은 다산과 번영을 의미한다. 차린 음식이 풍성한 만큼 복이 온다고 믿기 때문이다.

역시나 음식은 푸짐하고 기름져 보였다. 중국음식은 국물을 낼 때도 일단 재료를 볶는 것으로 시작한다. 돼지다리, 꿩고기, 오리고기, 잉어요리까지…… 단, 쇠고기 요리가 없었다. 한국음식은 다섯 색, 아홉 색으로 색을 맞춰서 놓지만 중국은 색에 관계없이 그냥 통째로 올리는 것을 좋아한다. 재료의 머리를 버리지 않고 온전하게 전체를 사용하는 것 또한 중국요리의

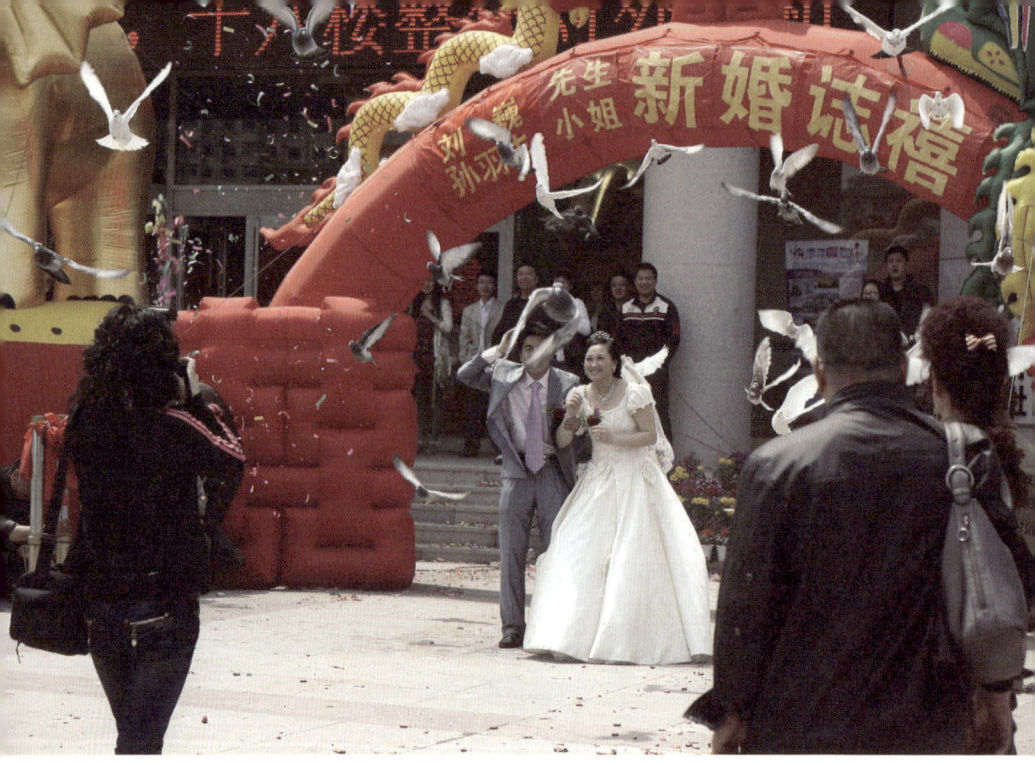

특징이다.

　중국요리는 쪄서 볶고 튀기기를 반복한다. 메마르고 건조한 날씨와 사막의 흙먼지까지…… 물이 귀한 이곳의 환경은 물을 이용한 조리법을 사용할수 없게 했을 것이다. 인구는 많은데 물이 부족하니 멸균과 살균 또한 중요한 문제였을 것이다. 그런 이유로 물 없이 재료의 맛을 최대한 살리는, 고온에서 순간적으로 맛을 가두는 불의 요리가 중국요리의 기본이 되었다. 차(茶) 문화가 발달한 것도 워낙 깨끗한 물이 귀해 물을 끓여 사용해야만 했기때문일 것이다. 강한 향신료를 쓰는 것은 몸에 달라붙은 벌레를 없애고 살균을 하기 위함이다. 이렇듯 한 문화권의 조리법은 그 지역의 생활환경을 고스란히 반영하고 있다.

압록강 철교로 갔다. 북한땅과 마주한 단둥의 압록강변…… 한국전쟁이 끊어놓은 철교는 이제 '압록강 단교'라는 이름으로 중국의 관광자원이 되었다. 단둥과 북한을 오가는 것은 그 너머에 새로 놓인 제2철교를 통해 이루어진다. '조중우의교(朝中友誼橋)'라는 이름답게 압록강 철교는 압록강에서도 가장 교류가 활발한 다리다. 이 철교가 바로 김정일이 중국을 오갈 때 항상 이용하는 철교이기도 하다. 철교 아래로는 유람선이 유유히 떠가고 있다. 철교 위로는 기차가 지나간다. 북한 쪽으로 들어가는 기차였다. 괜스레 눈시울이 붉어진다. 압록강 철교 위로 눈이 내린다. 강 이편에서 볼 수 있는 평화로운 풍경과는 달리 한 끼 해결이 어렵다는 저 너머의 땅…… 저들을 위해 요리를 해줄 수 있는 날은 언제 올까?

단둥에서 3시간 정도 걸려 조선족이 산다는 마을로 갔다. 재중동포의 먹음새는 어떨까. 듬성듬성한 나무담장이 우리네 시골 같다. 누구네 수저 개수까지도 다 알 수 있을 것 같은 툭 트인 시골집 풍경. 하늘을 올려다 보니 멀리 백두산 자락이 보인다. 마을길을 걷다 우연히 마당에서 배추를 씻는 아낙을 발견했다. 때늦은 김장이다. 이곳에서는 어떤 식으로 김장을 담그는지 보고 싶었다.

"안으로 들어가봐도 될까요?"

"네. 들어오세요."

"배추를 자르지도 않고 통째로 하네?"

"예. 여기는 그렇게 합니다."

무가 굉장히 파랗다. 무를 한 쪽 잘라 먹어보니 역시나 그냥 먹기는 몹시

매웠다.

"달고 매우니까 김치 하는 데는 좋겠는데요. 우리나라 무처럼 물이 풍부하거나 그렇지는 않네요."

간이 맞지 않은 소금물에 통째로 절인 배추…… 손을 걷어붙이고 일손을 좀 돕기로 했다. 김장 때 품앗이해가며 서로 돕는 것은 우리 민족의 오랜 습성이다.

"한국 나가본 사람들이 말하는데, 먹는 건 중국이 낫다고 하더라고요."

"중국이 낫다고요? 어째서 그럴까?"

"한국은 비싸다고요. 물건은 있는데 돈 주고 사려면 비싸다구요. 중국은 먹는 게 부담없어요."

김칫속 재료를 준비하고 있던 안주인은 슬쩍 자신이 없어졌는지 한국 요리사라는 내게 자꾸 해보라 한다. 남편도 한국김치가 훨씬 맛있다며 옆에서 자꾸 입으로 거든다. 그래도 이들이 하는 식을 보고 싶었으므로 하던 대로 해보시라 했다. 안주인은 채썬 무에 마른 새우를 넣는다.

"그건 뭡니까? 마른 새우?"

"한국에서는 이거 안 넣어요?"

"말린 게 아니고 새우젓을 넣죠."

젓갈과 파가 들어가지 않는 김치다. 아무래도 산골마을이다 보니 해산물이 없어 고춧가루, 생강, 마늘, 마른 새우만 넣어 만드는 김장김치인 모양이다. 이윽고 안주인이 두툼한 비닐봉투를 꺼낸다. 그 안에는 하얀 가루가 가득 들어 있다.

"그건 뭔가요? 소금?"

"뭐라 하더라…… 뉴슈?"

"아, 사카린? 이런 건 넣지 마시지."

"그래야 맛이 나지, 이거 안 넣으면 맛이 안 난다고요."

"넣지 말고 해봐요."

사카린을 안 쓰자니 영 불안한 눈치다. 한국식당에서 일하고 돌아온 이웃들로부터 배운 방식이라 했다. 인공감미료를 쓰지 않고도 김치를 맛있게 담그는 법을 알려주고 싶어졌다.

새우에는 이미 핵산이 있어 따로 조미료는 넣지 않아도 된다. 양념에는 멸치 액젓을 넣었다. 절인 배추가 아무래도 간이 약해 속을 좀 간간하게 할 참이다. 대신에 양념이 너무 빡빡한 듯하여 물을 좀 넣었다.

절인 배추를 가지러 마당으로 나간다. 눈이 내린다. 김장하기에는 좋은 날이다. 옛날에도 이런 날씨에 김장을 했다. 너무 빨리 담그면 빨리 시어버리니까 어머니는 첫눈이 언제 오나 기다리곤 하셨다.

맨손으로 배추를 건지는데 손이 얼어붙는다. 고생은 돼도 맨손으로 하는 게 좋다. 음식은 손맛이라 하지 않던가. 사람의 손길이 자주 닿을수록 음식의 맛은 깊어진다.

우선 절인 통배추를 반으로 잘랐다.

"아예 절일 때부터 잘라서 절여야 해요. 그래야 골고루 절여지거든요."

이제 배추에 속을 넣을 차례다. 그런데 배추가 덜 절여져 아직 빳빳하다. 하는 수 없이 소금을 조금 더 뿌렸다. 같은 식재료도 토양과 기후에 따라 성질이 다르다. 유럽에 사는 어떤 한국분이 현지 배추를 사다 김치를 담그는데 아무리 해도 숨이 죽지 않아 고민 끝에 소다수를 넣어 기어이 숨을 죽였다는 이야기를 들었다. 땅의 성질과 햇볕의 정도에 따라 같은 과일과 채소의 성질도 이렇게 달라진다.

여기선 '움'이라고 부르는 지하창고 위의 거적을 치우고 사다리를 타고 내려갔다. 내부공간이 제법 넓었다. 여기에 감자, 고구마, 양파 등 채소를 보관한다고 한다. 땅속은 더위와 추위를 막아 항상 영상 15도쯤을 유지해준다. 천연 냉장고다. 안주인은 독에 담긴 김치 위에 소금을 뿌리는 걸 잊지 않는다. 천연 냉장고에 보관된 50포기의 적잖은 김치는 내외의 겨울을 든든하게 해줄 것이다.

"색깔도 좋고 맛도 좋고…… 올해에는 이걸로 모자라겠네요."

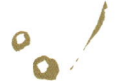

중국식 김장, 한국식 뒤풀이

내외의 김장은 이제 맛있는 발효의 시간으로 들어가고, 수고한 사람들은 김장날의 별미를 즐겨야 할 차례다. 김장날의 보너스는 단연 배추보쌈. 여기서는 색다른 보쌈요리를 해볼 생각이다. 집마당 텃밭으로 갔다. 먼저 텃밭 어귀에 서 있는 엄나무의 가지를 꺾었다. 언 땅은 죽은 것이 아니라 쉬고 있는 것이다. 언 땅에도 귀한 식재료가 숨어 있다. 언 밭을 뒤적여 지칭개를 캔다. 쓴맛을 우려내면 맛있는 나물이 되는 녀석이다. 배추뿌리도 캤다. 겨울을 이겨내는 식물을 먹으면 몸이 강해진다. '뚱딴지'라 불리는 돼지감자도 찾아냈다. 특유의 향이 있어 샐러드로 먹기도 하고 고지혈증이나 당뇨와 같은 성인병에도 효과가 있는 재료다.

"돼지감자는 여기서도 많이 캐어 먹죠?"

"네."

"짠지로 하면 좋아요."

못 먹던 시절, 우리 집에서도 독에 쌀겨를 넣고 돼지감자를 재어놨다가 숙성시켜 먹곤 했다.

백두산 기슭의 마을들은 일제가 압록강 유역에서 목재를 수탈하려고 조선팔도에서 이주민을 모집해 만든 마을이었다. 1960년대 문화대혁명 때 한족들이 이주해오면서 지금은 인구 중 60퍼센트만 조선족이다. 일 년의 절반이 겨울인 지역이라 벼농사를 지을 수 없어서 옥수수와 감자로 국수, 밥, 떡을 해 먹는다.

한식의 기본은 밑국물. 물에 엄나무 가지, 얇게 썬 생강, 썬 사과, 배추뿌리, 술, 간장을 넣고 끓인다. 여기에 고기를 넣고 삶는다. 고기를 찍어 먹을 소스는 고기 삶은 물을 기본으로 한다. 우선 고기 삶은 물에 으깬 밥을 넣고 익혀 건진다. 육수에 익힌 으깬 밥, 액젓, 채썬 고추, 다진 생강을 넣고 섞는다. 여기에 빈대를 태울 때 나는 냄새 같다고 한국에서는 '빈대풀'이라고 불리는 고수를 넣었다. 위장도 튼튼하게 하고 입냄새도 없애주는 고수는 중국 요리에 단골로 등장하는 향신료이니 재중동포의 입맛에도 잘 맞을 것이다. 이 땅에서 나는 재료로만 만든 색다른 보쌈 소스다.

한 번도 밥상에 오르지 못했다는 이 댁 뒤꼍의 돼지감자도 채썰어 쇠고기와 함께 소스의 양념으로 무쳤다. 한국에서 보쌈과 같이 곁들여 먹는 무생채 무침 같은 역할을 해줄 것이다. 육수에 데친 두부를 채썬 배추 위에 올려 식단의 균형을 맞춘다. 따뜻한 두부는 속을 편안하게 해줄 것이다. 육수에 데친 배추에 고기와 소스, 돼지감자 무침을 올려 싸 먹으면 부드러우면서도 사각거리는 게 담백한 맛을 낼 것이다. 접시는 이 집 담의 기와로 대신했다. 오랜 세월 이 집을 지켜냈듯 부정한 기운을 없애고 부부를 지켜달라는 의미였다.

"한국사람들은 채소에 기름을 적게 쓰지요?"

"네, 굉장히 담백하게 먹어요. 나물 같은 것으로 무쳐 먹거나 쌈으로 먹

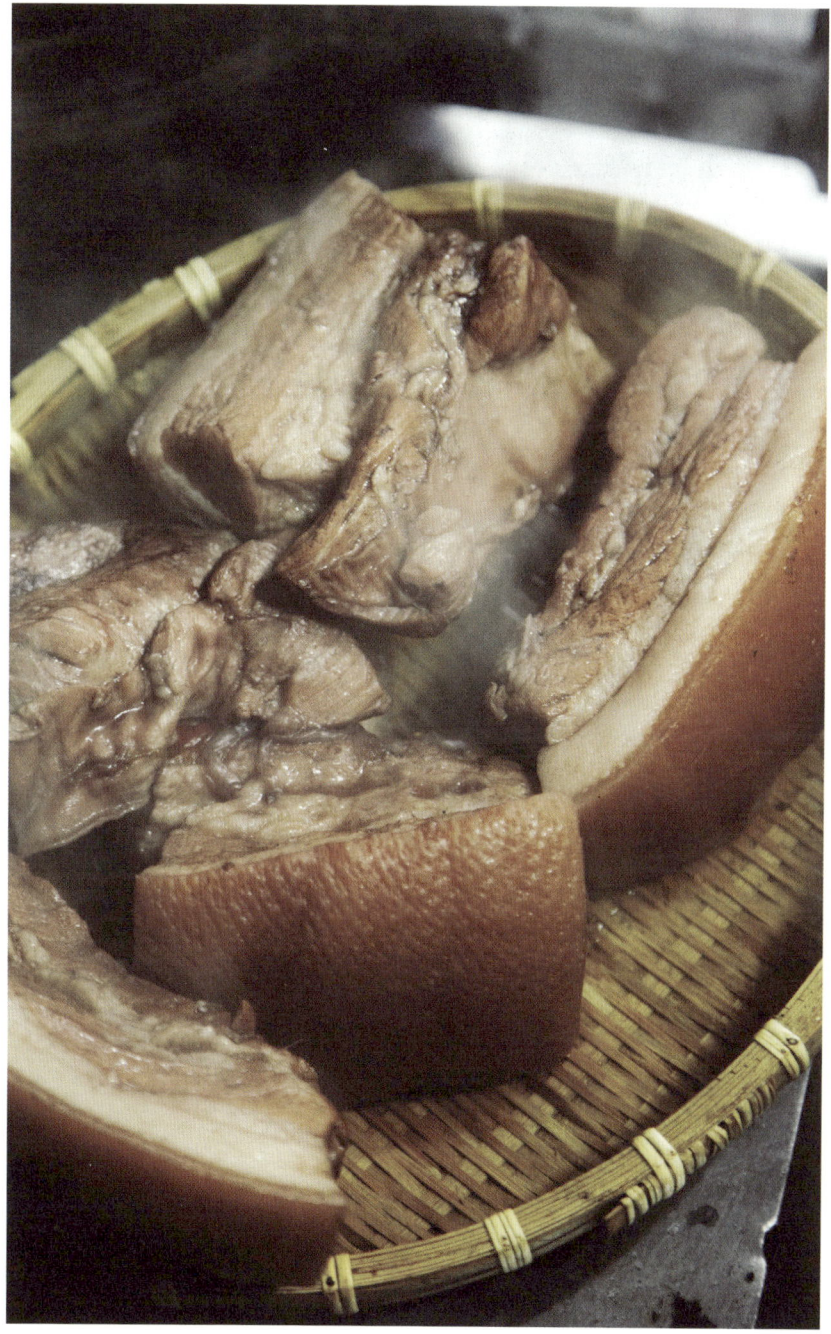

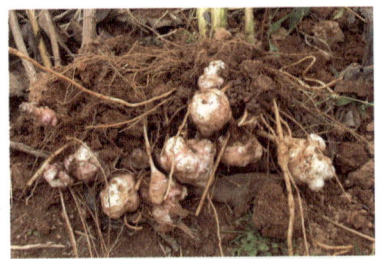

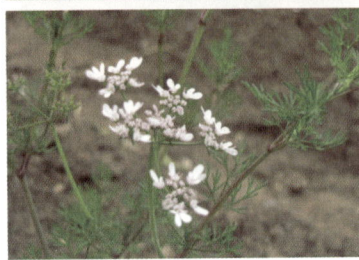

어요. 밭에서 들에서 풀 뜯어서 먹는 것은 한국사람들이 세계에서 가장 뛰
어난 것 같아요. 예부터 자연의 순리를 따라 살기 때문에 그런가봐요. 음식
도 발효시키고 기다리고 하면서."

"우리는 절반 이상은 중국식으로 먹어요. 한국음식이 좋은 건 아는데요,
할 줄 아는 데가 없다구요. 그리고 습관이 돼서 기름을 안 넣으면 영 맛이
없어요. 근데 이 음식은 기름이 안 들었는데도 맛이 좋네요?"

좋은 건 알지만 몰라서 한국음식을 못 해 먹는다는 아주머니를 위해 김치
만드는 방법을 알려주기로 했다. 원래 한국에서는 김장을 하면 배추김치,
동치미, 열무김치, 백김치, 갓김치 등 여러 가지 김치를 함께 담그곤 했으
니, 기왕에 있는 재료를 가지고 색다른 백김치를 만들어보기로 했다.

백김치 속으로는 파, 목이버섯, 무를 썰어 넣기로 한다. 간은 액젓으로 한다. 배추에 속을 넣고 남은 속은 김치 위에 붓는다. 양념이 배면 세상 어디에도 없는 독특한 백김치가 될 것이다. 여기에 생새우를 넣어도 괜찮고, 빨간고추를 채썰어 섞어도 좋다. 국물을 액젓으로 하느냐 새우젓으로 하느냐 아니면 고기를 삶아서 하느냐에 따라 지방마다 김치의 맛이 달라진다. 해초를 넣어도 되고, 밤이나 배, 미나리, 갓을 넣어도 된다. 국물이 짜지면 물을 맞춰 먹으면 된다.

백김치 한 쪽을 먹어보는 아주머니.

"아, 진짜 맛 좋아요!"

"백김치는 한 일주일 익혀서 차게 해서 드시면 돼요."

나 또한 이곳에서 올해 첫 김장을 담갔다. 화학조미료에 익숙해져버린 그들의 입맛에 우리 고유의 맛을 알려주고 싶었다. 겨우내 내외의 밥상엔 어느 날 한국에서 날아왔던 나그네의 손맛이 올려질 것이다. 이들이 그 맛을 기억하고 복원할 수 있으면 좋겠다. ❁

배추보쌈과 백김치

배추보쌈에 쓰이는 밑국물은 물에 엄나무 가지와 얇게 썬 생강, 썬 사과, 배추뿌리, 술과 조선간장을 넣어 끓여 만든다.
보쌈 소스는 고기 육수에 익힌 으깬 밥과 멸치 액젓, 채썬 고수, 다진 생강을 섞어 만든다.
(고추, 파, 고수, 생강, 멸치 액젓, 된장 반 스푼, 매실청을 섞어서 만들어도 좋다)

배추보쌈 배추, 돼지고기, 밑국물, 보쌈 소스

1. 배추는 밑국물에 데친다.
2. 돼지고기는 밑국물에 삶아낸다.
3. 잘 익은 돼지고기를 결대로 자르고, 배추 위에 올린다.
4. 소스를 뿌리고 돼지감자 무침과 곁들인다.

백김치 배추, 파, 목이버섯, 무, 생새우, 빨간고추, 멸치 액젓

1. 김칫속은 파, 목이버섯, 무를 썰어 섞고 간은 멸치 액젓으로 한다.
2. 절인 배추에 속을 넣은 후 남은 속은 김치 위에 붓는다.
3. 생새우를 넣거나 빨간고추를 채썰어 섞어도 좋다.

돼지감자 무침 돼지감자, 보쌈 소스

1. 돼지감자는 채썬다.
2. 쇠고기와 보쌈 소스를 섞어 돼지감자와 함께 무친다.

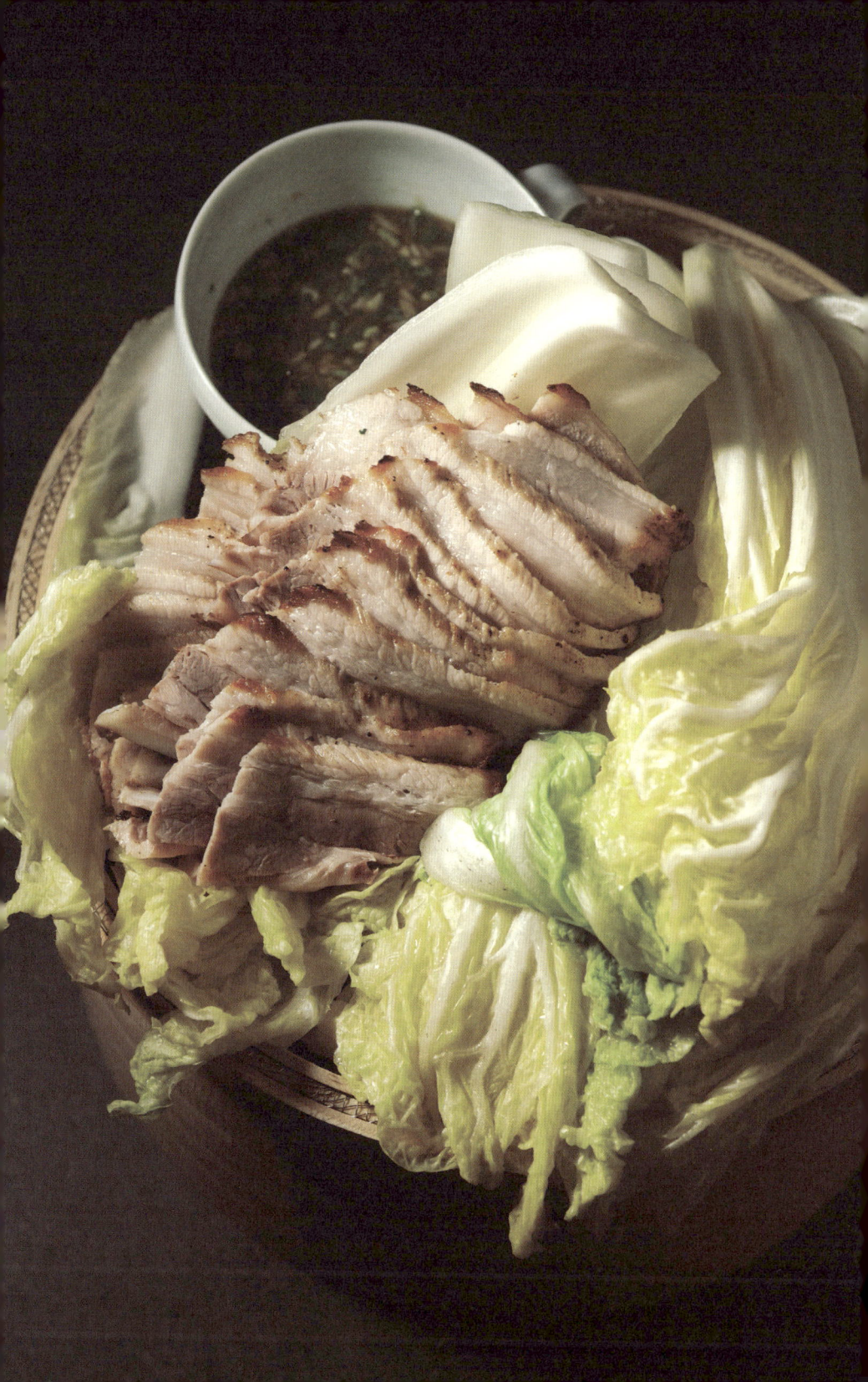

고토에 피어난 '하나됨'의 염원 | 장미냉이 샐러드와 가지버섯 불고기 |

단둥에서 차로 8시간 만에 지안에 도착했다. 지안은 고구려의 옛터가 있는 곳이다. 말하자면 우리의 옛 수도이자 고구려 문화의 발상지다. 국내성터와 광개토대왕릉과 장수왕릉 등 도시 곳곳이 고구려 유적으로 가득한 곳이다. 2004년 세계문화유산으로 지정된 고구려 유적들이라 한국인들이 갈수록 많이 방문하지만 중국의 동북공정 때문인지 분위기가 살벌하고 경계가 삼엄하다.

유리왕 22년(서기 3년) 이래 서기 427년 평양으로 천도하기까지 고구려의 수도였던 국내성의 궁궐터엔 이제 아파트들이 들어서 있다. 성은 이미 다 허물어지고 잡초 속에 성벽의 일부만이 남아 있을 뿐이다. 보호막으로 막힌 건 광개토대왕릉도 마찬가지였는데, 유네스코 세계문화유산에 오르며 새롭게 단장됐다지만 가까스로 돌무더기들만 추려져 있는 정도였다. 1600년을 버텨왔으나 이제는 처참히 부서진 광개토대왕릉을 바라본다. 들어보니 그

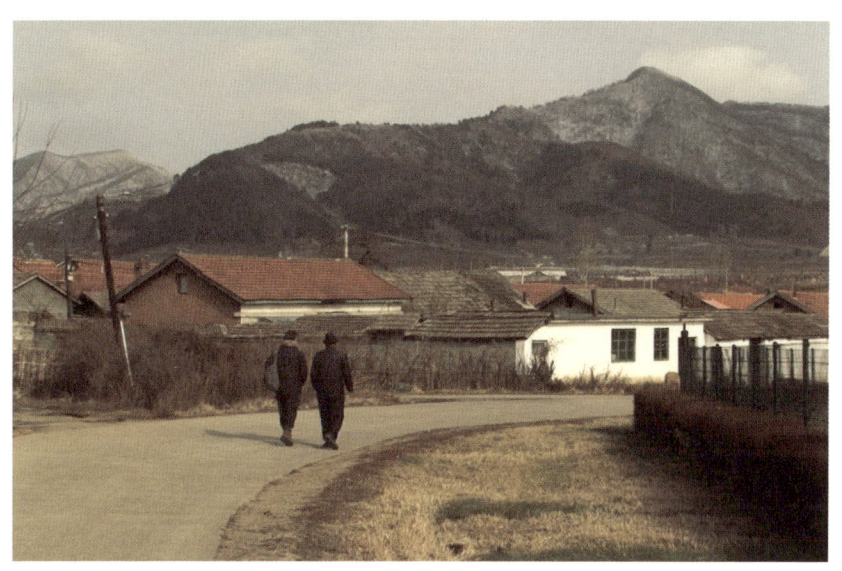

광개토대왕릉을 청소하는 이가 재중동포라고 한다.

장군총을 바라보고 있는 지안의 조선족 마을, 골목길은 깨끗하고 고요하다. 집집마다 고추를 말리고 있는 모습이 반갑다. 조선족의 수가 적어 두만강 유역의 연변과는 달리 한족들과 한데 어울려 살고 한족과 결혼하는 경우도 많아 아이들도 중국말을 쓰는 게 더 편하다는 곳. 이곳의 재중동포들은 일제시대에 한반도에서 간도로 넘어와 황무지를 일궈 옥토로 만든 사람들이다. 강인한 생활력으로 땅을 일구고 마을을 일구며 세대를 이어갔다.

길에서 중절모를 쓴 한 노인을 만났다.

"여기는 전부가 고구려 유적인가보네요."

"전부 고구려 유적입니다. 전 세계가 다 알고 있는 고구려 옛 도읍이지요."

"조선민족의 조상이 살던 곳에서 사시니까 더 좋지요?"

"네. 그저 우리 조선민족이 이렇게 되니까 자부심도 느낍니다. 하지만 조선족 인구가 그리 많지 않습니다, 산골이니까."

현재 이곳에 살고 있는 조선족은 1만 4천명. 중국 국적으로 살지만 온전히 중국인일 수 없는 그들. 얼마 전까지 조선족학교 교장으로 일했다는 노인은 조선족의 수가 줄자 폐교가 되면서 교장직을 잃었다. 한때 300명에 달했던 학생수가 줄면서 이제 조선족 아이들은 한족학교를 다닌다. 이제 그 아이들은 점점 조선어를 잊게 될 것이다.

"지금 어디 가시는 길인가요?"

"우리 조카며느리 생일집 갑니다."

교장선생은 선뜻 나그네를 초대했다. 가는 길에 스스럼없이 가족사를 풀어놓는다.

"우리 아버지는 낫 놓고 기역자도 모르던 사람이야. 해방이 되어가지고 우리도 조선으로 돌아갔지. 그런데 아버지는 일자무식쟁이라서 조선에서 못 살겠다는 거야. 농사를 짓는 데는 중국이 낫지 조선은 안 되겠다고 그래. 그래서 다시 우리를 데리고 건너왔지."

조국은 아무것도 가진 것 없는 빈농을 따뜻하게 맞아주지 않았다. 그나마 토지개혁을 하고 토지를 나눠준다는 중국으로 다시 들어오게 되었다는 것이다. 이후로 고향땅을 다시는 밟아볼 수 없을 것이라는 생각은 꿈에도 해보지 못했다. 결국 아버지는 고향땅을 가보지 못했다. 그래도 중국땅에서 중국 국적으로 살아온 조선족일망정 고구려의 후손이라는 자부심만은 대단했다. 그 자부심으로 모든 외로움과 향수를 이겨냈으리라.

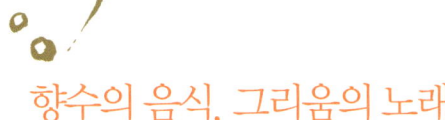

향수의 음식, 그리움의 노래

전직 교장선생님의 조카며느리 생일날. 부엌에선 국수 뽑기가 볼만했다. 배고픈 시절을 견뎌야 했던 조선족만의 음식, 옥수수국수다. 옥수수를 거두면 한 해 농사도 끝이 났다는 이들에게 옥수수는 떡도 하고 죽도 쑤어 먹는 귀중한 식재료였을 것이다. 먹을 것이 풍족해진 지금 옥수수국수는 이곳 사람들에게 추억의 음식이 되었다.

부엌이고 방 안이고 음식준비에 한창이다. 잔치가 생기면 동네 이웃들이 와서 잔치준비를 도와준다. 생일잔치엔 먼 사돈까지 찾아온다. 피를 나눈 친척이 아니어도 이웃간에는 모두 형, 아우, 우리 삼촌, 우리 고모, 우리 조카로 산다. 이런 공동체 문화가 소수민족으로 살아온 그들을 더욱 돈독하게 묶어주었으리라.

미역국이 상에 놓인다. 초절임처럼 간단하게 무친 배추겉절이가 이색적이다. 나물도 기름에 볶아서 올렸고, 고기도 기름졌다. 춥고 긴 겨울을 이기려면 그래야 했을 것이다.

"쇠고기 잡수세요."

어르신들은 멀리서 찾아온 나그네에게 고기부터 권한다.

"육십한 살 때 많이 모이구요. 일흔한 살 때 많이 모이고, 여든한 살에 또 많이 모이고 그래요."

"우리 집 아들, 딸, 며느리는 전부 한국에 나가 있어요."

"우리 집은 딸, 아들, 사위."

한국에서 일하고 있는 가족을 두지 않은 사람이 없었다. 한국으로 떠나보 낸 가족들에 관한 이야기가 계속 이어진다. 모두들 한마음으로 가지고 있는 소원 하나가 있었다.

"우리 소원은 정말 하나라. 조선은 통일되어야 한단 말이야. 그래야 타국 에 와 있는 우리 조선족들이 자기 나라에서 한번 살아볼 수 있는 거고. 그게 우리 소원이라."

"잘될 거예요."

고국은 남과 북으로 갈라져 총부리를 겨누고 있고, 그 와중에 동북공정으 로 인한 중국의 정신적, 물리적 핍박에 몸과 마음에 생채기가 생겼을 이들 이었다.

이제 내가 답례를 할 순서다. 집 밖으로 나가 주변을 둘러보았다. 담벼락 에 씀바귀와 냉이가 보였다. 한겨울인데도 냉이는 제 빛깔을 잃지 않았다. 밖에서 얻은 재료를 가지고 부엌으로 들어왔다. 부엌에서 아직도 일하고 있 는 아주머니들은 내가 뜯어온 씀바귀를 보자 한마디씩 한다. 이들도 들풀이 좋은 건 알고 있었다.

"이건 술로 담가 먹으면 몸에 좋아요."

"여자들 젖이 아프잖아, 거기에 좋다고."

고추와 금귤로 색과 향을 낸 겨울샐러드를 하기로 했다. 생일 주인공을

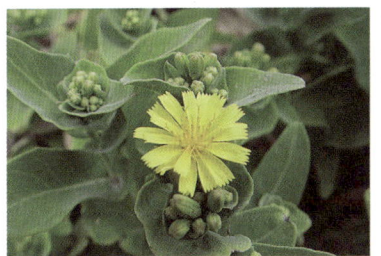

씀바귀
쓴맛이 강해 주로 데쳐서 찬물에 오래 우려내
사용한다. 배즙을 이용해 무치면 쓴맛을 완화
시킬 수 있다. 섬유질이 풍부해 변비에 탁월한
효능이 있으며, 입맛이 없을 때 식욕을 돋워준
다. 또한 항산화작용, 항박테리아 효과, 콜레
스테롤 억제 효과가 있으며, 최근 항암치료에
도 사용한다.

위해 누군가가 선물한 장미도 실례를 무릅쓰고 두어 송이 뽑았다. 장미를
식촛물에 씻으면 장미의 색이 바래지 않고 향이 짙어진다. 향기로운 인생,
아름다운 인생을 사시라는 내 마음이다. 장미냉이 샐러드는 간장 소스에 귤
즙과 파, 양파를 다져 넣어 맛을 냈다. 홍피망을 섞어 식감도 더했다. 피망
은 눈을 밝게 하는 상큼한 비타민의 보고다. 눈이 충혈됐을 때 삶아서 그 물
에 씻으면 충혈이 없어진다. 깨를 골라내는 체를 뒤집어놓고 그 위에 배춧
잎을 깐 다음 고추를 곁들인 장미냉이 샐러드를 올렸다.

두 번째 요리는 재중동포들의 입맛을 감안해 전통방식을 응용한 불고기
다. 채소들을 부드럽게 만드는 가지에 고추와 버섯 등을 함께 볶은 가지버
섯 불고기다. 달구어진 팬에 버섯을 넣고 간장을 뿌려 볶다가 귤즙을 짜넣
은 후 다시 볶는다. 마지막에 참기름을 넣어 휘둘러 볶은 다음 접시에 덜어
둔다. 다음으로 버섯을 볶은 팬에 듬성듬성 썰어낸 가지와 다진 홍고추를
넣고 볶는다. 어느 정도 볶아지면 접시에 덜어두었던 버섯을 다시 잘 섞어

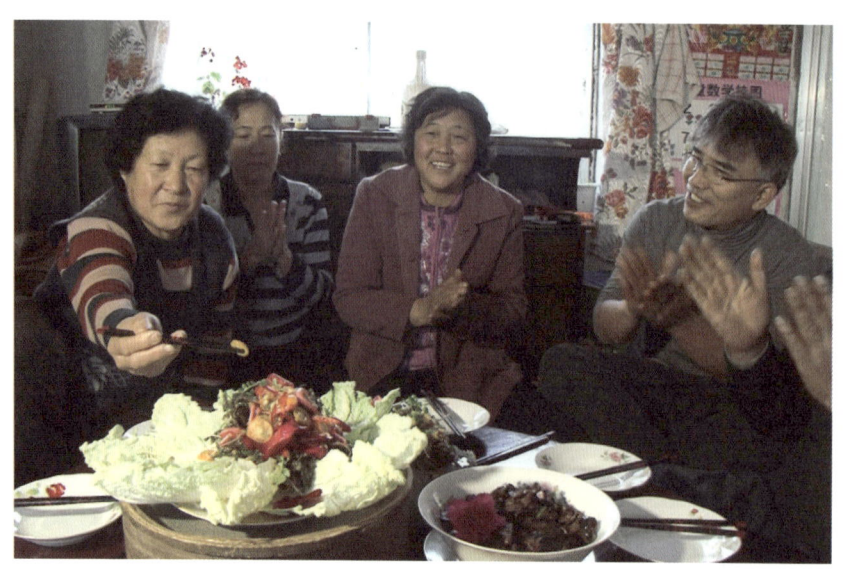

가며 볶은 다음 접시에 덜어놓는다. 같은 팬에 간장과 술로 양념한 고기를 넣고 볶다가 잘게 썬 양파와 파를 넣어 다시 볶는다. 마지막으로 볶아놓은 버섯과 가지를 고기와 섞고 후루룩 볶아 접시에 담아낸다.

간에 좋은 씀바귀는 다진 바나나에 무쳐 맛을 부드럽게 했다. 바나나가 씀바귀의 쓴맛을 중화시켜줄 것이다. 뿌리채소들은 땅의 소식을 전하는 열쇠다. 겨울에는 주변의 것, 뿌리채소들을 더 많이 먹어야 한다. 언 땅을 뚫고 올라오는 것들은 땅의 기운을 더 많이 품고 있을 것이기 때문이다. 그러나 이곳 사람들은 쓴맛에 익숙지 않은 모양이다. 젓가락이 선뜻 오가지 않는다. 시간이 필요한 일이다. 무엇이든 첫눈에 반하기란 쉽지 않다.

"우린 습관이 되지 않아 못 먹갔시오."

"쓰면 삶아서 우려내어 무쳐서 먹고, 쓴맛을 좋아하면 그대로 드세요. 쓴 것이 간에 굉장히 좋거든요. 뿌리들을 먹으면 몸이 굉장히 맑아져서 나쁜 것들이 혈관에 쌓이고 막히는 걸 방지해줘요."

"한국손님이 와서 이렇게 잘 차려줘서 이거 꿈 같습니다."

"정말 설렙니다. 어쨌거나 조선민족 만세지요."

흥이 도도해진다. 나도 한 소절 축하노래를 불렀다.

"두만강 푸른 물에 노젓는 뱃사공⋯⋯"

내가 노래를 부르니 아주머니들의 눈시울이 붉어진다. 이내 아리랑 합창이 이어진다. 약주로 거나해진 할아버지 한 분은 아랫목에서 깊은 잠에 빠졌다. 한 할머니는 한국에 있다는 손주 사진들을 내게 보여주었다. 좋은 날 좋은 음식은 멀리 떨어져 있는 가족을 더 그리워하게 한다. 내 알량한 음식이 그들에게 위로가 되기는커녕 그리움을 덧들이기나 한 건 아닌지. ❀

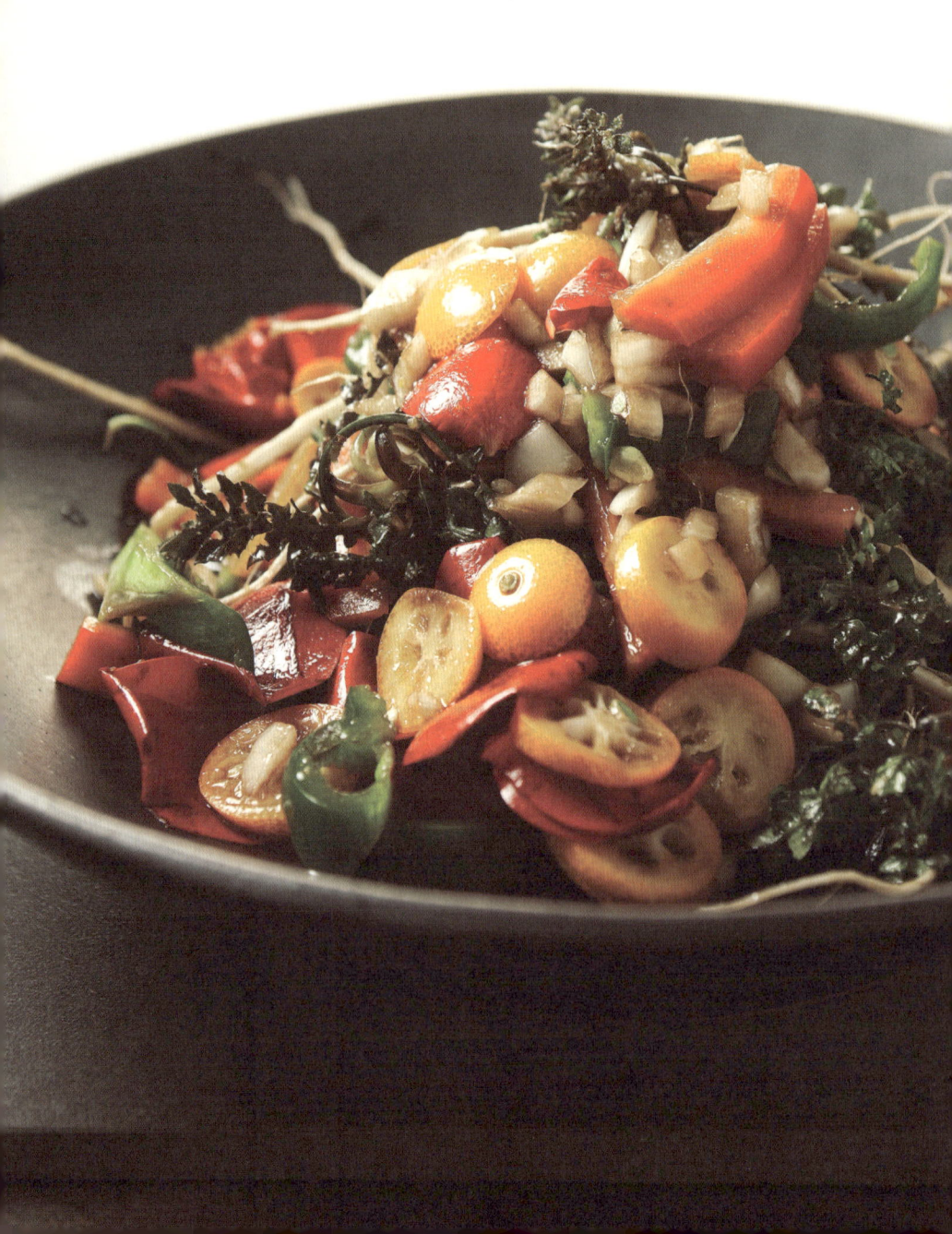

샐러드 소스는 조선간장과 참기름을 섞은 후 귤즙, 파, 양파를 다져 넣어 만든다.
포도식초, 들기름, 생강즙, 왜간장, 매실청, 올리브오일, 참기름, 유자 소스, 화이트와인,
장미 소스를 섞어도 좋다.

장미냉이 샐러드 피망, 금귤, 양파, 냉이, 장미, 샐러드 소스

1. 피망은 길게 채를 썰고, 금귤은 동그랗게 썬다. 양파도 채를 썰어 준비한다.
2. 씀바귀와 냉이를 깨끗하게 씻은 후 피망, 금귤, 양파, 고추를 더해 소스에 넣고 버무린다.
3. 장미는 식촛물에 씻어 향을 돋우고, 마지막으로 샐러드를 장식할 때 쓴다.

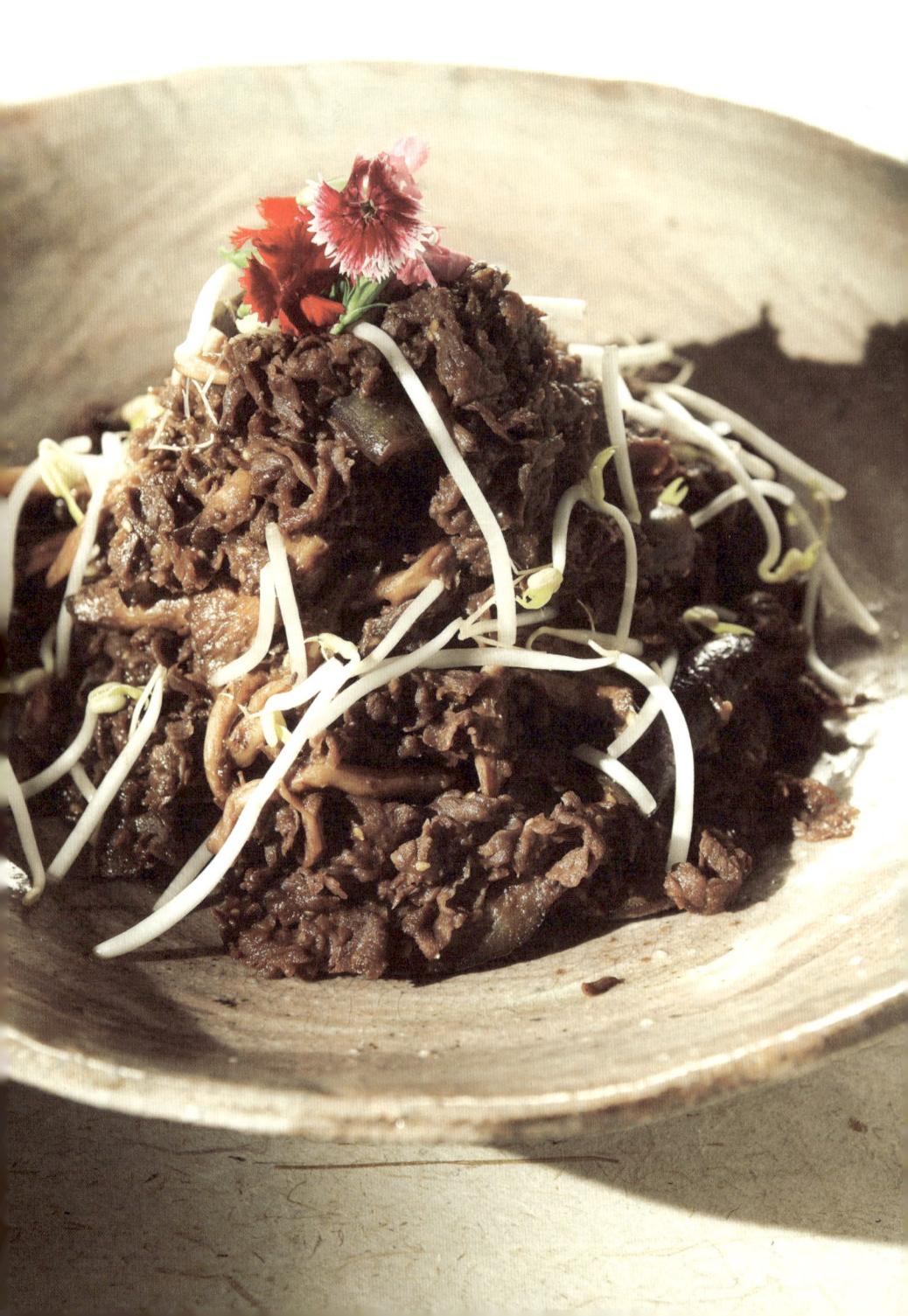

가지버섯 불고기

불고기 소스는 양파 간 것, 참기름, 후추, 조선간장, 요리술, 배 간 것을 섞어 만든다.
레드와인을 넣어도 좋으며, 재어놓고 먹을 때는 양파 간 것을 넣지 않는 것이 좋다.

◉
가지버섯 불고기 버섯, 가지, 쇠고기, 홍고추, 양파, 파, 귤즙, 조선간장, 참기름, 레드와인, 요리술

1. 달군 팬에 버섯과 조선간장을 넣어 볶다가 귤즙을 짜넣고 다시 볶는다.
2. 참기름을 휘휘 둘러 다시 한 번 볶은 후 접시에 덜어둔다. 이때, 레드와인과 요리술을
   넣어도 좋다.
3. 가지는 길게 자르고 홍고추는 다진 다음 버섯을 볶은 팬에 가지와 홍고추를 넣고 볶는다.
4. 버섯과 가지를 잘 섞어가며 볶은 다음 다시 접시에 덜어놓는다.
5. 불고기는 소스에 양념한 후 달군 팬에 넣고 볶다가 잘게 썬 양파와 파를 넣고 다시 볶는다.
6. 마지막으로 볶은 불고기와 볶은 가지버섯을 섞은 후 후추와 참깨를 넣어 마무리한다.
   숙주가 있으면 숙주를 올려도 좋다.

태고의 산악이 품은
겨울 바다 | 낙엽차 |

백두산. 이름만 들어도 가슴이 벅차오르는 그곳에 가기로 했다. 중국땅에 온 이상 그 산을 마음에, 두 눈에 한가득 품고 싶었다. 기차를 탔다. 우리네 70년대 기차를 생각나게 한다. 처음 이용해보는 침대칸이다. 무임승차에 물로 배를 채우며 전국을 떠돌던 그때가 생각났다. 군것질거리와 편안한 좌석은 내 것이 아니었다. 혹시나 역무원에게 들킬까봐 의자 밑에 들어가서 자고 나면 온몸이 마비되는 것 같았다. 이제는 비로소 떳떳이 다리를 펴고 누워본다.

백두산으로 향하는 길, 모든 풍광이 예사로워 보이지 않는다. 이 풍광의 기운을 받으면 백두산 등정도 거뜬히 할 수 있을 것 같다. 그러나 백두산은 그렇게 호락호락 품을 열어주지 않았다. 중국 공안들은 아예 등산로 입구를 막아버렸다. 폭설로 등산로가 막혀 올라갈 수 있는 방법이 없다고 했다. 백두산 밑에서 닷새 동안 백두산 꼭대기만 쳐다보고 있었다. 눈앞에 백두산을

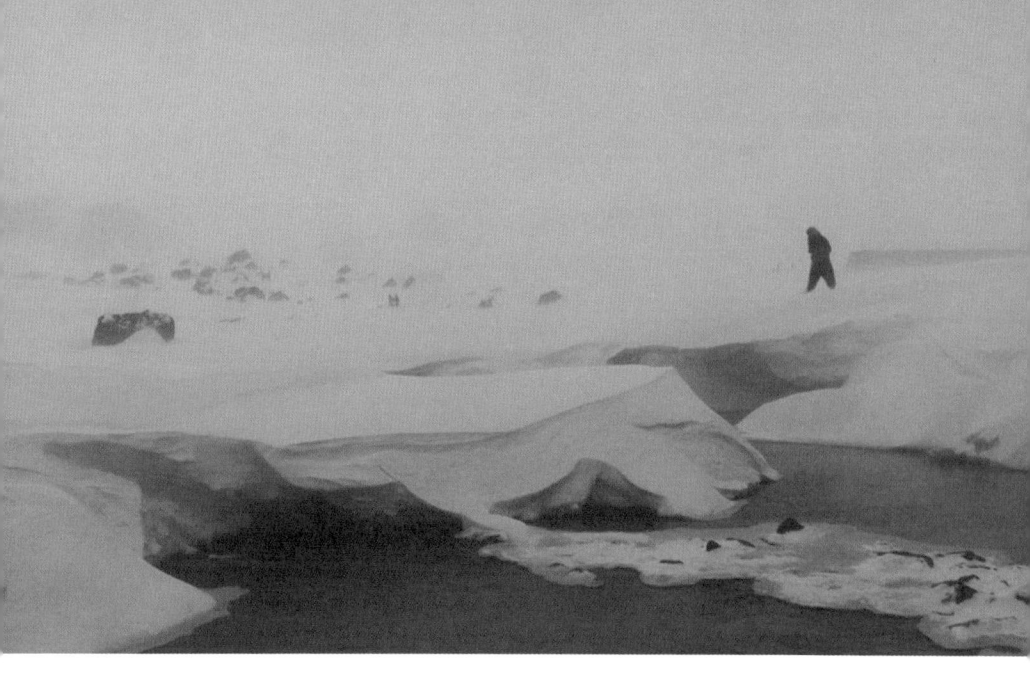

두고 그대로 발길을 돌릴 수는 없었다.

6일째 되는 날 아침, 왠지 오늘은 올라갈 수 있을 것 같은 기분이 들었다. 좋은 일이 생길 것 같았다. 하지만 공안은 여전히 눈보라가 너무 심해서 입산이 불가능하다고 했다. 발길을 돌려 내려오는 길, 기적처럼 샛길을 발견했다. 공안의 눈을 피해 샛길로 오르다보니 어느덧 눈앞에 수천 개의 계단이 떡하니 펼쳐졌다. 올라가는 경사가 85도는 되어 보였다. 수행하듯 오르고 또 올랐다. 계단이 끝나자 역시 급경사의 바위터널이 컴컴한 주둥이를 벌리고 있었다. 아무것도 보이지 않는 터널 안에서 벽을 잡은 채 더듬더듬 올랐다.

터널을 통과하는 데만 2~3시간이 걸렸다. 터널 끝의 문이 열리는 순간 눈보라가 들이쳤다. 터널 밖으로 나서니 방향을 가늠할 수가 없었다. 다행히 발밑으로 졸졸 물이 흘렀다. 천지(天池)로 이어지리라 짐작하고 그 물길을 따라 걷기 시작했다. 영하 40도. 얇은 면장갑에 점퍼 차림이었다. 백두산을 가본 적이 없으니 될 수 있는 한 가벼운 차림이 좋겠다고 생각한 것이다. 발은 무릎까지 눈에 빠지고 눈보라로 온몸이 얼어 붙었다.

몸이 마비되기 시작한다. 손을 바지 안에 넣고 미친 듯이 비벼본다. 죽을 것 같다. 살을 에는 이 눈보라에 과연 어떤 생명이 살아남을 수 있을까. 그때 눈밭 사이로 풀들이 보였다. 동토에도 푸른 생명은 예비되어 있었다. 감동이다. 이 풀들을 우려 마시면 몸에서 열이 난다. 백두가, 천지가 길러준 자연숙성의 풀들이다. 눈을 헤치고 풀들을 뽑아 주머니에 넣었다. 그때 멀리서 사람의 형상이 보였다. 반가운 마음에 먼저 인사를 던진다.

"니하오."

"안녕하세요."

의외로 대답이 한국말이다.

"한국사람이에요?"

"반갑습니다!"

"어디서 왔어요?"

"저는 한국 부산에서 왔습니다."

"저는 양평이에요."

"참 인연이 묘합니다."

"여기 자주 다닙니까?"

"오늘 천지 올라가면 한 이백 번째 됩니다. 건강이 안 좋아서 거의 매일 백두에 올라요."

악천후에 인적이 끊긴 백두산에서 만난 인연이 한국사람이라니 기적만 같다. 남자는 그렇게 많이 백두산을 올랐어도 늘 감동이고 새롭다고 했다. 준비도 부실한 나그네가 눈보라를 헤치고 여기까지 오게 만든 힘도 다름 아닌 백두의 기운이리라.

"겨울에 천지를 구경한다는 건 하늘로부터 선택받은 사람만이 가능한 일이에요. 좀처럼 허락되지 않죠."

"너무 좋네요."

"천지가 이제 한 백 미터 남았습니다."

눈보라를 헤치며 우리는 천지를 향해 고집스레 걸어갔다. 온몸이 얼어붙는, 험난한 길이었다.

어느 순간 거대한 파도가 나를 덮칠 것처럼 다가오는 게 보였다. 산 위에서 바다를 만난 감동은 이루 말로 표현할 수 없을 정도였다. 누군가는 어머니의 자궁 같다고 하고, 누군가는 시간이 멈춰버린 공간이라고 한다. 이 거대한 물을 담은 백두산도 한낱 작은 이끼에서 시작되었을 것이다. 이끼가 풀들이 되고 그것이 다시 흙이 되고 영양분이 되어 이토록 웅장한 삼림을 만들고, 마침내 그 품 안에 바다를 키웠으리라.

천지의 물을 맛보고 싶어 기다시피 하며 아래로 내려갔다. 찬바람이 부는데 숨이 올라가니까 눈썹이 얼어붙었고 이미 코에도 감각이 없었다. 손가락도 움직이지 않는 상태였지만 물맛은 꼭 보고 싶었다. 짱짱한 물속에 손을 담가 한움큼 떠낸다. 무미(無味), 맛의 극치다. 하지만 감동도 순간, 순식간에 손이 얼었다. 옷 속에 손을 넣고 미친 듯이 비벼 동상을 막았다.

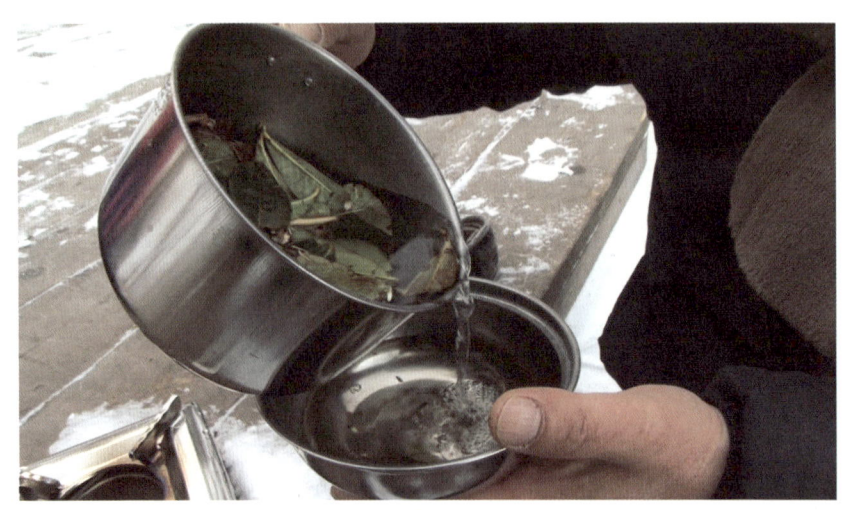

　오후 3시. 벌써 어둑해지고 있다. 눈보라까지 치니 앞뒤로 길이 없어졌다. 하산을 하려면 터널을 찾아 움직여야 하는데 한 치 앞도 알 수 없다. 부산사 내의 도움으로 가까스로 터널 입구를 찾았다. 첩첩산중, 터널의 문 앞에는 이미 눈이 허리 높이까지 쌓여 있다. 그 눈을 치워야 터널로 들어갈 수 있다.

　겨우 눈을 치우고 터널 안으로 들어갔다. 역시 캄캄한 어둠. 발을 잘못 디 디면 실족하여 즉사다. 오히려 아무것도 보이지 않으니 두려움이 잦아드는 기분이다. 벽을 잡고 터널을 통과하니 기진맥진이다. 이제 다시 급경사의 계단. 더이상 걸을 수가 없다. 눈이 쌓여 계단의 윤곽도 사라졌다. 자포자기 의 심정으로 썰매 타듯 계단 위를 미끄러져 내려왔다.

　산을 내려오니 중국 공안이 거칠게 욕을 해댄다. 차라리 알아들을 수가 없으니 못 들은 척할 수도 있다. 산속에서 다리쉼을 할 때마다 눈밭을 헤쳐 풀과 낙엽을 모아두었다. 들쭉과 노란 만병초도 구했다. 기특하고 고마운 녀석들이다. 이런 엄동설한에 나뭇잎을 주워서 차를 끓여 마시면 마음속에 응어리졌던 게 싹 풀린다. 낙엽차는 우울증 환자에게도 기가 막힌 효과가 있다. 길벗에게 낙엽차를 권했다.

"백두산에 와서 난생처음으로 낙엽차를 다 먹습니다."

풀 하나, 낙엽 한 잎에는 자연의 모든 것이 들어 있다. 계절, 날씨, 비, 햇빛, 그리고 스치는 바람까지. 자기 임무를 다한 나뭇잎은 그 독도 다 빠져 오직 순수한 자연만을 간직한 채 땅에 떨어진다. 그 낙엽을 주워 차로 마시면 마음의 체중이 내려가고 모든 게 편안해진다. 다시 흙으로 돌아가는 낙엽처럼 순수한 자신으로 돌아가게 된다. 보리를 발효시켜 넣거나 꿀에 조려 엑기스로 만들면 요리의 소스로도 쓰고 차로도 마시고 일 년 내내 먹을 수 있다.

"풀잎 향기, 소나무 향기, 잣나무 향기…… 온갖 자연의 향기가 그대로

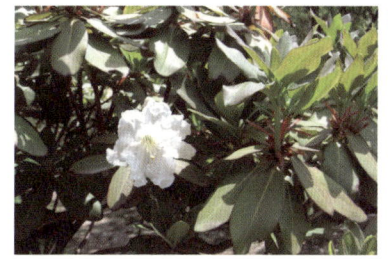

만병초
만 가지 병을 고친다고 해서 '만병초'라는 이름이 붙었다. 예부터 민간요법에서 두루 쓰였던 식물이다. 신장, 당뇨병, 류머티즘염, 혈압 조절, 생리불순에 효과가 좋다. 독성이 있으므로 주의해서 충분히 데쳐 사용해야 한다.

배어 있는, 이거 정말 묘한 차로군요."

"인간의 가공을 전혀 거치지 않은 자연의 차예요."

"고향 어머니와 함께 마을 앞 냇가를 바라보는 것처럼 사람의 영혼을 맑게 하는군요. 상상을 초월하는 맛입니다."

신성한 땅 백두산에서, 자연이 만들어준 최고의 숙성재료로 차를 만들어 나눠 마신 우리는 맑아진 영혼만 서로 확인한 채 기약 없이 헤어졌다. ✿

한 세대의 생명을
받아안는 법 | 우엉완자 |

백두산을 내려와 연길로 향한다. 중국에는 이미 조선족만 사는 마을이 거의 없다. 그런데 화룡시 장항이라는 곳에 조선족들만 사는 이씨 집성촌이 있다고 했다. 마을 초입, 엄동설한에 마을청년들이 개울에서 물고기를 잡고 있다. 배터리를 이용한 전기잡이다. 물고기가 없을 것 같은 개울에서도 이렇게 전기를 놓으면 숨었던 물고기가 수면 위로 떠오른다. 바위틈에서 잠자던 돌종게들과 우리네 개울에선 사라진 민물장어까지 나온다.

"여기서는 고기를 잡아서 어떻게 먹어요?"

"고추장에 끓여 먹죠."

"고추장에다가? 매운탕? 말리지는 않구요?"

"예, 말려서 볶아도 먹구요."

잡은 물고기를 나만의 방식으로 구워보기로 했다. 짚불구이다. 짚을 이용

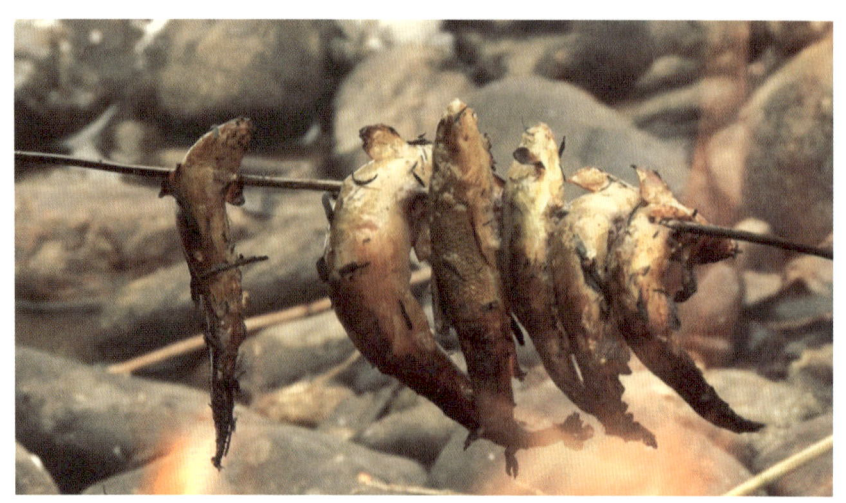

해서 물고기를 구우면 짚향이 스며 훈제가 된다. 순간적으로 타버리기 때문에 짚불은 온도가 높다. 짚에 불을 붙이고 물고기는 나뭇가지에 꿰어 소금을 뿌렸다.

"우리는 재를 많이 묻혀 먹어요."

"재를 묻혀 먹는다고?"

"어른들도 재를 묻혀 먹어야 맛있다고."

"그럼 묻혀볼까?"

물고기들을 짚불 속에 집어넣는다. 어릴 적 기억이 새롭다. 두 뺨이 다 갈라터지도록 강얼음을 지치고 나서 맛보는 짚불구이 향내.

"연기로 굽는 건 처음 봤는데요."

"이렇게 뜸을 들이는 거예요. 밥할 때 뜸들이는 것처럼."

"예, 구수한 향이 납니다."

고춧가루 섞인 소금에 찍어 먹으니 알이 꽉 찬 물고기의 단맛이 별미다.

군것질을 끝내고 청년들과 함께 장항촌으로 들어선다. 눈 덮인 마을은 아름다웠다. 꿩과 참새가 많은 것을 보니 농사가 잘되는 비옥한 마을이 분명하다. 집집마다 굴뚝에서는 연기가 피어오르고 있었다. 마을 주변에 나무와 풀도 다양하다. 느티나무에는 벌써 싹이 올라왔다. 느티나무 싹은 화농증에 좋다. 밭으로 내려가 보니 야생우엉이 그대로 있다. 우엉은 화를 다스리는 데 아주 좋다. 우엉의 씨인 '우방자'도 보인다.

길가에서 한가로이 풀을 뜯고 있는 송아지에게 아욱을 뜯어다 먹여본다. 맛있게 잘도 먹는다. 마치 고향에 온 듯 모든 풍경이 스스럼없고 온화하다. 집집마다 기둥처럼 쌓아올린 옥수수가 진풍경이다. 색색깔 한복을 입은 노인들이 마을길을 가고 있었다.

"여기 조선족이 많이 사신다고 해서요."

"옛날에 이씨가 와서 개척한 땅이라고 이원촌이라 합니다."

"아이들도 잘되고 노인들도 잘되고 장수마을이에요. 새도 많지 꿩도 많지 소도 많지 농작물도 풍부하지 물도 좋지…… 고기도 맛있고."

"이 물이 해란강 상류인가봐요?"

"여기선 복미랑이라고 합니다. 내가 손님 가실 때 선물 한 보따리 드리겠습니다. 남편이 그물을 놓았어요. 고기를 많이 잡았어요."

"어떻게 다들 한복을 입고 계세요?"

"오늘 좋은 날이라서요. 같이 잔치에 참여합시다."

마침 마을 어른들의 합동 회갑잔칫날이라고 했다. 설을 앞둔 잔칫날은 이미 설 분위기였다.

그런데 살펴보니 이 마을은 집 안 구조들이 특이했다. 방 밑에 부뚜막이 있는데, 이곳에서 불을 피우면 연기가 마루 밑을 통과해 난방도 되고 아궁이 불에서 음식도 만든다. 중국인들은 침대를 사용하지만 여기는 한국의 온돌 그대로다. 단, 부엌이나 방이 따로 구분되지 않는 구조다. 가마솥 두 개, 그 사이에 철판을 깔아 음식을 볶는다.

한쪽에서는 매운탕을 끓이고 있다. 다른 한쪽에서는 쇠고기 육회를 무치고 있다. 굵게 썬 고기를 식초에 담갔다가 꼭 짠 다음 고춧가루와 깨소금, 설탕, 술을 넣어 무쳐내는 독특한 방식이다. 조리법은 다소 달라졌어도 역시 반가운 우리네 음식들이다. 마을에 들어올 때 전나무를 보았는데 아니나 다를까 목이버섯 볶음을 하고 있다. 방 천장에는 메주도 달려 있다.

토종닭이 낳은 달걀까지 올린 국적 묘한 잔칫상. 찹쌀가루를 발효시켜 만든 증편이 '송편'으로 불렸다. 그래도 여전히 우리 입맛과 우리 이름을 이은 음식들이 자리를 지키고 있었다. 어쩌면 오늘과 같은 상차림도 그나마 나이 지긋한 분들이 살아 계실 때까지만 볼 수 있는 풍경일지 모르겠다.

"이건 우리 중국의 메밀묵이에요."

"메밀에 도토리를 섞었나요?"

"안 섞었어요. 이건 진짜 메밀묵이에요."

"한국의 메밀은 이보다 좀 흰색이 나지요."

"한국에 고사리 있습니까?"

"고사리 많습니다. 제주도에서 여기까지 쭉 고사리가 있지요."

그래도 생일잔치를 했던 지안마을보다 이곳 음식이 더 한국적이다. 조미료도 치지 않았다. 사람들의 인심처럼 군더더기 없이 순후하고 담백한 맛이다.

"다른 곳은 젊은이들이 한국이다 일본이다 다 가고 없는데 여기는 자원이 풍부해서 젊은이들이 남아 있어요. 고장을 지키려고."

"여기서들 사시는 게 더 복 받은 거예요."

그런데 갑자기 옆에 있던 한 아주머니가 눈물을 흘린다. 멀리서 온 동포를 보니 기뻐서 그냥 눈물이 난단다. 나도 숙연해졌다. 마을 젊은이들과 함께 어르신들께 회갑축하 겸 새해인사 겸 세배를 드렸다. 어른들께 다소곳이 올리던 절은 젊은이들끼리의 맞절로 이어졌고 이내 신바람나는 춤과 노래가 되었다.

봄을 기다리는 꿈을 담아

장항촌 어르신들께는 어떤 요리를 해드리는 게 좋을까. 한겨울 나무의 싹눈 속엔 이미 봄이 들어 있다. 싹눈 하나를 따서 씹어보니 떫지 않고 달다. 편안한 맛이다. 여기서는 야생으로 흔한 우엉의 씨방을 벗겨보니 '우방자'가 모습을 드러낸다. 우리의 재배 우엉에 비하면 귀한 식재료다. 씨앗은 봄을 기다리는 꿈이다. 그 꿈을 담아드리자.

옛날 우리 어머니들은 우방자를 심어서 잎은 쌈을 싸먹고 뿌리는 캐서 반찬을 만들었는데, 여기서는 그렇게 먹지 않는 모양이다. 우방자는 열을 내리고 부기를 가라앉히는 데 좋다. 감기, 기침, 두드러기나 종기에도 쓰인다. 볶아서 갈아 끓여 마시면 이뇨제가 된다.

뒷산에 올라가 보니 험한 바위들 틈에 으아리가 지천이다. 바위손도 있다. 으아리와 바위손은 노인분들에게 굉장히 좋다. 으아리는 꽃이 필 때는 연초록으로 피다가 서서히 흰색으로 변한다. 한방에서는 '위령선(威靈仙)'이라 부르는데, 뿌리는 사지마비, 요통, 근육마비 등에 사용한다. 모래에서도 잘 자라는 강인한 생명력을 자랑한다. '부처손'이라고도 불리는 바위손은 깊은 산 바위에 붙어서 자라며, 기후가 건조해지면 주먹을 쥔 것 같은 형태

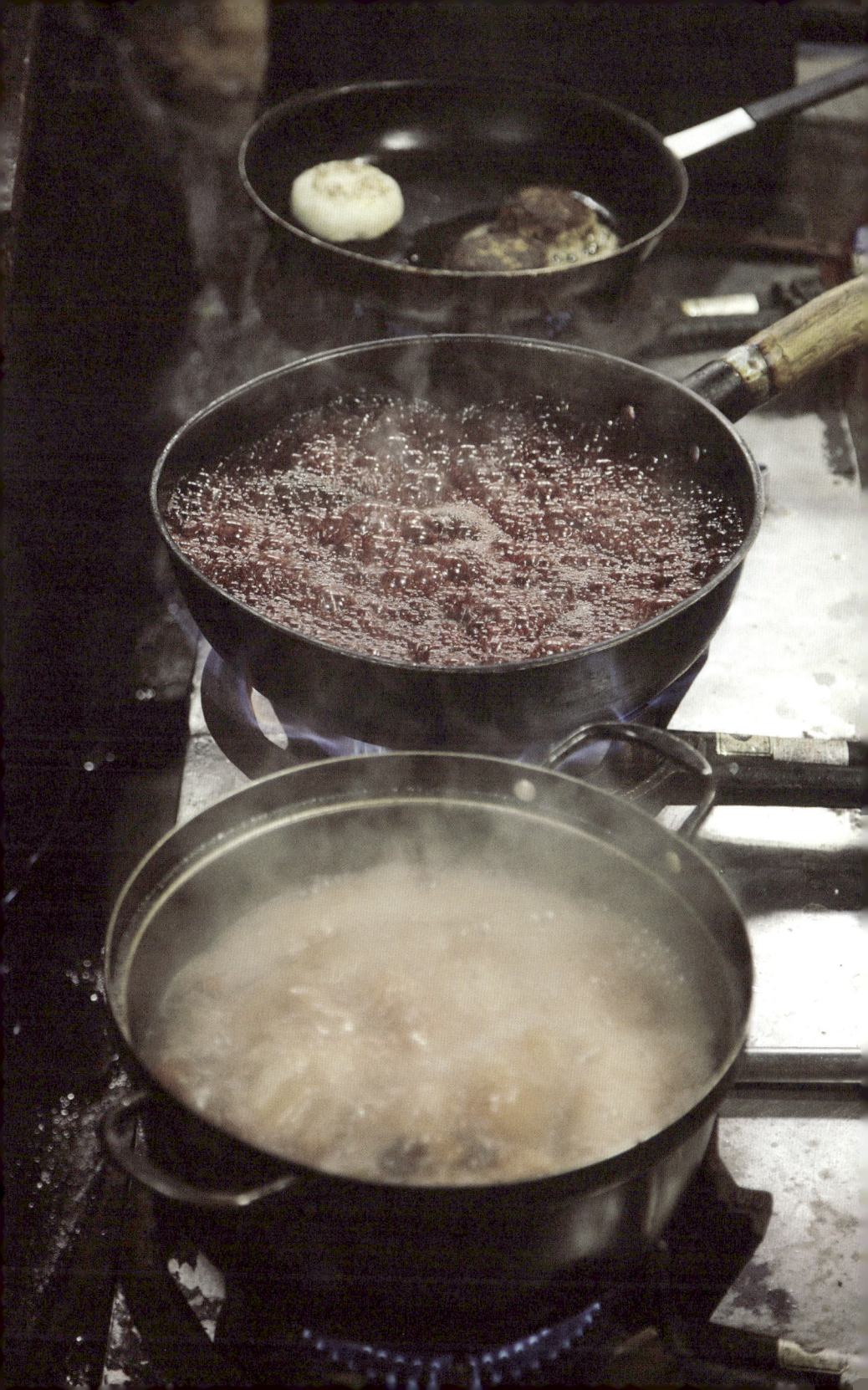

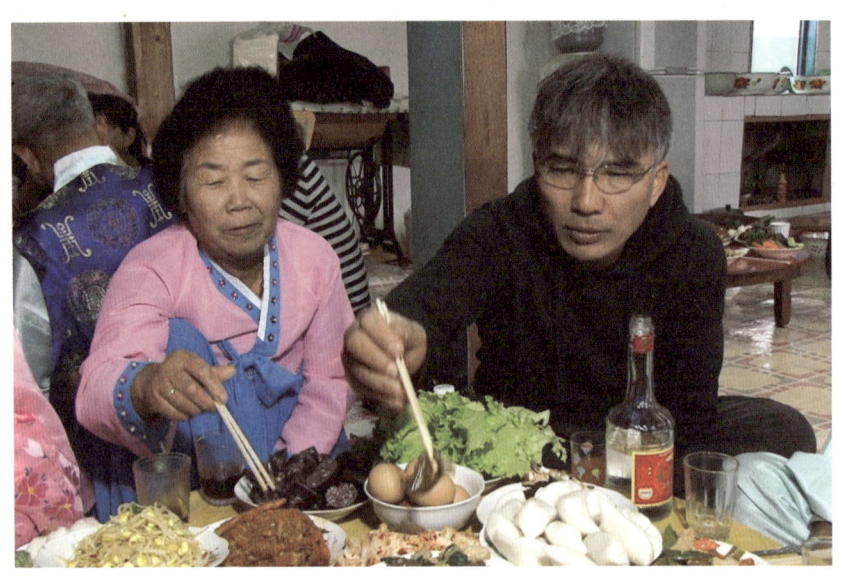

를 취한다. 하혈에는 지혈제로, 생리통에는 진통제로 많이 쓴다. 천식이나 각혈을 할 때에도 좋다. 바위에 붙어 있는 이끼도 조금 땄다. 언젠가 다 써 봤던 것들이다. 알고 경험하면 그게 산지식이 된다.

이제 어르신들을 위한 식재료가 모두 준비되었다. 우선 야생우엉과 들풀은 물에 담가놓았다가 부드럽게 삶아낸 다음 잘게 다진다. 혈액순환에 탁월한 바위손은 데쳐서 곱게 썬다. 고사리도 데쳐 썰어놓는다. 간장을 끓인 다음 잘게 썬 우엉을 넣은 후 졸인다. 솥에 오미자즙을 넣고 약간의 식초를 더한 후 끓인다. 콩가루와 옥수숫가루, 감자전분, 메밀가루, 엿기름 등 네 가지 곡물가루를 섞는다. 여기에 다진 우엉과 고사리를 넣고 반죽한 후 완자로 만들어놓는다. 이때 반죽물은 우엉 삶은 물을 이용하면 좋다.

화채를 만들어 먹거나 술을 빚는 산사열매는 육류를 소화시키고 몸 안의 습기를 다스린다. 만성장염을 앓고 있거나 고기를 먹고 체했을 때 효과가 좋다. 산사열매를 새콤한 오미자물에 함께 졸여 소스를 만든다. 그사이 완자도 한소끔 쪄낸다. 질경이와 단맛 나는 싹눈은 산사열매오미자 소스에 잘 버무린다. 뿌리와 싹눈은 우리의 몸을 순수하게 만들어주고, 신맛은 세포를 젊게 만들어줄 것이다.

이 댁에서 찾아낸 그릇은 조상들의 손길이 대대로 밴 솥뚜껑이다. 솥뚜껑 위에 순백의 눈을 덮고 그 위에 짚과 고수를 깔았다. 귀한 잎과 뿌리, 씨앗

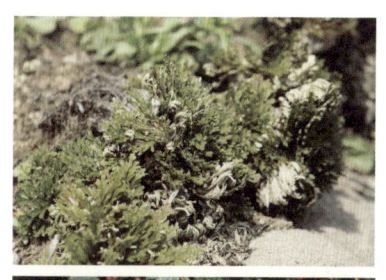

바위손
바위 표면이나 노목의 껍질에 붙어서 자란다. 마음을 안정시키고 혈액순환을 좋게 한다. 특히 지혈작용이 뛰어나 생리불순 등 여성질환과 코피, 각혈에 탁월한 효과를 보인다. 기력회복과 항암 효과가 있어 중국에서는 암 치료제의 원료로 쓰인다.

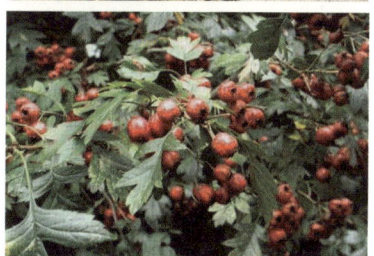

산사열매
특이한 냄새가 있고 맛은 약간 시고 달며 성질은 약간 따뜻하다. 소화를 촉진하며 고기를 먹고 체했을 때 효과가 있다. 복통, 구토, 설사, 위산과다, 만성장염 등에 사용한다. 혈의 흐름을 돕고 어혈을 없애준다.

과 열매, 몸 안에 독성을 만들지 않는 완자를 올린다. 음식도 그릇도 모두 집 안팎에 있던 것들이다. 새로운 맛에 대한 추구는 오히려 가까이 있던 풀과 나무 들을 더 찬찬히 살펴보게 해준다.

"와, 빛깔 곱네요. 빛깔만 봐도 군침이 돌아요."

"새콤달콤하구만요."

"씹을수록 고소하고 맛있어요."

중국에는 고사리도 많고 우엉도 널려 있지만 그 좋은 뿌리음식들을 다 버린다. 예부터 우리 조상들은 뿌리와 줄기, 열매와 새싹까지 모두 먹었다. 나는 이들에게 뿌리째 먹는 방법을 가르쳐주고 싶었다. 동포들에게 한 세대의 생명을 한꺼번에 내 몸으로 받아들이는 법을 알려주고 싶었다. ❀

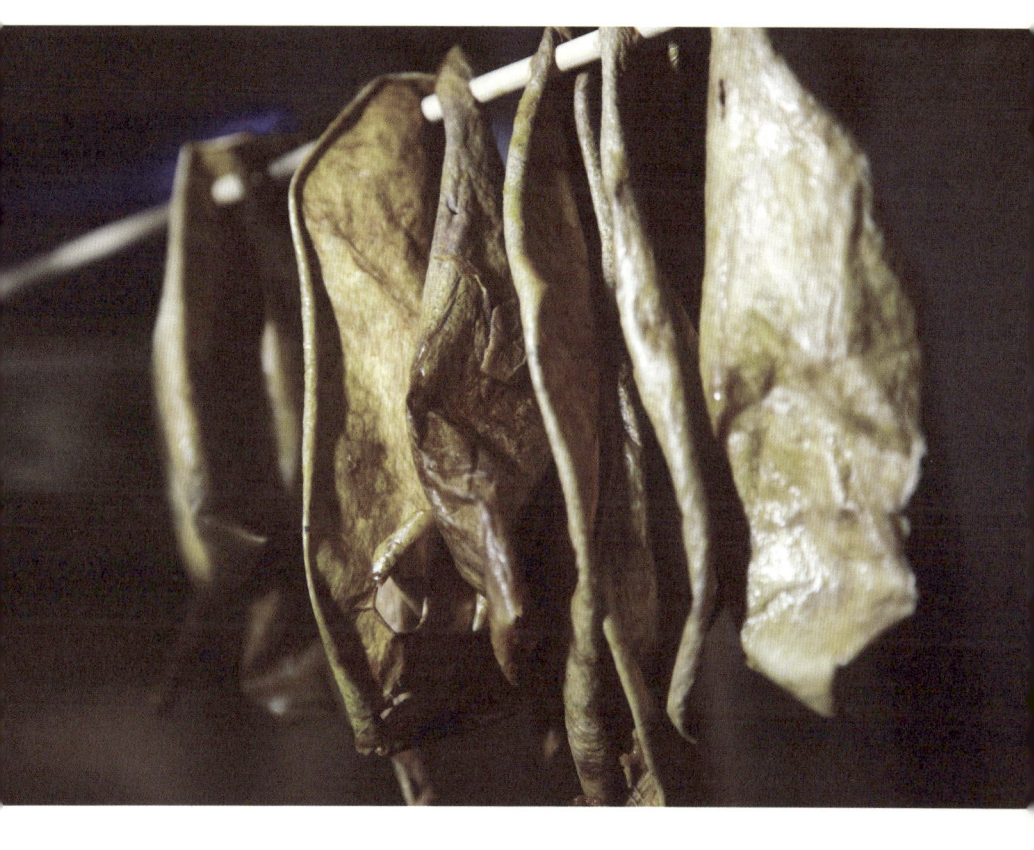

우엉완자

산사열매오미자 소스는 생강즙과 엿기름, 간장, 들기름, 요리술을 섞고, 여기에 오미자즙과 약간의 식초를 더해 끓인다. 마지막으로 산사열매를 더해 조린다.

우엉완자

야생우엉, 고사리, 바위손, 질경이, 새싹 눈, 옥수숫가루, 콩가루, 메밀가루, 감자전분, 엿기름, 산사열매오미자 소스, 조선간장

1. 야생우엉은 썰어 부드럽게 삶아내서 잘게 다진다. (믹서기에 갈아내도 좋다)
2. 바위손도 곱게 데쳐 잘게 썰어놓고, 고사리도 데쳐서 썰어놓는다.
3. 조선간장을 끓인 다음 잘게 썬 우엉을 넣고 조린다.
4. 옥수숫가루와 콩가루, 감자전분과 메밀가루, 엿기름을 섞은 후 다진 우엉과 고사리, 바위손을 넣고 섞는다. 여기에 우엉 삶은 물을 함께 넣어 반죽한다.
5. 반죽을 동그랗게 빚어 완자를 만들어 한소끔 쪄낸 후 뜨거운 물에 삶아 완전히 익힌다.
6. 질경이와 새싹 눈을 산사열매오미자 소스에 잘 버무린 후 완자에 올린다.

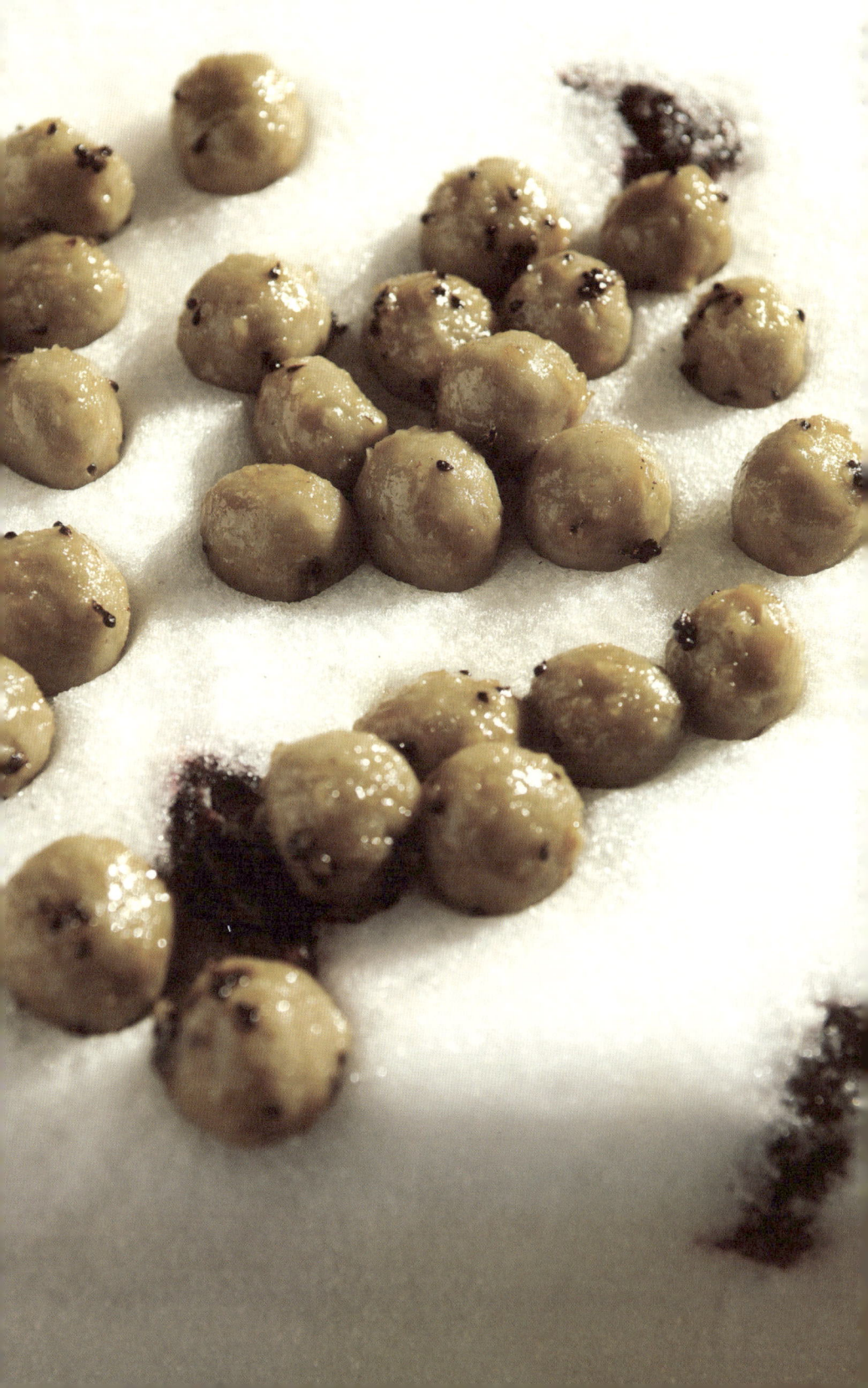

엄마의 손길을 대신 전하며
| 곶감찰떡과 무장아찌 |

장항촌을 나와 개울가를 따라 길을 걷다가 소달구지를 끌고 가는 할아버지를 만났다. 오랜만에 보는 소달구지라 몹시 반갑다.

"할아버지, 안녕하세요? 좀 태워주시겠어요?"

흔쾌히 타란다. 할아버지는 고향이 함경북도라고 한다. 엄마나 아빠가 혹은 부모 모두가 한국이나 대도시로 나가 일하는 집이 늘면서 조손가정이 늘어나 마을 인구가 점점 줄고 있다고 한다. 엄마 없이 살고 있는 아이에게 음식을 해주고 싶다는 생각이 들었다. 할아버지께 물어보니 미향이네를 일러준다.

미향이 엄마는 한국으로 돈 벌러 간 지 3년째다. 미향이는 몸이 아픈 할머니와 아버지랑 살고 있었다. 미향이네를 찾아 집 안으로 들어가니 허리 굽은 백발 할머니가 나를 반긴다.

"빨리 올라오시오."

방바닥이 뜨끈뜨끈했다. 방 한쪽에서 여자아이가 공부를 하고 있다.

"안녕. 공부하고 있니? 공부 잘해? 한글 잘 쓰네."

수줍음이 많은 미향이는 11살, 꿈이 선생님이란다. 제법 공부를 잘해서 올해는 학교에서 주는 장학금도 탔단다. 미향이는 엄마가 한국으로 떠난 뒤 붓듯이 살이 쪘다. 불안하고 외로울 때면 시도 때도 없이 먹어대는 불안정한 식습관 탓이었다. 할머니도 몸이 성치 않아 보였지만, 미향이의 아버지도 병색이 짙었다.

내가 부엌을 기웃거리니까 할머니가 한말씀 하신다.

"닭 한 마리 잡아줄까?"

가슴이 뭉클해진다. 집 떠났다가 돌아온 아들 대하는 품이다. 무엇으로 이 가족을 위로할 수 있을까. 행복했던 시절의 찰지고 달콤한 살림의 맛을 되살려주고 싶다. 그런데 다룰 만한 재료가 마땅치 않다. 찹쌀가루, 곶감, 녹차가 전부다. 다행히 곶감은 제법 부드럽다.

"할머니, 곶감 좋아하세요?"

"안 씹습니다. 그거 선생이 드세요."

미향이네 가족을 위해 찰떡을 빚기로 했다. 우선 찰밥을 지어 절구에 넣고 쫀득쫀득해질 때까지 찧었다. 여기에 참기름과 녹차를 넣었다. 곶감은 속을 빼낸 후 찰떡을 넣고 4등분으로 썰었다. 아이와 어른이 함께 먹기 좋을 것이다. 그릇에 팥을 담고 나뭇가지를 걸친다. 팥은 부정한 기운을 막아줄 것이다.

"옛날에는 곶감찰떡이 있었다고 그저 말로만 들었지 이렇게 실제로 만드는 걸 보니 참으로 기술자입니다. 요리기술자!"

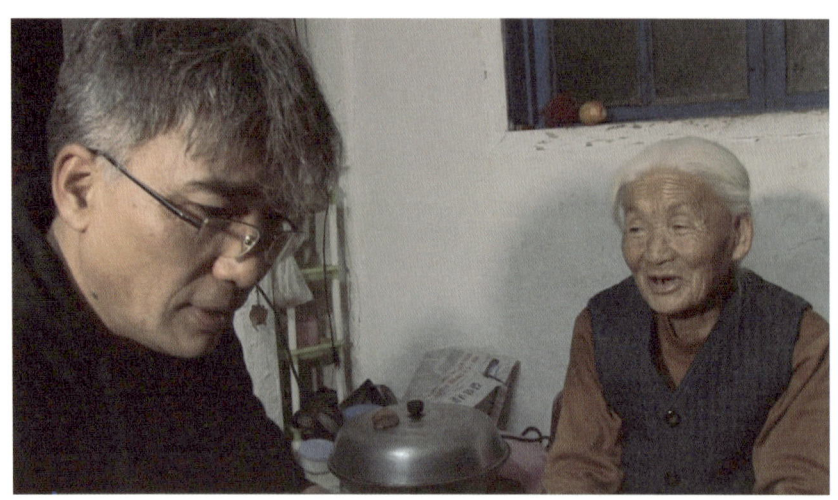

　곶감찰떡을 보고 반기는 할머니는 세 살 때 어머니 등에 업혀 두만강을 건너 이곳으로 왔다고 한다.

　"이가 없으시니까 조그맣게 잘랐습니다."

　"감사합니다."

　"미향아, 맛없어도 맛있게 먹어라."

　미향이가 내게 엄마의 사진을 보여준다.

　"엄마가 굉장한 미인이시네."

　"전화 자주 오더니 요즘엔 일이 바쁜지 전화가 잘 안 와요."

　"엄마도 미향이랑 아버지랑 할머니랑 다시 만날 때까지 건강하게 열심히 일하셨으면 좋겠네."

　할머니의 나이는 79세, 돌아가신 내 어머니보다 다섯 살이 많다.

"머리가 고우세요. 머리 까맣고 화장 예쁘게 한 얼굴이 아름다운 게 아니고 어려운 세월 동안 자식들 건사하면서 이렇게 주름지고 머리 센 게 진짜 아름다운 겁니다."

왠지 쓸쓸한 집, 돌아서자니 발길이 떨어지지 않는다. 미향이네를 위해 보통의 어머니처럼 평범한 밥상을 위한 반찬을 만들어야겠다 싶었다. 북어를 물에 불렸다가 마늘과 생강을 다지고 깨를 넣었다. 술을 조금 넣는다. 식초와 꿀, 고추장, 참기름을 넣어 잘 섞는다. 양념은 북어에 바르고 켜켜이 보관통에 넣어둔다.

"이걸 굽기가 귀찮으시면 밥 위에 쪄 드셔도 돼요."

그저 무에다 생강을 썰어 넣고 간장을 부어 넣은 무장아찌도 넉넉히 만들었다.

"무가 절여지면 내려가거든요. 간장을 한 번 끓여가지고 다시 붓고 끓여가지고 다시 붓고 이렇게 세 번 정도 하면 맛있는 장아찌가 돼요. 드실 때마다 조금씩 꺼내서 양념해서 무쳐 드시면 됩니다. 이가 부실하시니 잘게 다져 드셔도 되고."

무가 간이 들어 줄어들면 간장을 따라내 마른고추와 파를 넣고 끓인다. 여기에 물엿을 넣어도 되고 좀 짜다 싶으면 물을 넣어 염도를 조절한다. 다시마를 넣어도 좋다. 간장이 뜨거울 때 다시 무장아찌에 붓는다. 이렇게 시간을 두고 세 번 정도를 반복한다.

"할머니랑 미향이랑 미향이 아버지랑 맛있게 드세요."

"또 오시면 아무 때나 들러주세요."

"네, 올게요."

돌아나오는 골목은 춥고 어둠이 깔려 있었다. 미향이가 선생님의 꿈을 꼭

이룰 수 있기를, 할머니가 오래오래 사시기를, 미향이 아버지가 얼른 건강을 되찾기를, 미향이 어머니가 어서 미향이에게 돌아올 수 있기를……

찬란한 고구려의 역사로, 뼈아픈 개척의 역사로…… 190만 재중동포의 땅은 오늘 또 하나의 역사를 새겨가고 있다. 그들은 어려운 생활고와 민족적 소외감 속에서도 소중한 것들을 지키며 살고 있었다. 나는 이들에게 겨우 밥 한 끼를 대접하고 다시 나그네의 몸이 되어 길을 떠난다. ❀

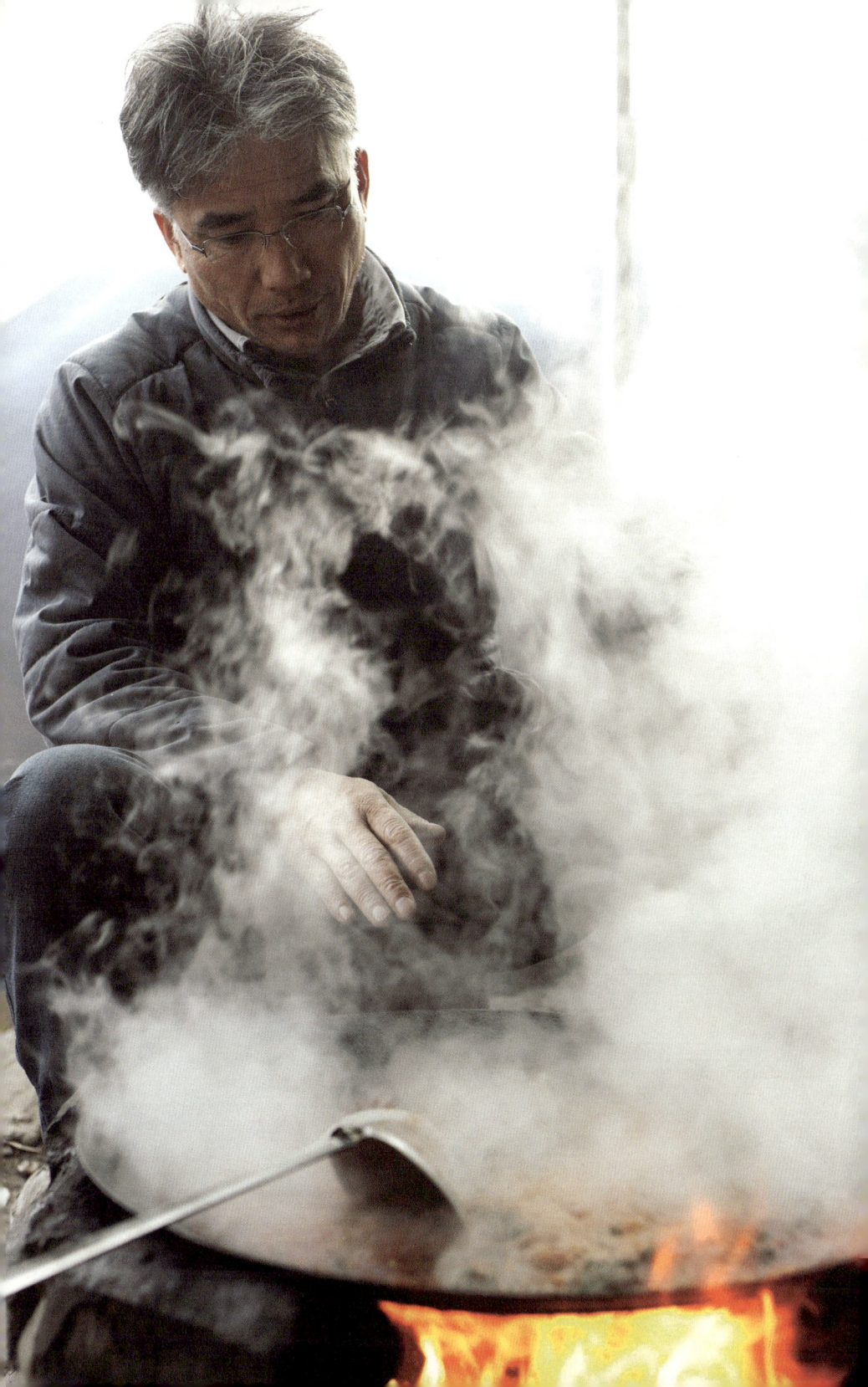

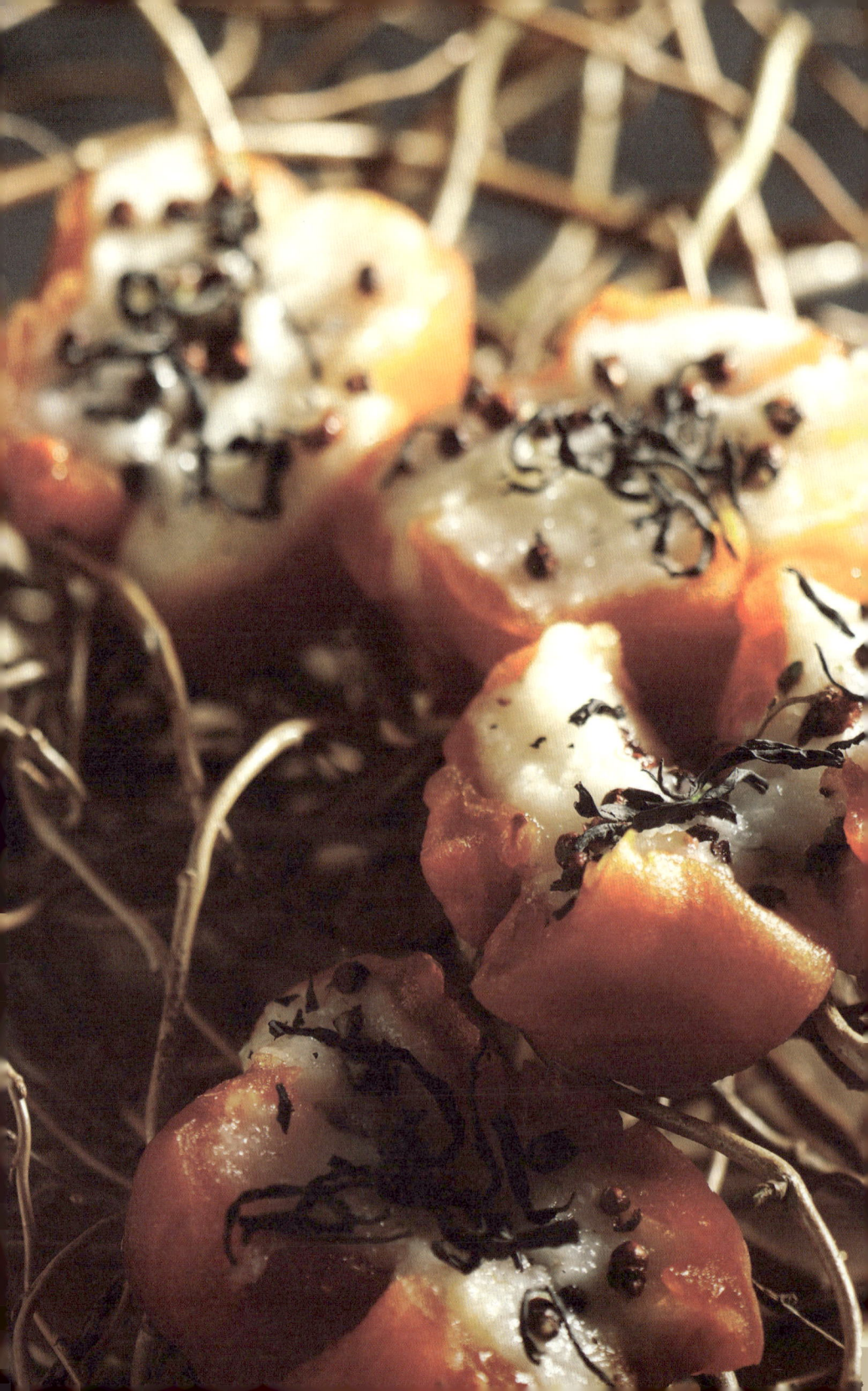

곶감찰떡 찹쌀, 곶감, 녹찻잎, 느릅나무 싹, 참기름

1. 찹쌀밥을 한 후 절구에 찧는다.
2. 참기름을 넣고 다시 한 번 치댄 후 믹서기에 내려 부드러운 찰떡을 만든다.
3. 곶감 속을 빼낸다.
4. 곶감 안에 찰떡을 넣고 느릅나무 싹을 올린다.
5. 곶감을 1/4로 잘라 모양을 낸 후 녹찻잎을 뿌려 장식한다.

북어찜 북어, 마늘, 생강, 요리술, 식초, 고추장, 참기름, 참깨, 꿀

1. 북어를 불린다.
2. 마늘과 생강을 다지고 깨를 넣는다.
3. 요리술, 식초, 꿀, 고추장, 참기름을 넣어 잘 섞는다.
4. 양념을 북어에 발라 켜켜이 보관한다.
5. 구워 먹거나 밥 위에 쪄서 먹는다.

무장아찌 무, 생강, 마른고추, 파, 조선간장, 물

1. 무를 채썰고 생강도 얇게 채썰어 섞는다.
2. 조선간장을 물과 섞어 붓는다.
3. 무가 절여지면 간장을 따라내 마른고추와 파를 넣고 한 번 끓여서 다시 붓는다.
   3회 정도 반복한다.
4. 먹을 때마다 꺼내서 기본 양념을 하여 무쳐 먹으면 된다.

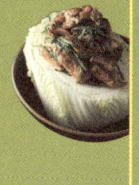

음식은 소통이다

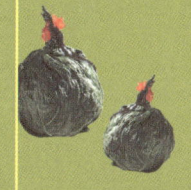

달걀 하나에 이야기를 담고 | 가이세키 요리와 달걀 반숙 |

한국, 중국, 일본은 서로 음식문화가 닮은 듯하면서도 다르다. 소금으로 간을 맞추는 서양의 소금문화권이 아닌, 간장을 기본 간으로 하는 같은 간장문화권이다. 하지만 장만이 아니라 각자의 환경에서 조금씩 변형된 기본 양념을 쓴다. 된장의 경우, 중국은 콩과 밀가루를 발효시킨 된장이고 한국은 콩 그 자체를 발효시켜 만든다. 또 일본의 된장은 쌀과 콩, 보리를 이용해서 만들고 곰팡이의 일종인 황국균으로 발효된다. 재료와 발효균의 차이로 인해 한국된장과 일본된장은 그 맛과 풍미가 전혀 다르다. 간장도 다르다. 한국의 간장은 메주를 만들어 소금물에 담가 맑은 국물을 걸러낸 것인 데 비해 일본의 간장은 대두와 밀이 주원료다.

3국은 식재료를 다루는 방식도 다르다. 중국은 높은 고온에서 기름으로 익히는 방법을 선택했고, 한국의 경우 발효양념과 찌거나 데쳐 무치거나 말리는 방법을 선택했다. 자연 그대로의 맛을 살려 몸을 살리기 위함이다. 일본은 조리하지 않는 조리를 최상으로 치며 시각적인 면이 더 강조되는 것이 특징이다.

장인문화가 일찍이 정착한 일본은 요리의 전통이 대대로 내려왔고 요리사를 예술가로 존경하는 분위기가 조성되어 있다. 우리나라보다 일찍 서구 문물을 받아들인 덕에 외국요리가 일찌감치 정착했고, 일본요리는 세계화에 성공했음에도 본연의 것을 잃지 않는 저력을 보여주고 있다. 이러한 환경이 장인정신, 일본 특유의 섬세함과 맞물려 세계적인 요리사들을 배출하며 요리산업을 빠르게 발전시켰다. 오늘날 일본요리는 프랑스요리, 이탈리아요리와 함께 세계 최고의 요리로 손꼽힌다. 『미슐랭 가이드』가 아시아권에서는 처음으로 소개한 나라가 바로 일본이다.

자연이 있는 곳이라면 그곳이 어디든 내겐 자유로운 요리의 세계다. 게다가 일본에는 나의 요리철학과 닮은 사상을 공유하는 자연요리연구가 나카히가시 히사오(中東久雄)가 있었다. 그를 만나서 각자 자신만의 요리를 만들어보고, 서로 닮음과 다름을 비교해보고, 배우고 느끼고 싶었다.

숨 막히게 무더운 8월, 교토로 향했다. 중국에서는 영하 40도의 날씨로 고생하더니 이번 일본에서는 연일 영상 35도를 넘나드는 무더운 날씨 때문에 고생이다. 일본은 우리 음식의 미래를 위해 배울 만한 것들이 많은 곳이다. 같은 동양권이지만 전통을 살려내고 세계화에 성공한 그들의 모습에서 배울 점을 찾고 싶었다. 멋모르던 어린 시절 밀항에 성공했다면 나는 지금쯤 이곳 어딘가에 머물고 있을지도 모른다.

때마침 일본 전통문화의 자존심 교토는 '기온 마쓰리(祇園祭)' 축제와 함께 그 열기가 더욱 뜨거워져 있었다. 기온 마쓰리는 원래 종교적인 성격이

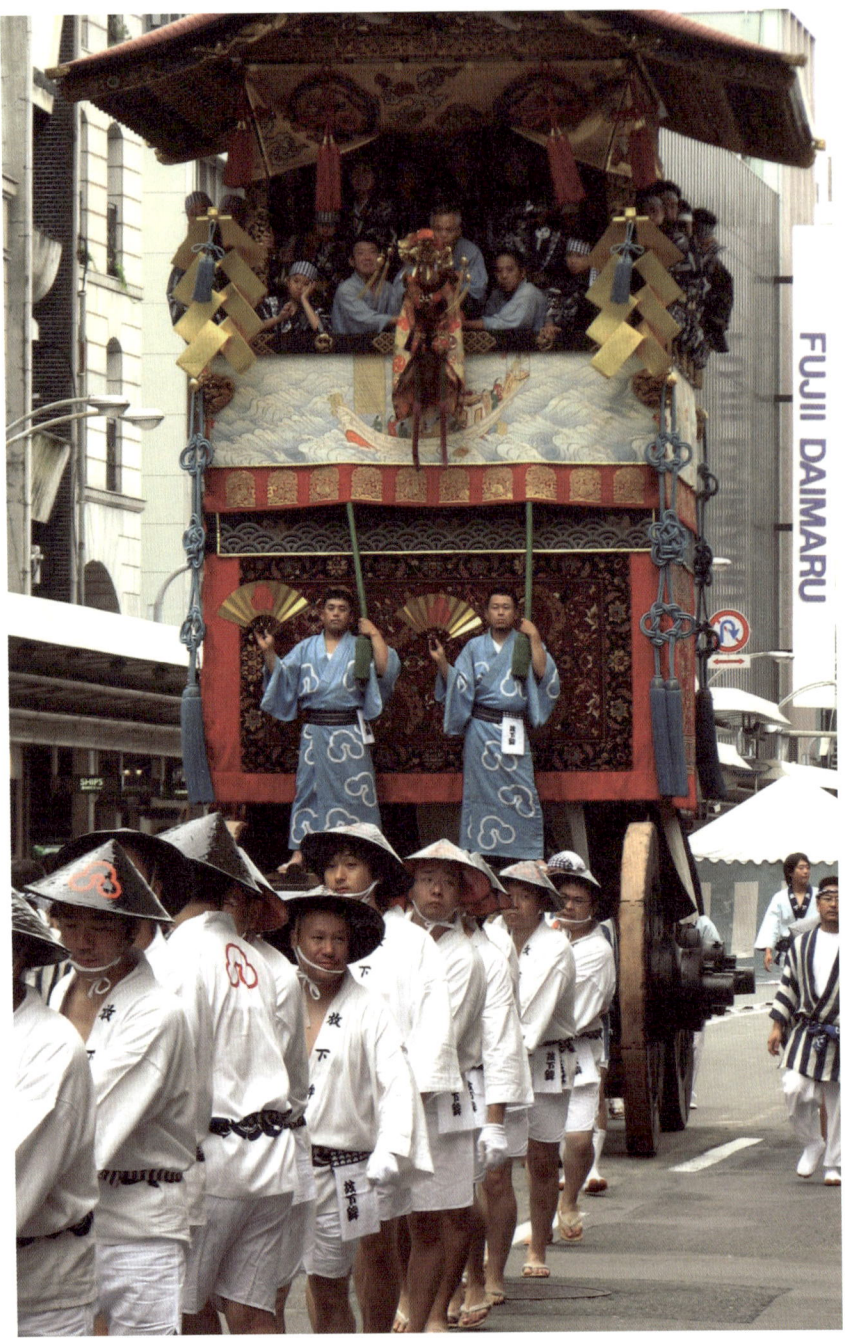

강했지만 요즘엔 주민들 스스로 만들고 펼쳐가는 자발적인 축제로 변해가고 있다. 32대의 마차행렬이 도로를 가득 메우고 있었다. 고대 한반도의 신인 우두왕의 노여움을 달래는 제사에서 시작됐다는 기온 마쓰리는 전통에 대한 자부심으로 뭉친 교토사람들을 더욱 단단히 결속시키고 있었다.

천년의 고도인 교토에는 우리나라의 경주처럼 도시 곳곳에 전통가옥이 즐비하다. 도시 어느 모퉁이를 돌아가면 고즈넉한 강변, 아무도 들여다보지 않았을 것 같은 숲길, 백 년은 족히 넘었을 골목들이 기다리고 있다. 세계시장에서 '전통'을 승부수로 내걸고 있는 일본요리가 이러한 전통의 도시 교토에서 가장 유명한 것은 어쩌면 당연한 일인지도 모른다. 이곳에는 서양사람들이 '식탁 위의 예술'이라고 극찬하는 '가이세키(會席) 요리'라는 최고급 일본요리가 있다.

일본 역시 우리나라처럼 사계절이 뚜렷한 나라다. 이곳의 대표적인 정식요리인 가이세키 요리는 재료의 신선도를 지키기 위해서 어떤 방법을 쓰는가, 어떤 전통방식을 고수하는가를 보는 것이 내가 교토에 온 첫 번째 목적이었다. 가이세키 요리는 일본인들도 가장 먹고 싶어하는 최고의 코스 요리다. 제철에 난 재료 중 일본 내 최상의 식재료만 엄선해서 만드는 일본의 대표적인 정식요리이기 때문이다. 음식의 가짓수도 다양하고 조리법도 까다로워 그 요리사의 수련기간만 해도 수십 년이 걸린다고 한다. 그래서인지 가이세키 요리점은 대를 이어서 하는 경우가 많다고 한다.

가이세키 요리의 핵심은 제철의 식재료 중 최상의 것만 조리하되 요리의 맛과 재료가 중복되지 않는 데 있다. 섬세한 장인의 손길을 통해 음식의 맛은 물론이고 시각적인 것까지 만족시키는 최고의 요리…… 1인분에 수십만 원에서 수백만 원까지 호가한다. 양념과 향신료를 최소화하니 서양인들도

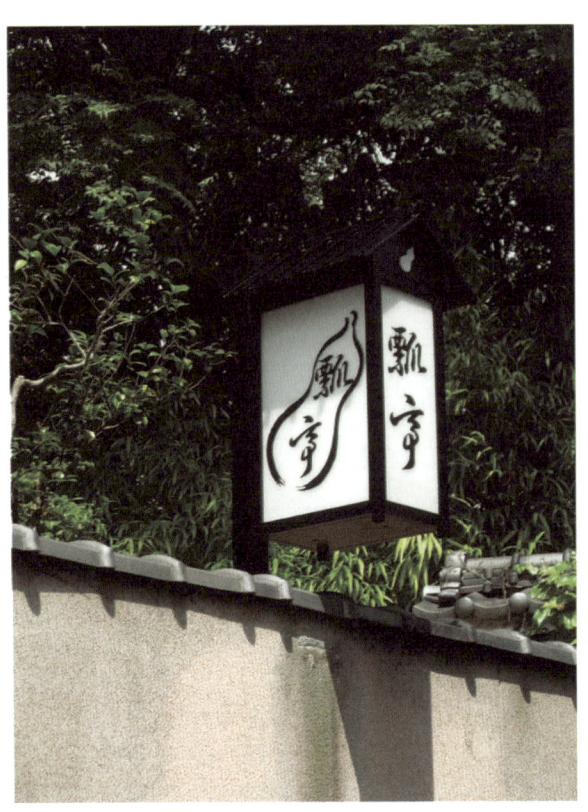

거부감 없이 즐길 수 있다.

　가이세키 요리로 유명한 '효테이(瓢亭)'를 가보았다. 효테이는 170년의 역
사를 지닌 가이세키 전문 식당으로 15대째 가업을 이어오고 있으며 세계적
인 요리잡지인 『미슐랭 가이드』에서 별 셋을 받은 곳이다. 처음에 가이세키
요리는 여럿이 차를 마시며 몸을 따뜻하게 하기 위해 먹던 음식이었다고 한

다. 그렇게 평범했던 요리가 차츰 고급화되면서 일본의 대표적인 요리로 재평가된 것이다.

효테이의 주방을 들여다봤다. 명성에 비해 소박하다. 효테이의 15대 주방장인 다카하시가 고집하고 있는 요리의 핵심은 '제철 음식'이다. 8월에는 도미회와 살짝 데친 갯장어가 제철 맛을 낸다. 오늘의 갯장어는 한국의 전라도에서 왔단다.

"일본에도 하모(갯장어)가 많이 나오지만 한국의 하모가 제일 좋습니다."

"네, 굵고 살이 통통하군요."

"다른 나라에서 들어오는 것은 뼈와 껍질이 단단한데 한국의 것은 뼈와 껍질이 부드러워 가장 좋은 걸로 칩니다."

명불허전, 효테이의 명성은 쉽게 얻어진 것이 아니었다. 입안에서 녹는 장어맛을 내기 위해 싱싱하고 부드러운 장어를 골라놓고도 이를 잘게 회치듯 칼집을 낸다. 그런 다음 수십 년째 맛이 깊어질 대로 깊어진 장어 소스를 발라 굽는다. 장어에 입혀지는 건 양념이 아니라 말하자면 세월이다.

"이 소스는 옛날부터 내려온 것입니다. 사용하고 줄어들면 또 새로 만들어서 채워 넣지요. 소스가 저보다 나이가 많을 겁니다."

그다음은 은어. 여름의 별미인 은어는 최소한의 조리만 한다. 조리하지 않는 것이 최상의 조리라는 일본의 음식철학처럼 소금만 쳐서 구워 물고기의 굽어진 모양 그대로 차려낸 은어요리…… 비록 구이일지라도 마치 물고기가 수영하다 멈춘 듯 시각적인 설정까지 잊지 않는 세심함이 돋보인다. 일본요리의 또 다른 특징인 '눈으로도 먹는 음식'이다. 일본요리는 칼질에서 그릇, 색깔과 형태, 놓임까지 의도를 갖고 세팅함으로써 시각적으로 먼저 손님을 만족시킨다.

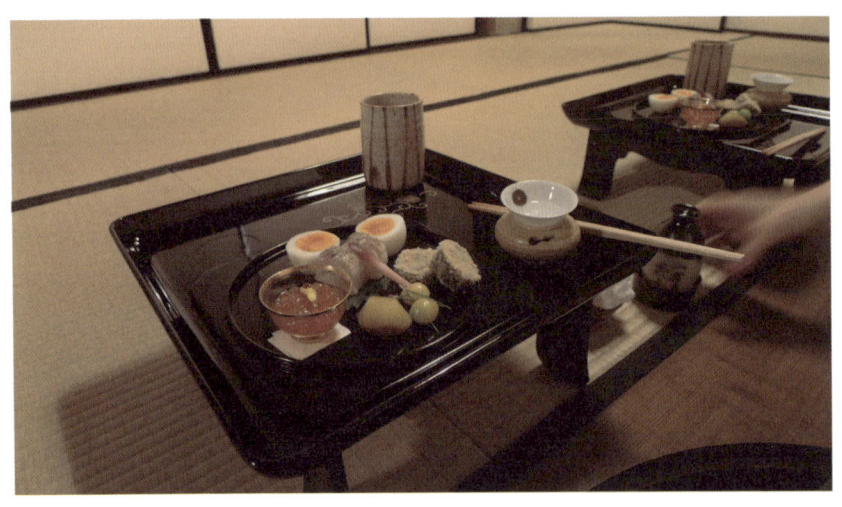

그런데 엉뚱하게도 효테이를 유명하게 한 요리는 다름 아닌 달걀 반숙이다. 원래 이 집은 차만 팔던 곳이었다고 한다. 어느 날 손님이 찾아와 배가 고프다고 먹을 것을 달라고 했다. 주인은 키우던 닭이 낳은 달걀을 반숙으로 해서 소스와 함께 내놓았는데 그것이 효테이의 상징이 된 것이다. 지금은 이 소박한 달걀 반숙을 먹기 위해 수많은 사람들이 수십만 원의 비용을 서슴없이 지불한다.

요리사는 자신의 메뉴를 직접 써서 손님 앞에 내놓는다. 코스의 시작부터 끝까지 요리사의 자존심이자 예술가로서의 자부심이 드러난다. 그들은 단순한 요리가 아닌 사연을 팔고 있었다. 같은 시샤모(유엽어)라도 기모노를 입고 시샤모 요리에 이야기를 더해 정성으로 내놓으면 그것은 또 다른 시샤모가 된다. 달걀 반숙에 얽힌 작은 역사 한 조각을 가벼이 여기지 않고 이를 전통으로 살려내는 일본의 섬세한 고집에서 우리도 배울 일이다. 이른바 '스토리텔링 마케팅'이자 이것이 바로 일본요리의 오늘을 만든 저력이기도 하다. ✽

미친 셰프들의 자연요리 대결 |곰취쌈밥과 호박잎 곰취찜|

작은 도로 옆에 눈에 보일 듯 말 듯한 입간판 하나, 안을 들여다볼 수 없는 일본식 목조가옥······ 동네 밥집 같은 이 식당은 내가 일본에서 가장 만나고 싶어했던 자연요리연구가 나카히가시 히사오의 식당이다. 식당 이름인 '소우지키 나카히가시(草喰なかひがし)'는 '풀을 씹어먹는 나카히가시'라는 뜻이다. 이름이 재밌다.

불과 다섯 평 남짓한 식당 안은 요리바로만 되어 있어서 요리사와 손님들을 1:1로 만나도록 한다. 여섯 달이나 예약이 밀려 있다는 이곳의 요리들은 가이세키 요리처럼 보이지만 해외에까지 널리 알려진 스타셰프 나카히가시의 자연요리들이다. 그의 요리는 신선한 식재료를 산지에서 직접 구입해 요리하는 것으로 유명하다. 교토의 최고 료칸 중 하나로 꼽히는 '미야마소(深山莊)'를 운영하는 나카히가시 집안 출신답게 전통과 기본을 지키는 데 익숙한 그의 별명은 '요리하는 철학자'다.

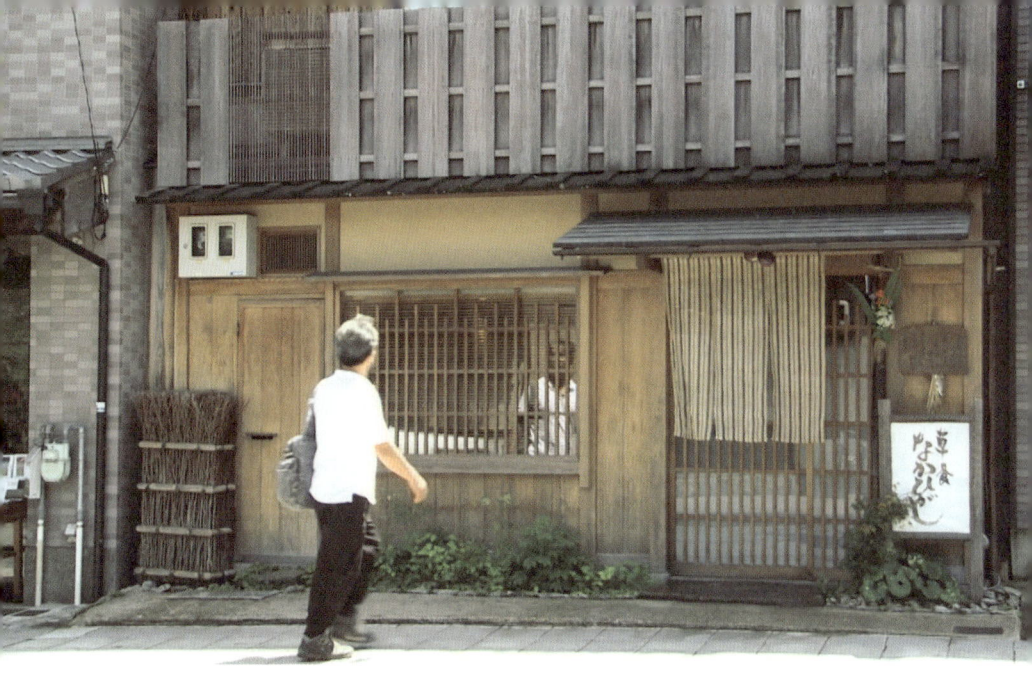

　나카히가시는 명아주와 같은 재료는 채취하되 대부분의 채소는 일주일에
두 번씩 현지인들로부터 직접 구입해서 요리를 한다고 했다. 내 주변의 것
은 모두 나를 위해 나기 때문에 그것들을 먹어야 한다고 생각하는 나와는
조금 달랐다. 내가 내 주위의 것을 채취해서 사용하는 사람이라면 그는 '로
컬푸드(Local Food)'를 중시하는 사람이었다.

　"한국에 갔을 때 가락동시장을 간 적이 있어요. 흙이 그대로 묻은 무를
보고 더욱 감동했어요. 일본 채소가게에 가보면 모든 채소가 깨끗하게 씻겨
서 투명한 플라스틱 포장에 담겨 있죠. 자연에서 격리된 죽은 채소예요. 생
명력이 느껴지지 않아요. 가락동에서 흙이 묻어 나뒹구는 무를 보면서 '저
건 틀림없이 맛있는 무'라고 확신했죠. 그리고 채소를 포장한 박스들을 보
았는데 '신토불이(身土不二)'라고 적혀 있는 거예요. 깜짝 놀랐어요. 일본에

서는 그렇게 알려진 말이 아니거든요. 예전부터 깊이 공감해온 말이에요. '땅과 땅의 인연을 받아 태어나는 생명은 하나'라는 의미잖아요. 자기가 태어나고 자란 땅에서 생산된 채소와 고기로 만든 음식을 먹는 게 가장 몸에 좋다고 생각해요."

그는 요리방법에 대해 고민하지 않는다. 재료에 '어떻게 요리하면 되겠니?'라고 말을 건네면 답이 나오기 때문이란다. 재료를 쳐다보고 맛보다 보면 요리법이 자연스레 떠오른다는 뜻일 것이다. 그와 나, 국적은 달라도 많이 닮았다는 생각을 한다. 그는 음식하는 내내 얼굴에 미소가 끊이지 않았다. 조리법들도 단순히 맛있게 만들어내는 것만을 지향하지 않고 자연 속 재료가 가진 본연의 생명력을 그대로 담아내려고 노력하는 듯 보였다.

"인체는 1퍼센트가 염분이기 때문에 음식에 1퍼센트의 소금을 첨가했을 때 인체와 염분 농도가 같아져 가장 맛이 좋아요. 양념이 지나치면 재료의 맛도 해치고 일단 맛이 없어져요. 음식이 맛이 없으면 그게 몸으로 들어갈 때 아무래도 편안하지 않죠."

조미료 역시 다시마를 이용해 직접 만든 천연조미료만을 사용했다. 그래서 일본에서는 그의 요리를 가이세키 요리라고 하지 않고 '자연요리' '채집요리' '약선요리'라고 부르기도 한다.

그는 내게 사계절을 담은 코스 요리를 만들어주었다. 맛은 한국의 맛처럼 강약이 뚜렷하진 않았지만 몸 안에서 편안해지고 고요해지는 맛이었다. 재료가 궁금하다고 하니 자신이 쓴 요리책을 보여준다. 책에는 요리뿐만 아니라 그 요리에 쓰인 재료에 대한 사진과 설명이 곁들여져 있었다. 나카히가시의 자연요리에 대한 매스컴의 관심은 뜨거웠다. 자연에서 찾아낸 새로운

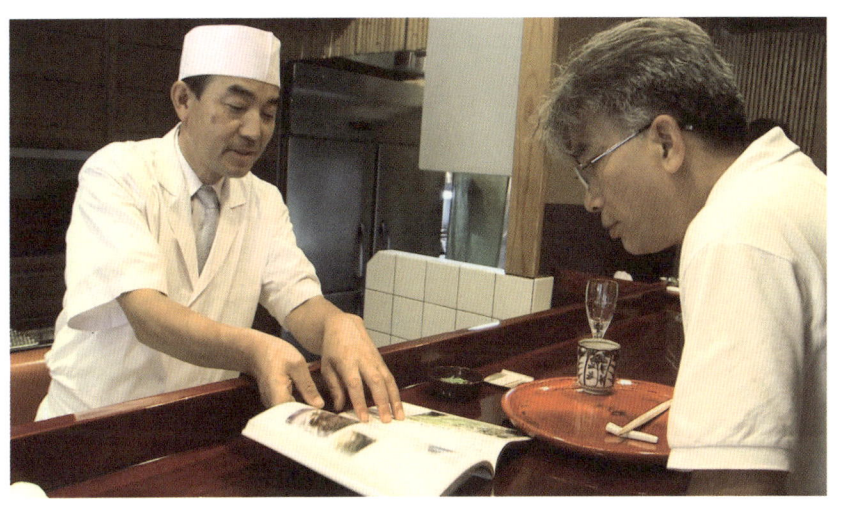

식재료와 그의 즉흥요리를 두고 쏟아지는 일본사회의 찬사는 퓨전음식 일
변도로 향하며 자연과는 멀어져가는 일본 음식문화의 현실이 반영된 것이
기도 하다.

　"재료 그대로의 맛으로 맛있게 먹는 것이 요리라고 생각합니다. 재료의
본래 맛을 전혀 다르게 바꾸어버리면 그것은 재료에 대한 결례입니다. 재료
의 맛있는 부분만을 떼어내서 먹어도 안 돼요. 재료를 있는 그대로 섭취해
야 합니다. 그것은 재료에 대한 예의죠."

　재료의 가장 좋은 부분만을 요리한다는 일본음식의 트렌드와 배치되는
이야기다.

　"들과 산에서 자라는 식물과 동물이 처음부터 인간에게 잡아먹히려고 태
어났나요? 하지만 인간은 생명을 유지하기 위해 그들의 영양과 기운을 섭

취해야 하지요. 그래서 우리는 항상 감사하는 마음으로 먹어야 합니다.”

감사하는 마음으로 만든 음식은 약이 된다. 유명 셰프가 됐음에도 불구하고 여전히 공부하는 자세로 요리를 하고 있는 나카히가시는 5평 남짓한 식당에서 오늘도 몇몇 손님만을 위한 특별한 요리를 만들고 있다. 요리는 바 안에서 나카히가시가 직접 한다. 안에 별도의 주방이 있지만 손님들이 요리 과정을 지켜볼 수 있게 하기 위함이라고 한다. 그가 만든 음식을 지켜보고 먹어본 사람들은 재료가 지닌 생명력이 먹는 사람 몸속으로 고스란히 전달되는 느낌을 받는다고 한다. 그의 요리를 먹고 실제로 몸이 좋아졌다는 손님들도 있다고 한다. 모든 종류의 쓰케모노(짠지)를 시장에서 살 수 있다는 일본, 공장에서 조리된 쓰케모노가 시장을 점령해버린 일본에서 나카히가시는 일본요리의 미래와도 같은 사람이리라.

그는 두릅 하나를 눈높이로 들어 한참을 쳐다봤다. 한무더기 쌓인 돌나물 잎을 하나 떼어 입으로 가져가더니 눈까지 치켜뜨고 정신을 집중해 씹어보았다. 그는 이런 식으로 채소들과 이야기를 나눈다고 했다. ‘풀을 씹어먹는 나카히가시’라는 이름을 왜 간판으로 했는지 알 수 있는 대목이다. 말하자면 나도 풀에 미친놈인데, 일본에도 미친놈이 하나 더 있음을 이번에 알게 된 셈이다.

한국의 ‘미친놈’과 일본의 ‘미친놈’이 한적한 농촌마을을 찾아 각자가 요리할 풀들을 찾아보기로 했다.

“명아주네요.”

“우리는 나중에 이걸 지팡이로 써요.”

“우리는 이걸 불당에 올리면 천당 간다고 해요.”

"망초예요. 매운맛이 강하죠."

"쓰네요."

"나물은 대개 쓰죠. 그래서 한국에서는 삶아서 무쳐 먹어요."

내가 뜯어주는 풀을 먹어보는 나카히가시. 생각은 같되 재료를 이용하는 방식에서 그와 나는 차이가 있었다. 그 역시 들풀을 이용하기는 하지만 주로 들풀을 장식이나 샐러드 정도로만 활용하는 모양이다. 일본사람들은 채소를 날것으로 잘 먹지 않기 때문이라고 했다. 나카히가시는 생채소를 먹는 한국사람들에게 호감을 드러냈다.

일본에만 있는 고유한 풀들을 찾아볼 생각이었는데 생각보다 쉽게 눈에 띄지 않는다. 그 대신 그에게 내가 알고 있는 풀들에 대해 이야기해주었다. 한국은 일찍이 풀들과 하나가 되어왔음을, 겨울을 이겨내고 파릇하게 땅을 뚫고 나오는 풀들이 어떻게 한국인들의 마음을 설레게 하고 고난을 잊게 해주었는지를 이야기해주었다.

"이건 곰취예요. 냄새를 맡아봐요."

"네, 한국에 갔을 때 이걸 팔고 있었어요."

"일본은 이거 안 먹어요?"

"안 먹어요."

"얼마나 좋은지 몰라서 그래요."

우리는 돌아오는 차 안에서 서로의 방식으로 바꿔서 요리를 해보자고 제안했다.

"일본요리하세요. 내가 한국요리를 할게요."

"그것도 괜찮을 것 같은데요? 어차피 교류이니까. 한국의 자연과 일본의 자연이 소통하는 것이기도 하고."

다시 그의 식당으로 돌아왔다. 우리는 자신의 방식대로 요리를 하되 상대방의 식재료만을 가지고 요리해보기로 했다. 이 순간만큼은 나도 한국의 대표요리사 임지호가 되기로 했다. 그래서 고구려 무사복을 상징화한 요리복까지 차려입었다. 그리고 한국에서 가져온 나의 사랑스러운 장들을 꺼내놓았다.

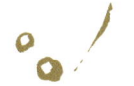

한국의 창조성과 일본의 고집

나는 오늘 들에서 얻은 것들로 새로운 쌈밥을 할 예정이다. 일단 쌀에 순하고 단맛이 도는 흰 된장 '시로미소'로 간을 해두고 곰취는 데쳐놓는다. 곰 췻대는 버리지 않고 밥에 넣어 씹는 맛을 더한다.

"이게 곰췻대입니까? 이거 맛있네요."

곰췻대가 맘에 들었나보다. 시로미소와 곰췻대를 섞은 밥을 데친 곰취잎으로 싸 호롱불 모양으로 만들었다. 우리가 흔히 싸 먹는 된장쌈이 한국을 넘어 일본인들의 취향에 맞게 변신하는 순간이다. 우리네 일상에서는 쌈에 고등어조림 등이 보태지겠지만 세계인들을 위해 필요한 것은 저마다에 맞는 적절한 소스다. 물론 그 재료는 현지에서 얻은 것이어야 한다. 시로미소에 사케를 넣은 소스로 일본의 입맛을 찾아내볼 참이다. 소스를 곰취쌈에 끼얹는다. 그리고 붉은고추와 감자채로 멋스러움을 더한다.

다음 요리는 호박잎 곰취찜. 먼저 호박잎을 살짝 태우고 칼등으로 두드려 부드럽게 만든다. 이를 밀가루에 반죽한 다음 매운맛을 내는 붉은색의 '아카미소'로 기본 간을 한다. 그리고 반죽을 찜통에 넣고 찐다. 입맛 없는 여름철, 집마당의 푸른 채소들로 끼니를 해결하던 우리네 어머니들의 지혜를 빌렸다. 쪄낸 밀가루 호박잎을 썰어 미소와 사케에 무쳐내고 다시 데친 곰취에 싼 다음 먹기 좋은 크기로 자른다. 감자채를 그릇에 깔고 자른 곰취찜을 올린다. 구수한 호박잎에 곰취향이 보태진 호박잎 곰취찜이 완성됐다.

나카히가시는 명아주를 오늘의 재료로 선택했는데, 내가 가지고 온 한국 양념으로 요리를 하고 싶어했다. 나에게 순한국식 나물요리를 배워보겠단다. 첫 번째 요리는 된장으로 맛을 낸 명아주나물. 한국음식에 관심이 많은 나카히가시는 일본요리엔 잘 쓰이지 않는 들깨까지 갖추고 있었다. 데친 명아주에 곱게 빻은 들깻가루, 된장과 참기름을 넣고 무친다. 참기름 한 방울로 맛과 성질을 부드럽게 한 명아주나물이다.

이번에는 명아주를 고추장으로 무쳐보는 나카히가시.

"고추장을 넣은 것이 더 맛있습니다."

고구마줄기를 먹는다는 사실도 그에게는 새로운 발견이었다.

"줄기를 끓는 물에 살짝 삶아서 껍질을 벗기죠. 껍질이 질기니까. 이걸 말려놨다가 육개장 끓일 때나 해장국 끓일 때, 추어탕 끓일 때 써요. 생선젓 갈을 이용해서 김치도 담그고 장아찌도 담그고요."

"잎은?"

"이파리는 안 먹어요."

고구마줄기는 껍질을 까서 끓는 물에 데친 다음 팬에 간장을 아주 살짝 넣고 볶았다. 일본인들의 입맛을 고려해 마늘 없이 간장만 넣고 조리했다. 마늘향을 없앤 부드러운 맛이다. 나카히가시는 그 위에 흰 찹쌀떡 가루를 뿌려 멋과 맛에 변화를 주었다. 일본인답게 빨간고추를 잘게 썰어 올리는 시각적 포인트도 잊지 않았다.

철 따라 나고 지는 풀들은 국적을 뛰어넘어 이렇게 하나의 공감이 되고 자유로운 음식으로 다시 태어났다.

"채소를 뿌리까지 먹는 한국의 정신은 지금의 일본에서는 없어졌습니다. 일본의 음식문화는 회전초밥집의 회전판에서 먹는 것처럼 먹고 싶은 것만 골라서 먹는 느낌입니다. 사는 데 있어 먹는다는 것이 어떤 것인가를 한국에서 배워야 한다고 생각합니다."

한국의 식탁은 서양과 일본의 식탁처럼 부드럽지 않다. 섬세하면서도 거친 자연 그대로의 밥상이다. 기본적인 단맛과 짠맛을 비롯해 매운맛, 신맛, 쌉싸래한 맛, 떫은맛 등 말로 표현할 수 없는 오묘한 맛을 한꺼번에 느낄 수 있다. 우리나라처럼 맛에 대한 다양한 표현을 가진 나라도 없다. 달콤쌉싸래하다, 매콤하다, 달큰하다, 매옴하다, 신랄하다 등 자연의 모든 현상을 맛으로 표현하는 나라이기도 하다. 그만큼 우리의 식탁은 창조적이다. 하지만 그 창조적인 식탁을 세계가 공감하는 보편적인 맛으로 끌어올리려면 아직 많은 연구와 노력이 필요하다. 그 과정에서 일본의 융통성과 고집을 함께 배워야 할 것이다. ✿

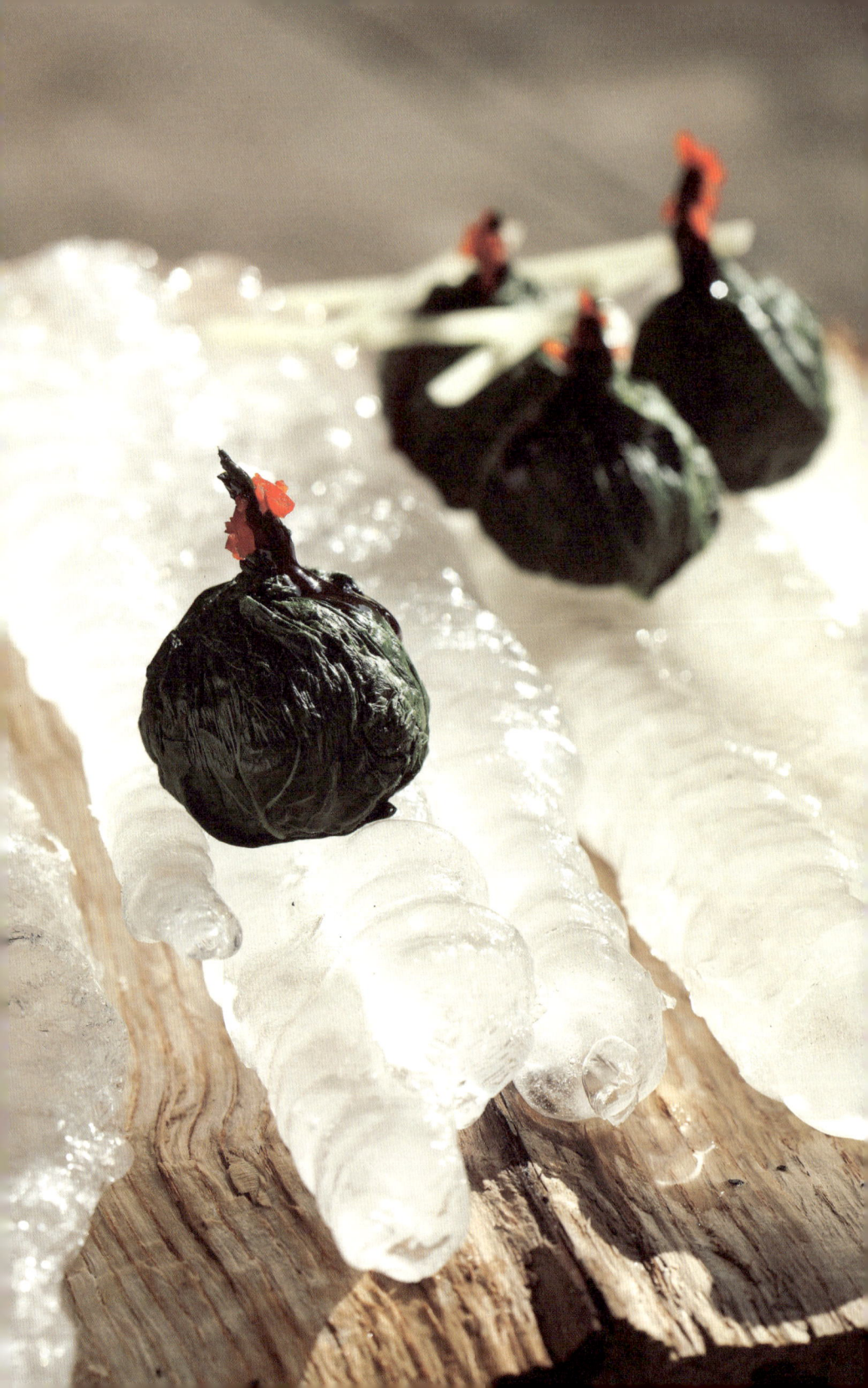

곰취
쌈
밥

곰취쌈밥 곰취, 시로미소, 쌀, 붉은고추, 감자채

1. 쌀에 시로미소로 간을 한 후 밥을 한다.
2. 버려질 곰췻대를 잘게 썰어 넣어 맛을 더한다.
3. 곰취잎은 데쳐놓는다.
4. 시로미소로 간한 밥을 곰취잎으로 싸서 호롱 모양으로 동그랗게 만다.
5. 붉은고추와 감자채로 멋을 더한다.

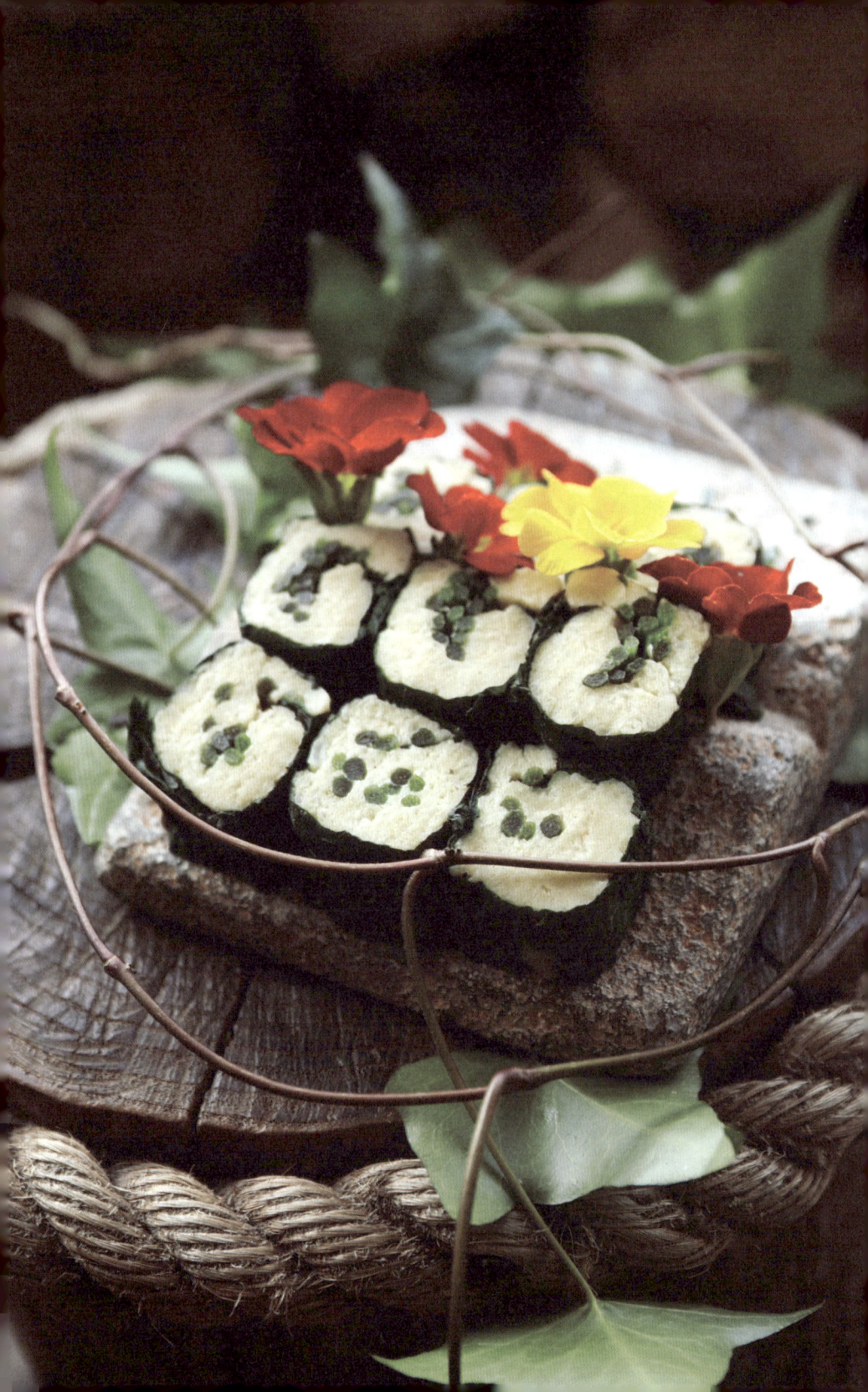

● **호박잎 곰취찜** 호박잎, 곰취, 밀가루, 아카미소, 사케

1. 호박잎을 살짝 태우고 두드려 부드럽게 만든다.
2. 호박잎에 밀가루를 넣어 반죽하고 아카미소로 기본 간을 하여 5분간 쪄낸다.
   (콩가루, 멥쌀가루, 밥, 들기름을 넣고 섞은 후 믹서기나 체로 한 번 거른 다음
   호박잎과 반죽하여 5분간 쪄내도 좋다)
3. 쪄낸 밀가루 호박잎을 썰어 아카미소와 사케를 넣고 무친다.
4. 김발에 곰취를 깐 다음 밀가루 호박잎을 올리고 돌돌 말아 먹기 좋은 크기로 잘라낸다.

이국에 남긴
나그네의 선물 | 가오리회 무침과 콩잎수제비 메기탕 |

국경을 넘어 길을 걸어도 산과 들엔 온통 건강한 밥과 약 들이 널려 있는 것이 내 눈에는 보인다. 한여름의 강렬한 태양은 온 대지에 내리쬐고 모든 생명을 성장시킨다. 자연만 살아 있다면, 내 두 다리가 멀쩡하다면 여전히 내가 밟아야 할 땅은 넓고 밥상 위에는 무한한 창작요리들이 펼쳐질 것이다.

400여 년 전 도요토미 히데요시가 만들었다는, '교토의 부엌'이라 불리는 '니시키 시장(錦市場)'은 일본의 모든 음식을 맛볼 수 있는 곳이다. 교토의 관광명소로 유명한 재래시장이다. 시장은 아담하고 소박했다. 그러나 그 안에 도열한 상점들은 일본 특유의 정갈함이 묻어났다.

평범한 일본인들의 식탁엔 무엇이 오르고 있을까? 반찬가게를 둘러보았다. 대부분이 쓰케모노들이다. 쓰케모노는 우리로 말하면 '짠지'인데, 그냥 소금에 절인 것이라 우리처럼 오랜 발효나 숙성을 거치지 않는다. 집에서 담는 미소와 간장은 사라지고 모든 것들이 뛰어난 가공과 포장기술에 의존한 공장제 장아찌들뿐이다. 형형색색의 색깔들로 맛을 낸 쓰케모노는 시간이 만들어주는 우리의 깊은 맛 장아찌들과는 전혀 다른 것들이다.

우리의 장아찌들은 기본 양념이 장이다. 장은 시간이 만들어주는 자연의 지혜다. 200년, 300년이 되어도 여전히 숨쉬는 살아 있는 생명체다. 그 장으로 만든 장아찌는 우리 몸을 사시사철 건강하게 해준다. 무더운 여름에는 갈증을 해소해주고 입맛을 돋우고 겨울철에는 부족한 비타민을 채워준다. 우리의 장아찌들은 자연의 맛을 최대한 살리고 철철이 부족한 것들을 보충해주는 지혜로운 반찬들이다.

일본요리의 또 하나의 특징은 바로 풍부한 해산물이다. 그중에서 규슈 섬 사가 현은 다양한 해산물요리로 유명하다. 대대적인 간척사업 때문에 염전이 사라져버려 호주에서 소금을 수입해 먹는다는 일본에서 아직 갯벌이 살아남아 있는 곳이기도 하다.

사가 현은 일본의 전통적인 어촌으로 일본 특유의 기와집을 제외하고는 한국의 여느 어촌과 다르지 않았다. 사람들도 낯선 이를 경계하지 않고 먼저 인사를 건넨다. 그곳에서 전통방식으로 짱뚱어 잡이를 하는 어부가 살고 있었다. 갯벌 앞에 서니 짱뚱어가 놀랐는지 구멍에서 나와 펄떡거리며 도망간다. '갯벌의 쇠고기'라는 짱뚱어를 잡기 위해 한 어부가 갯벌 한복판에 낚싯대를 드리우고 있다.

"무쓰고로? 짱뚱어? 많이 있어요?"

고개를 끄덕이는 사내. 사내는 갯벌썰매를 무릎으로 밀며 갯벌 안쪽으로 들어가 다시 낚싯대를 드리운다. 낚싯대가 휘리릭 하늘로 올라가면 짱뚱어가 덩달아 허공에서 춤을 춘다. 초등학교 때부터 갯벌에 나와 짱뚱어를 잡

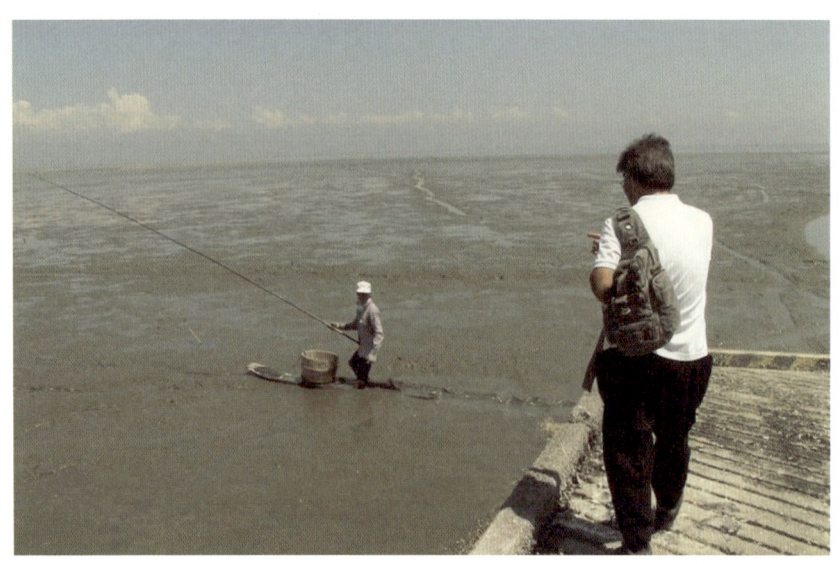

앉다는 사내는 친절하게도 내게 짱뚱어 낚시를 가르쳐주었다.

"바닷게를 열 마리 잡을 정도가 되면 짱뚱어를 잡을 수 있습니다."

하지만 결코 쉬운 일이 아니었다. 낚싯대를 흔들리지 않게 조용히 들이대어 재빨리 짱뚱어에 걸어 낚아채야 한다. 휙! 놓쳤다. 역시 내공이 필요하다.

"마음으로 다가가면 쉽게 잡을 수 있어요."

다시 낚싯대를 잡아든 사내는 순간적인 스냅을 이용해 짱뚱어를 낚아올린다.

사내는 지금이 장어잡이가 한창이라며 사가 현 남쪽 민물과 바닷물이 만나는 미야키 강의 하구에 가면 장어잡이를 볼 수 있는 마을이 있다고 알려주었다. 대나무 장대로 3미터 깊이의 뻘을 훑으며 장어를 낚는 전통적인 방식의 장어잡이가 아직껏 남아 있다는 것이다.

찾아가 보니 아닌 게 아니라 쪽배 위의 노인이 연신 대나무 장대로 강바닥을 훑고 있다. 파란 하늘과 그 하늘을 담은 강물, 그리고 머리 희끗한 강태공이 한 폭의 동양화를 그려놓았다. 올해로 40년째 장어를 잡고 있다는 나카야마 노인. 그의 배에 올라탔다.

"하루에 장어를 3킬로그램에서 5킬로그램 정도 잡습니다."

"장어요리 좋아하세요?"

"안 먹습니다. 장어를 요리하는 건 프로급이지만 요리는 잘 안 해 먹어요."

노인의 얼굴에서 제주도에서 자리돔을 잡던 노인의 얼굴이 겹쳐 보인다. 제주도의 노인 역시 자리돔을 평생 잡아왔지만 스스로 먹지는 않는다고 했었다.

전날까지 폭우로 강바닥이 뒤집혔다지만 그래도 노련한 노인의 장대에는 장어가 걸려든다. 다른 날에 비해 시원찮은지 노인은 더 먼 하구로 나간다. 강바닥이 깊어진 하구에서는 줄낚시를 이용한다며 낚싯줄을 풀었는데 공교롭게도 첫 번째로 걸린 것은 장어가 아니라 잉어다.

"잉어…… 이건 먹지 않습니다."

팔뚝만한 물고기가 걸려도 장어 외엔 달갑잖은 손님들인가보다. 다시 낚싯줄을 드리운다. 이번에는 다행히 장어다. 다시 내린 낚싯줄. 이번에는 메기다.

"여기에서도 메기를 먹나요?"

"일부 지역에서는 먹기도 하는데 여기에서는 안 먹습니다."

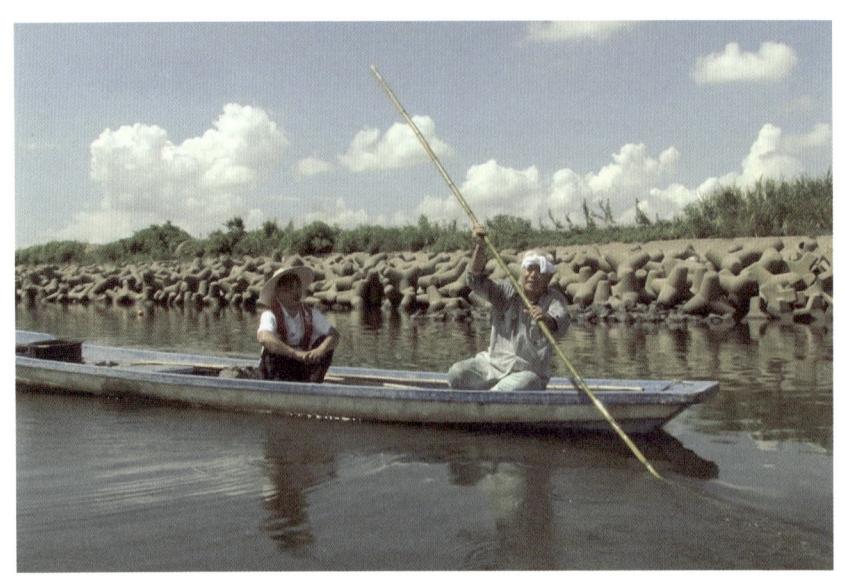

　산과 바다, 강이 겹치는 이곳 사가 현은 일본에서 가장 유명한 어촌지역이다. 장어뿐만 아니라 메기며 가오리며 낚싯줄만 내리면 싱싱한 수산물들이 그득 잡히는 곳이다. 다만 그 많은 수산물을 이용하는 식문화가 이들에게는 그리 풍부하지 않은 모양이다.

　"팔기 위해 잡는 게 아니고 오로지 취미로만 합니다."

　죽은 장어는 다시 강으로 돌려보낸다. 강바닥에 가라앉은 장어는 새우가 먹는다고 한다. 낚싯줄에 다시 걸린 건 노랑가오리다. 가오리 꼬리에 사람이 쏘이면 독 때문에 붓는다.

　"옛날에는 가오리가 여기까지 못 올라왔는데 요즘엔 날씨가 더워져서 여기까지 올라오네요."

"이건 먹나요?"

"가오리도 안 먹습니다."

왜 안 먹을까? 한국에서는 가오리를 말려서도 먹고 숙성시켜서도 먹는다. 이 신선한 재료들로 새로운 맛을 경험하게 해주고 싶다.

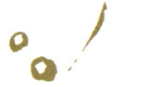

익숙한 재료, 새로운 경험

잡은 물고기들을 들고 노인의 집으로 갔다. 우선 물고기들의 내장을 발라내고 깨끗이 씻었다. 통발로 잡은 새우도 준비했다. 한국에서 가지고 온 된장과 간장, 고추장으로 맛을 내보려고 한다. 본격적으로 요리를 시작하자 마을주민들이 호기심 어린 얼굴을 하고 몰려들었다. 한국에서 왔다는 요리사가 자기 동네에서 잡은 재료들로 어떻게 요리를 하는지 유심히 살펴본다.

첫 번째 재료는 이들이 먹지 않고 버린다는 가오리. 일본인들에게 익숙한 회로 선보일 참이다. 다만 고추, 마늘, 양파를 다져 가오리와 무치는 방식으로, 즉 맛과 양념은 한국식으로 하기로 했다. 가오리는 방광을 튼튼하게 해준다. 소변이 불편할 때 말린 가오리를 끓여 국물을 내어 마시면 좋다.

한국에서 가오리는 2월에서 6월이 제철이라 쫄깃하고 간간한 봄바다의 맛이 난다. 한국인이 좋아하는 가오리 무침은 매운맛에 아삭한 채소와 쫄깃한 간재미의 살맛이 어우러져 입안에서 향을 돋운다. 식재료들 사이에서 맛의 충돌을 즐기는 한국인의 입맛에 더없이 맞는 음식이다. 몸통 쪽으로 갈수록 살집이 더 있어 쫄깃쫄깃하고 날개 쪽으로 갈수록 연골로 인해 꼬들꼬

들한 맛을 더 낸다. 발효시키면 암모니아가 나오기 때문에 삭아도 식중독과 같은 탈이 안 나는 생선이기도 하다. 홍어와 마찬가지인 셈이다. 농업을 하건 창작을 하건 암모니아 향이 있는 음식을 섭취하게 되면 그 사람의 창작 능력은 굉장히 높아진다.

가오리는 잠시 소금을 뿌려두어야 껍질이 잘 벗겨진다.

"태어나서 처음으로 가오리회를 먹는구나."

육십 평생 처음 가오리회를 경험해본다는 노인이 허허 웃는다. 도대체 어떤 맛일지 궁금한 모양이다. 연신 고개를 갸웃갸웃.

껍질을 벗긴 가오리는 알맞은 크기로 썬 후 다시 소금을 뿌려 탄력을 배가시킨다. 한 시간 정도 지나면 다시 물로 씻고 물기를 뺀 후 식초에 절인다. 혹시 모를 세균을 잡아주는 과정이다.

식탁을 꾸밀 풀들을 구하기 위해 노인의 집 앞으로 나갔다. 구충효과가 있는 시소와 해열해독작용을 하는 참비름, 살균작용이 강한 쇠비름, 망초를 뜯었다. 이들 나물과 동아를 잘게 채썬다. 오이맛이 나는 동아는 여드름 치료에 뛰어난 효과가 있다. 부종에도 효과가 있다고 알려져 있다. 일본에서는 여름에 몸을 시원하게 하기 위해서 먹으며 주로 닭고기수프에 들어간다고 한다.

가오리회는 들에서 뜯은 풀들을 송송 썰어 갖은 양념과 고추장, 된장으로 간한다. 붉게 익은 여주의 속살도 으깨어 넣었다. 노인이 많은 이곳에서 당뇨와 고혈압에 효과가 좋은 여주가 한몫을 할 것이다. 이 양념에 썰어놓은 가오리를 넣은 다음 양념이 잘 배도록 무친다. 들풀을 잘게 채썰고 그 위에 가오리회를 올린다. 먹어본 적 없는 낯선 생선에 처음 보는 걸진 조리

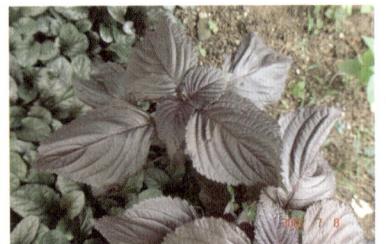

시소

한국 깻잎보다 향이 진하다. 항균, 방부작용이
탁월해 생선회와는 찰떡궁합이다. 비타민 A와
C가 풍부해서 눈의 피로와 아토피 같은 피부염
에도 효과가 좋다. 감기예방에 도움을 주고 철
분 성분은 현기증, 빈혈을 예방한다.

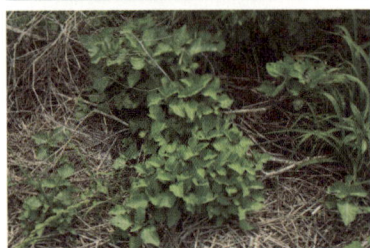

참비름

각종 비타민과 단백질 함량이 높다. 예부터 배
앓이 치료제로 쓰였다. 뿌리는 해열, 해독작용
이 탁월하다. 씨는 설사와 부종을 완화시키고
생리불순에 효과가 있다.

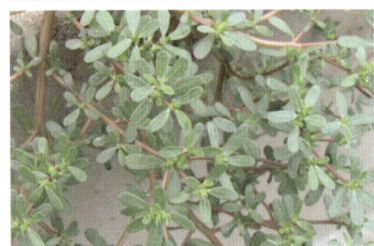

쇠비름

각종 난치병을 고쳐주는 신비의 성분이 많이
함유되어 있다. 해열, 해독, 이뇨작용을 한다.
어혈을 없애고 몸 안의 독을 없애준다. 강심작
용, 혈압상승, 억균작용, 지혈작용 등을 한다고
밝혀져 저혈압, 여성질환, 위염, 대장염 등의
치료제로 쓰인다.

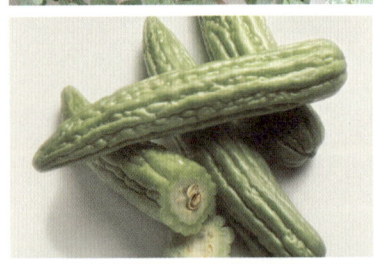

동아

칼로리가 낮고 지방함량이 적어 다이어트 식품
으로 쓰기도 한다. 동아의 꼭지를 베고 그 안의
살을 납작썰기해서 국물김치로 담가 먹기도 한
다. 부종에 효과가 있다고 알려져 있다.

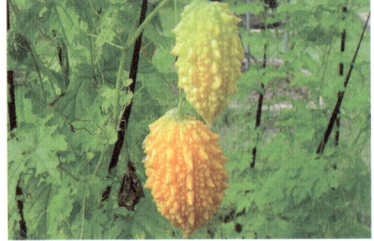

여주

당뇨 치료에 탁월하다. 또한 콜레스테롤을 낮
춰 고혈압, 동맥경화에 좋으며 『본초강목』에는
해열, 피로회복, 정신안정에 효과가 있다고 되
어 있다. 피부병과 변비에도 효과가 있다고 알
려져 있다.

법…… 우리 남도맛의 새로운 실험이다.

"이 회가 앞으로 여기의 명물이 되지 않을까 싶은데요?"

요리를 내오자 사람들이 사진부터 찍는다. 고추장 양념이 진한 가오리회
는 그들에게 제법 칼칼한 모양이다.

"혀가 얼얼하네요."

다음 요리는 메기요리다. 양파와 생강, 열무, 새우를 넣은 육수를 조선간
장으로 간해 끓여낸다. 양파는 가능한 한 껍질을 벗기지 않고 사용하는 것
이 좋다. 노인들이 대다수인 이곳 분들에게 양파 껍질은 혈액순환에 도움을
줄 것이다. 메기는 숯불로 구워 잡냄새를 없애 담백한 맛이 나도록 한다. 구

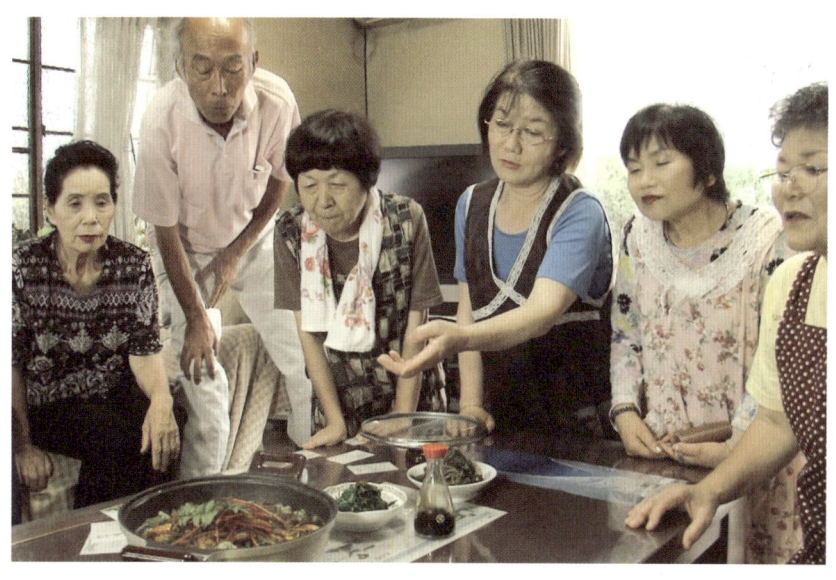

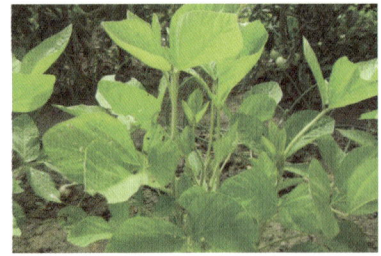

콩잎

콩잎은 비타민이 풍부하다. 주로 장아찌나 김치로 만들어 먹으며, 연한 어린잎이 좋다. 돼지고기와 궁합이 잘 맞는다. 골다공증, 유방암 억제 기능을 하는 아이소플라본이 많이 함유되어 있어 특히 여성들에게 좋다.

운 메기에 육수를 부어 한 번 더 끓이면 담백하고 깊은 맛의 메기탕이 될 것이다. 여기에 양파를 썰어 넣어 맛을 더한다.

생선탕에 수제비를 빼놓을 수 없다. 그냥 밀가루 수제비가 아니라 콩잎으로 반죽한 수제비다. 콩잎을 채썰어 밀가루 반죽에 섞고 잘 치댄다. 콩잎 반죽을 다시 시소잎에 싼다. 맛의 균형을 잡아주기 위해서다. 깻잎 대신 사용한 시소는 수제비의 향과 맛을 깔끔하게 해줄 것이다. 이제 밀가루 반죽을 뜯어 국물에 넣는다. 육수에서 걸러진 새우를 다시 넣고 한소끔 끓인다.

그간 쓸모없는 물고기로 취급받았던 메기가 이제 일본인들 앞에 근사한 요리로 등장한다. 모두들 놀란 표정이다.

"나베, 매운탕!"

"맛있겠다! 새우와 메기네……"

입맛을 다시는 사람들…… 여기에 한국의 나물문화를 곁들였다. 노인의 집 앞에서 뜯은 참비름에 간장과 깨를 넣고 빨간고추로 포인트를 주었다.

설사병이 잦은 일본인들에게 필수식품인 쇠비름은 데친 후 된장으로 맛에 변화를 주었다. 가장 가까이에서 난 가장 건강한 풀들을 사용해서 가장 쉽게 먹을 수 있는 방법이다.

장어는 그들 방식대로 구이를 하기로 했다. 장어잡이 노인이 곁에서 굽는 걸 도와준다.

"대체로 일본에서는 장어를 껍질부터 굽습니다."

장어는 일본식으로 굽는다. 그러나 양념은 한국식으로 한다. 고추장에 양파와 고추를 다져 넣어 개운한 맛을 낸 후 솔잎을 약간 썰어 넣었다. 양념의 차이만으로도 일본인들의 혀끝에는 새로운 경험이 새겨질 것이다.

"매워요?"

"맛있습니다."

어릴 때 하도 많이 먹어 이제 장어는 안 먹는다는 노인에게는 어떨까.

"그냥 고추장을 묻혀 구웠을 뿐인데 최고인데요. 일본 장어랑 잘 맞아요. 담백해요. 비린내가 하나도 없어요!"

"솔잎을 조금 넣었어요. 솔잎은 산소를 공급해줍니다. 오니기리(주먹밥) 할 때 솔잎을 넣어보세요. 그럼 산소를 같이 먹게 되는 셈이죠."

한국식 나물에 대해서는 어떻게들 생각할까.

"이건 망초라고 하는데 날것으로 먹으면 매운맛이 있어요. 장을 튼튼하게 해줍니다. 봄에 어릴 때는 삶아서 무쳐 먹고, 여름에는 잎만 뜯어서 샐러드해서 먹어요. 쓴맛을 많이 먹어야 장에 좋습니다. 콩잎이 좋은 이유는 영양가도 풍부하고 장운동을 원활하게 해주기 때문이에요. 콩잎을 먹으면 장이 운동을 잘해서 소화가 잘 되고 영양분도 잘 흡수돼요. 미네랄이 굉장히

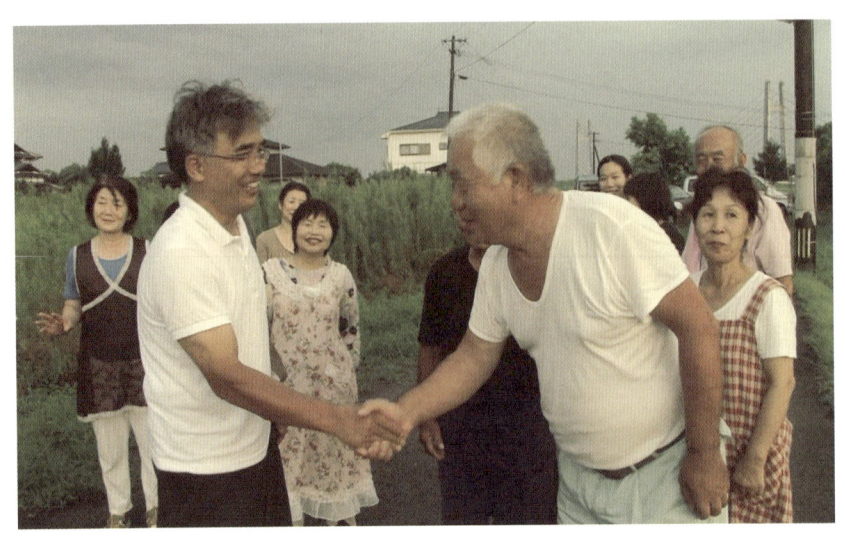

풍부하거든요. 장아찌를 만들어도 좋구요. 닭고기를 삶을 때는 대나뭇잎을 진하게 우려서 그 물에 삶으면 맛이 굉장히 좋아집니다."

일본인들에게는 맛과 모양이 있을 뿐 재료의 '효능'에 대한 개념은 별로 없다. 양약을 먹으면 그 독이 몸에 쌓이지만 자연의 약은 독이 몸에 쌓이지 않는다. 자연의 약은 흡수하고 치료하고 내보내는 몸의 순환을 돕는 것들이다. 자연의 약을 먹으면 몸의 변화를 스스로 느낄 수 있게 된다. 이들에게 자연의 약을, 자연밥상의 효능을 가르쳐주고 싶었다. 사람들의 마음이 움직이는 모습이 보인다.

"나이가 80이 됐는데 오늘 대학을 졸업한 기분이 듭니다."

"상상을 초월한 요리를 먹을 수 있어서 감격스러워요. 발상을 전환해 주변의 재료들을 이렇게 풍부하게 먹을 수 있다는 걸 가르쳐주서서 정말 감사합니다."

이제 떠나야 할 시간, 마을사람들이 떠나는 나그네를 배웅해주었다. 가깝고도 먼 나라 일본의 한 어촌에서 마을사람들의 배웅을 받는 기분은 또 남달랐다. 음식은 마음과 마음을 나누는 것임을 다시 한 번 느낀다.

"또 오세요."

장어잡이 노인과 아쉬운 포옹을 나누고 다시 길을 떠난다. 나의 낯선 요리들은 이들의 삶에 과연 어떤 변화를 가져다줄까. 천혜의 고장에서 살고 있는 이들이 이제는 자기 집 앞의 물속 생선들과 들풀들을 보면서 나를 기억하고 조금이라도 자신의 식탁을 건강하게 꾸밀 수 있게 되기를. 우리 주변에 나는 것이 우리를 치유한다는 생각으로 자연을 가까이에서 보고 자연에 좀더 친밀하게 다가갈 수 있게 되기를. ❀

가오리회 무침

가오리회 소스는 고추장, 된장, 간장, 식초, 생강즙, 고춧가루, 매실청을 섞어 만든다.
고추장, 식초, 화이트와인, 간장, 낙엽 소스, 매실청, 생강즙, 고춧가루를 섞어 만들어도 좋다.

가오리회 무침
가오리, 시소, 쇠비름, 참비름, 망초, 동아, 여주, 고추, 마늘, 양파, 고추장, 된장, 간장, 고춧가루, 매실청,
식초, 생강즙, 소금

1. 가오리에 굵은 소금을 뿌린 후 잠시 두었다가 껍질을 벗겨내 잘게 썬다.
2. 썰어놓은 가오리에 다시 소금을 뿌려 1시간 정도 둔다.
   (이때 화이트와인, 소금, 식초에 썰어놓은 가오리를 재워도 좋다)
3. 가오리를 물로 깨끗이 씻은 후 식초에 절인다.
4. 시소와 쇠비름, 참비름, 망초, 동아를 잘게 채썬다.
   (미나리, 양파, 피망을 채썰고, 라임오렌지를 다져서 섞어도 좋다)
5. 가오리와 야채를 함께 섞어 소스와 함께 버무린다. 여주의 속살도 으깨어 넣는다.
6. 접시에 갖은 풀을 올린 후 그 위에 가오리회를 담아 마무리한다.

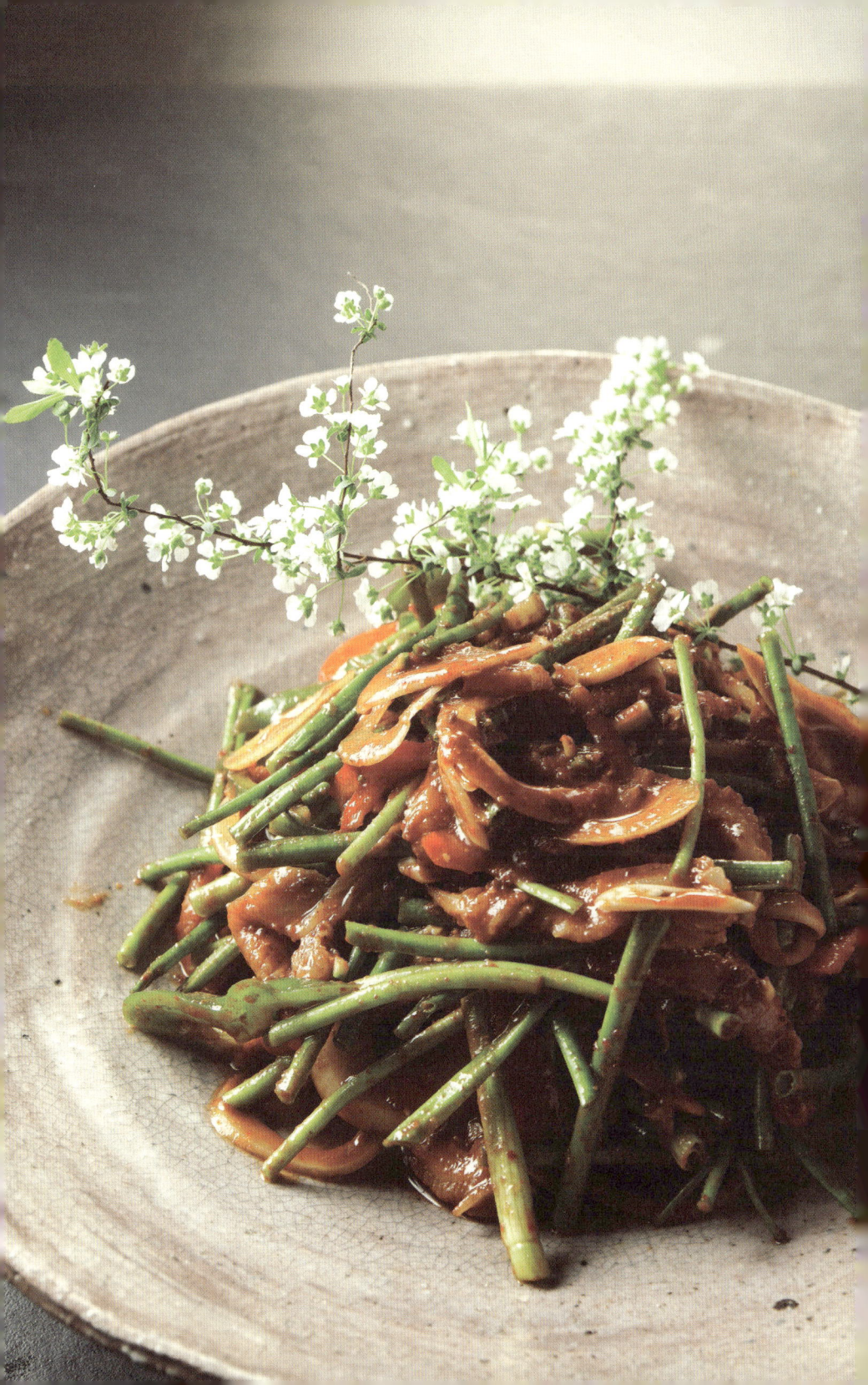

장어구이
콩잎수제비 메기탕과

콩잎 반죽은 콩잎을 잘게 채썰어 밀가루와 물을 넣어 반죽하여 만들고, 콩잎 반죽을 다시 시소잎에 싸서 향이 배게 한다. 육수는 양파, 생강, 열무, 새우를 넣고 조선간장으로 간해 끓여낸다. 이때 양파는 가능한 한 껍질을 벗기지 않고 사용한다.

◉ 콩잎수제비 메기탕

메기, 새우, 양파, 콩잎 반죽, 두부, 미나리, 육수, 고춧가루, 마늘, 청주, 소금, 계핏가루, 조선간장

1. 메기는 잡내를 없애기 위해 불에 살짝 태운다.
2. 새우도 불에 살짝 태운다.
3. 구운 메기에 육수를 부어 한 번 더 끓인 후 양파를 썰어 넣어 맛을 더한다.
4. 고춧가루, 조선간장, 마늘을 섞은 양념을 넣고 끓인다.
5. 콩잎 반죽을 얇게 썰어 넣는다.
6. 소금, 청주, 계핏가루를 넣고 두부와 미나리를 올린다.

장어 소스는 정종, 요리술, 간장의 비율을 5:1:1로 한 후 감초, 생강, 마늘, 인삼, 청양고추, 배, 대파, 양파, 대추를 넣고 2시간 정도 끓이고 걸러서 고추장과 물엿을 더해 만든다. 고추장에 양파와 고추를 다져 넣고, 솔잎을 약간 썰어 넣어 만들어도 좋다.

◉◉ 장어구이

장어, 생강, 마늘, 인삼, 청양고추, 배, 대파, 양파, 대추. 고추장, 물엿, 정종, 요리술, 간장, 감초

1. 장어를 잘 씻어 반으로 갈라 소금으로 간을 한 다음 갈색이 나도록 굽는다.
2. 소스를 식혀서 장어에 세 번 정도 발라가며 굽는다.

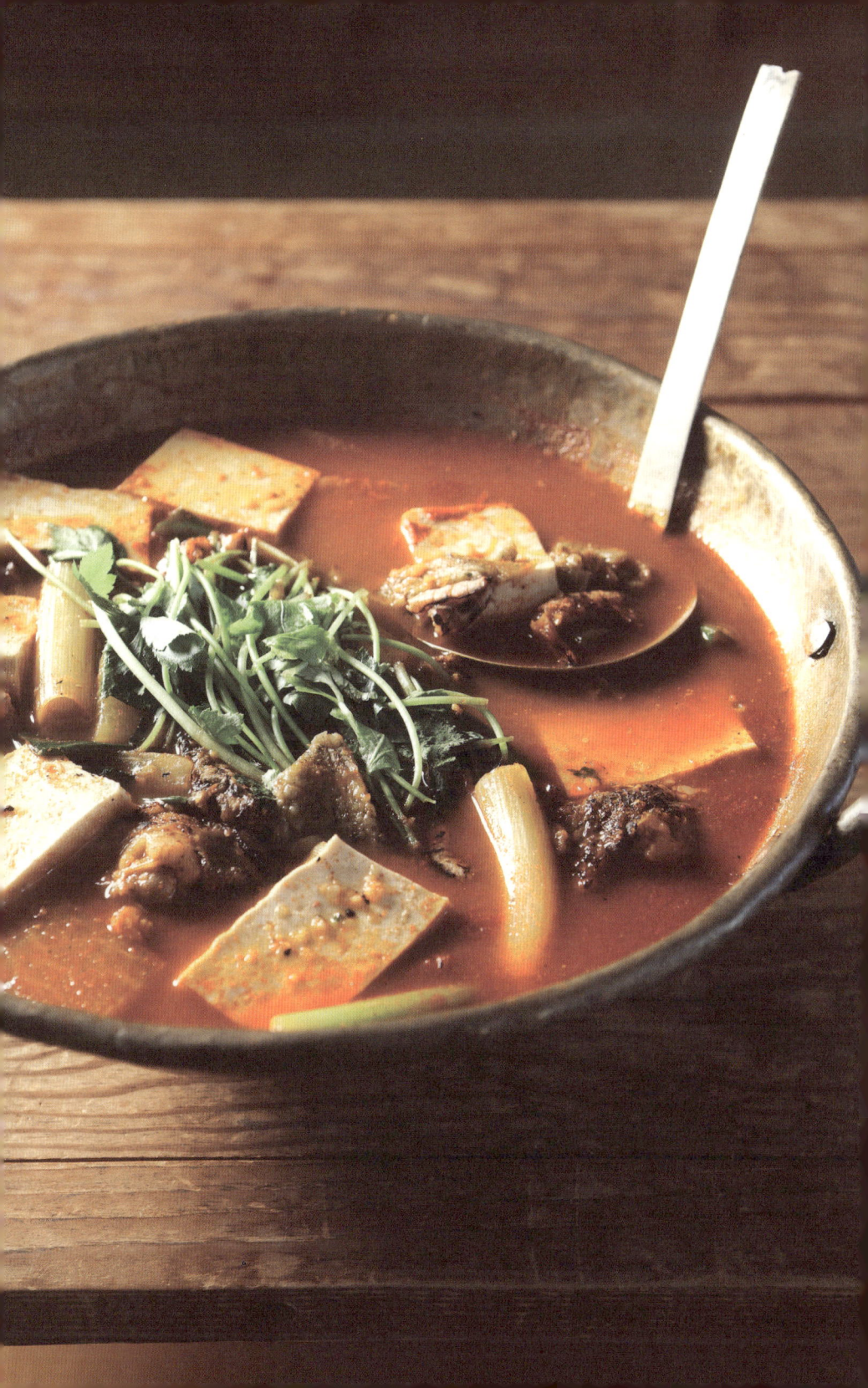

쌀의 나라 술의 나라

| 술지게미 죽과 술지게미 김치 |

일본 열도의 끝자락을 뒤로하고 이제 나의 여정은 동으로 향한다. 기차는 울창한 삼나무숲을 지난다. 눈이 시원해진다. 한가로운 이 순간은 오롯이 나를 위한 시간이다. 나는 평생 나를 위해 무언가를 여유 있게 한 적이 없다. 다른 사람 배를 채우는 직업을 가진 사람은 사실 잘 먹지 못한다. 때늦은 식사에, 바쁘면 서서 후루룩 마시듯 먹고 치우는 게 고작이다. 그나마 내가 최고로 치는 식사는 물에 만 쌀밥에 조선간장을 찍어 먹는 것이다. 참 초라하고 별것 아닌 것 같지만 쌀밥에 조선간장의 궁합은 깊은 여운을 남기며 식욕을 자극하곤 한다. 쌀이 유명하다는 고장 아키타로 가는 길목, 물에 만 쌀밥에 조선간장이 유난히 생각나는 시간이다.

고즈넉한 시골기차는 점점 익숙한 풍경으로 나를 데려간다. 혼슈 섬 북서부의 아키타는 바다와 너른 들을 내려다보는 삼림지대다. 우리나라에서는 가와바타 야스나리의 소설 『설국』으로 잘 알려진 곳이다. 겨울의 아키타는

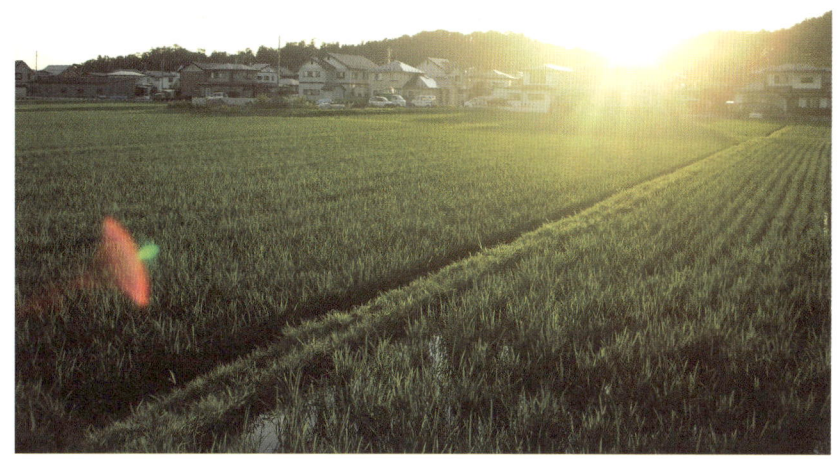

미상불 눈의 나라가 된다. 또한 우리나라 진도견처럼 '아키타'라는 고유의 견종이 태어난 곳이기도 하다. 유명한 〈하치 이야기〉는 이곳에서 생겨난 감동적인 실화다. 그래서 그런지 마을의 풍경과 느낌도 따뜻하고 온화하고 충직하다. 예부터 여름엔 고온다습하고 겨울엔 눈이 많이 와서 쌀농사가 특히 잘되는 곡창지대다. 일본 최고 품질의 쌀을 키운다는 아키타의 너른 들녘에서 여름 햇살을 받은 벼이삭은 싱그럽게 익어가고 있었다.

아키타는 사케의 고장이기도 하다. 세계적으로 갈수록 수요가 늘어나고 있는 사케는 줄어드는 쌀 소비량의 빈자리를 채우고 있다. 이곳 사람들은 봄부터 가을까지는 벼농사를 짓고, 가을걷이로 수확한 쌀로는 겨우내 술을

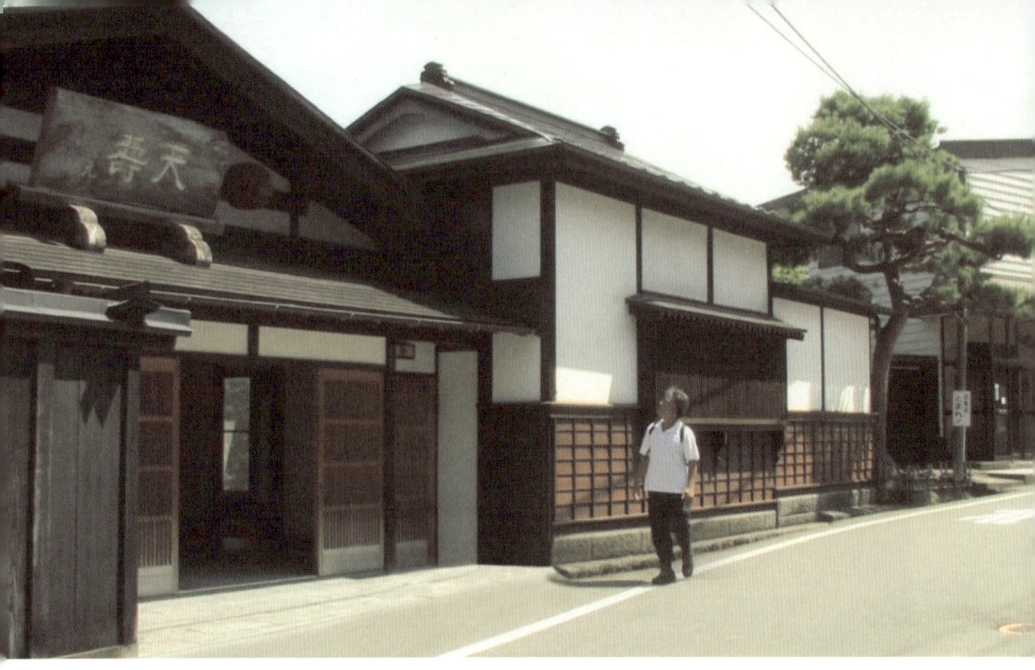

빚는다. 술로 유명하니 새로운 볼거리와 먹을거리 들이 생겨나 아키타는 일본의 대표적인 관광지로 거듭났다.

길을 걷다 보니 머위며 쌀독을 해독해주는 어성초며 먹을 것들 천지다. 이 지역 사람들에게 모두 필요한 풀들이다. 예전에 이곳에 정착했던 사람들은 이 풀들을 이용했을 것이다. 노동으로 지친 영혼과 육신을 이 풀들로 추슬렀을 것이다.

여름의 짙은 신록, 삼나무가 만들어낸 깊은 그늘에 앉으니 일본 설화에 단골로 등장하는 숲의 정령이라도 나올 것 같다. 좋은 쌀과 좋은 술의 비결은 좋은 물이다. 아키타의 물은 삼나무 설산에서 비롯된다. 계곡에서 내려오는 물을 마셔보았다. 산에서 나는 물인데 소금맛이 나는 것도 같다.

아키타에 자리 잡고 있다는, 135년 역사를 가진 '덴주 양조장'을 찾아갔다. 작고 운치 있는 양조장이었다. 오래된 주조기계들이 세월을 말해주는 듯하다. 양조장 입구에는 "술이 맛이 있는지 없는지 만든 이가 먼저 맛을 보고 접대하겠다"라는 글이 적혀 있다.

안으로 들어가니 기모노를 입은 아주머니 한 분이 나를 맞는다. 양조장의 안주인이라고 했다. 다소곳이 차와 다과를 내주며, 꿇어앉은 내게 다리가 불편할 것 같다며 걱정을 해준다. 남을 먼저 배려하는 것이 몸에 배어 있는 분이다. 아주머니가 내어준 차는 부드러운 우유맛이 났다. 이런저런 음식 이야기를 나누다 보니 뜻밖에도 김치를 좋아한단다.

"김치를 아주 좋아합니다. 여러 가지 김치를 좋아해요. 그런데 어떤 일본 분들은 김치를 먹으면 위가 아프다고 하더라구요."

"밥을 충분히 먹고 국물하고 섞어 먹으면 대개 잘 발효된 김치는 속을 다치게 하지 않아요."

"김치를 너무 좋아해서 밥을 많이 먹는데도 주변 사람들이 몸에 해롭다고 주의하라고 하더라구요. 선생님 말씀을 들으니 걱정 안 해도 되겠군요."

"다양한 김치가 있어요. 마늘이 안 들어간 김치도 있고, 하얀 김치도 있고."

"김치를 먹으면서 아, 이런 것도 들어 있구나 하면서 감미롭게 먹고 있습니다."

"언제 한국에 오시면 저희 집에 들르세요. 다양한 김치 맛을 보여드릴게요."

"아, 감사한 말씀입니다."

잠시 후 양조장 주인인 오이 다케시 씨의 안내로 나는 양조장의 구석구석을 안내받을 수 있었다.

"여기는 메이지 7년, 그러니까 135년 전에 만든 술창고입니다. 우리 집에서 제일 오래된 술창고입니다."

사케는 어떤 쌀을 얼마나 깎느냐에 술맛이 달려 있다. 쌀을 많이 깎을수록 고급 사케가 된다. 오이 다케시 씨는 내게 여러 종류의 쌀을 보여주었다. 쌀의 종류에 따라 술의 종류도 달라진다고 한다.

"같은 쌀인데 이렇게 여러 단계로 깎으시네요. 난 다른 종자인 줄 알았는데."

"많이 깎아서 그래요. 보통 30퍼센트까지 깎지요."

쌀 바깥 부분의 지방과 단백질을 많이 제거할수록 누룩균이 잘 핀다. 이곳 양조장은 수백 년 동안 전해내려온 주조법을 고집하고 있었다. 또한 반경 5킬로미터 이내의 논에서 자란 최고급 쌀만 사용한다고 했다. 쌀을 생산하는 사람도, 술을 빚는 사람도 올해 쌀이 어떻게 성장하고 익어갈 것인지 잘 알고 있다는 얘기다. 그 해의 작황은 당연히 그 해의 술에도 영향을 줄 것이기 때문이다.

술이 익어가는 곳을 들어가니 잘 익은 과일향이 난다. 사케의 장인은 술 익는 소리와 향으로 술이 익은 정도를 알 수 있다고 한다. 뽀글뽀글 기포 올라오는 소리가 경쾌하고 신기하다. 술이 익어가는 소리는 곧 미생물이 숨을 쉬는 소리다. 사케의 장인은 이미 익은 술들과 이제 막 익어가는 술들을 섞어가며 술을 익힌다고 한다. 술이 술을 빚는 것이다.

내게 친절을 보여준 안주인을 위해 간단하게나마 음식을 만들어 대접하고 싶었다. 그녀는 긴 병으로 몸이 허약해졌다고 했다. 양조장이니 술지게

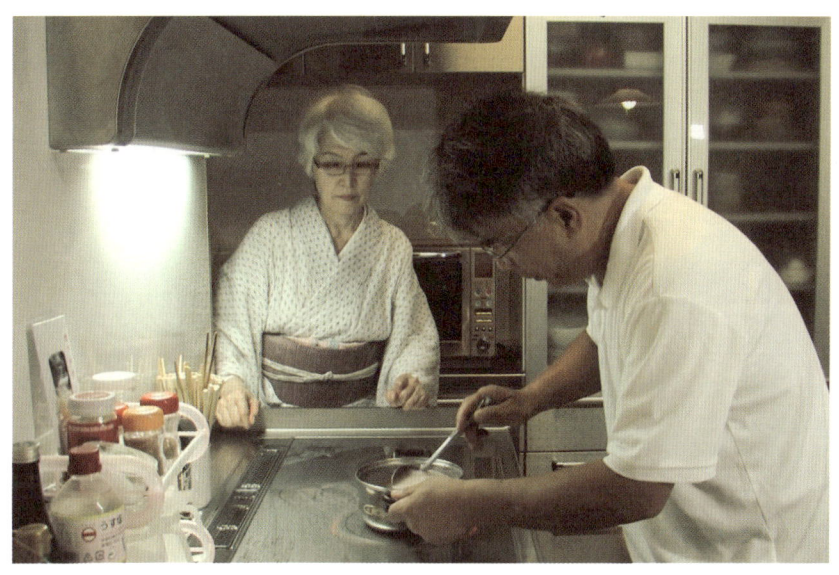

미가 많을 터, 술지게미는 소화와 소독에 그만이다. 아픈 사람이 술지게미
죽을 먹으면 몸이 소독되고 기력을 회복하게 된다. 계곡에서 떠온 물로 쌀
과 잡곡을 씻었다. 쌀과 잡곡을 각각 다른 냄비에 넣고 끓인다. 어느 정도
익으면 한쪽 물에서 끓고 있는 쌀죽에 잡곡을 넣는다. 잡곡과 쌀이 익으면
여기에 술지게미를 넣고 한소끔 더 끓인다. 소금과 들기름으로 간을 한 다
음 김치를 잘게 썰어 위에 올리고 꽃잎으로 장식한다.

"색깔이 연해서 김치하고 아주 잘 어울리네요. 좋은 맛이 나요."

"한국에서는 옛날에 이렇게 죽을 쑤어 먹었다는 기록들이 있어요. 갈수
록 전통이 존중받게 되고 그 가치가 새롭게 이야기될 겁니다. 살아가는 데
전통이 얼마나 중요한지를 알게 될 거예요."

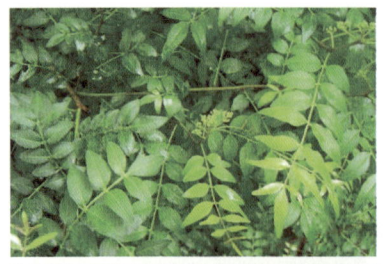

산초잎

주로 열매를 갈아 향신료나 약으로 쓰고, 잎은
장아찌를 만들어 먹거나 차로 마신다. 몸을 따
뜻하게 하고 해독, 항균작용이 탁월하다. 잎을
갈아 근육통과 요통의 치료제로 쓰기도 한다.

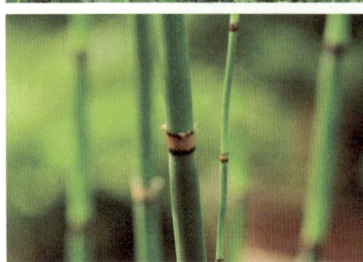

속새

첫맛은 쌉쌀하지만 뒷맛은 달착지근하고 구수
하다. 예부터 지혈과 장출혈 치료제로 쓰였다.
해독작용이 뛰어나 간 치료제로도 쓰였고, 항
암, 항스트레스, 항알레르기에 좋다. 무쳐 먹거
나 즙으로도 마신다.

다음 요리는 여기 있는 재료로만 만드는 백김치다. 배추를 소금에 절인
다음 무를 갈고 생강도 간다. 포도를 손으로 으깨어 체에 내려 포도즙을 만
든다. 포도즙을 무와 생강이 있는 그릇에 붓는다. 포도가 단맛을 대신할 것
이다. 새우는 껍질을 벗기고 내장을 제거한다. 일본에서는 구하기 힘든 젓
갈 대신 새우를 이용하기로 한 것이다. 집마당에서 얻은 산초잎과 속새를
여기에 더한다. 산초잎은 항균작용이 뛰어나기 때문에 생물 새우의 혹시 모
를 충을 해독시킬 것이다. 또한 발효가 되면서 김치에 시원한 맛을 더해줄
것이다. 속새는 간에 좋기 때문에 허약한 이에게 기운을 줄 것이다.

여기에 술지게미와 사케를 넣는다. 옛날 우리 요리책을 보면 절임 음식을
하거나 장아찌를 담글 때 술지게미를 많이 썼다. 술지게미와 술이 들어가면

발효가 되면서 묘한 맛을 낸다. 포도와 생새우, 술지게미와 사케…… 김치 양념의 상식을 벗어난 이 백김치는 깊고 시원한 맛을 내게 될 것이다.

"김치에 이렇게 품위 있는 맛이 있을 수 있군요."

"선비의 지조와 절개를 이야기하고 싶었어요. 이렇게 오랫동안 술을 만들어오셨는데, 그것을 대나무처럼 절개 있게 지속해나가시는 것에 대한 존경과 감사를 표현한 것입니다. 술지게미를 넣었기 때문에 3일 정도 밖에 놔뒀다가 그다음에 냉장고에 넣어 드세요."

"더워도 괜찮나요?"

"그럼 새콤하게 익을 거예요. 신 걸 좋아하시면 그렇게 하시면 돼요. 이건 찰수록 맛있는 김치예요."

"포도를 넣어서 맛이 아주 감미로워요."

"국물을 드시고 싶으면 간만 맞춰서 물을 넣으세요. 차게 해서 국수에 말아 드셔도 좋아요. 고기 드실 때도 좋고."

"우리 입맛에 딱 맞아요."

온유하고 평화롭고 품격 있는 맛, 설탕이 전혀 들어가지 않은 자연 그대로의 감미로운 맛이다. 술지게미 죽과 김치로 이 친절한 부인이 건강한 낯빛을 곧 회복할 수 있기를 기원해본다. ✿

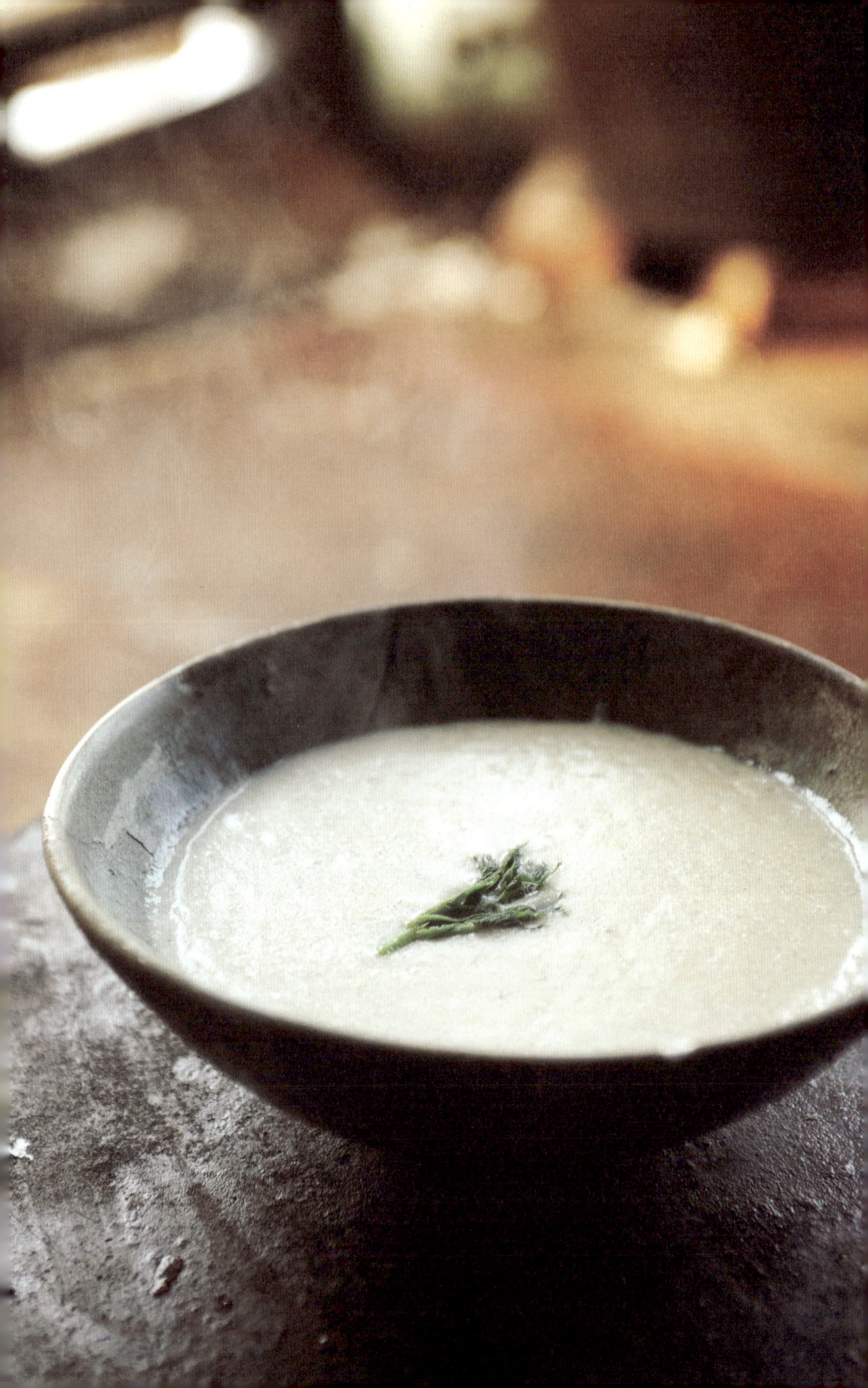

술지게미 죽과 술지게미 김치

◉

술지게미 죽 술지게미, 쌀, 잡곡, 김치, 소금, 들기름

1. 술지게미를 체에 거른다.
2. 한쪽에는 쌀을, 다른 쪽에는 잡곡을 끓인다.
3. 쌀죽이 익으면 여기에 끓인 잡곡을 섞는다.
4. 쌀과 잡곡이 익으면 술지게미를 넣고 다시 한소끔 끓인다.
5. 소금과 들기름으로 간을 한 다음 꽃잎으로 장식한다.
   (김치를 잘게 썰어 위에 올려도 좋다)

◉◉

술지게미 김치 배추, 새우, 무, 생강, 포도, 산초잎, 속새, 사케, 술지게미, 소금

1. 배추를 소금에 절인다.
2. 무와 생강은 갈고 포도는 손으로 으깨어 체에 내려 포도즙을 만든 후 섞어 속을 만든다.
3. 새우는 껍질을 벗기고 내장을 제거한다.
4. 준비한 속에 산초잎과 속새, 사케와 술지게미를 넣고 새우를 더한 후 절인 배추에 넣는다.
5. 3일간 실온에 뒀다가 냉장보관하여 먹는다.

타향에서 만나는
그 시절의 **떡국** | 기리탄포 떡볶이 |

때마침 아키타에는 추석을 앞두고 동북지방 3대 축제 중 하나인 '간토 축제'가 열리고 있었다. 벼이삭을 본뜬 마흔여섯 개의 초롱을 '간토(竿燈)'라고 하는데, 대나무 장대에 이 간토를 매달고 풍작을 기원하는 행사가 아키타의 명물인 간토 축제다. 간토는 돌아가신 부모님이 추석날 잘 찾아오시라고 등을 많이, 높게 달아놓는 것에서 유래되었다고 한다. 큰 간토는 16미터에 50킬로그램 정도 되는데, 이 간토를 이마, 손, 허리, 턱 등에 올려 중심을 잡으며 누가 더 어려운 기술을 보여주느냐로 경합을 벌이며 즐긴다. 직경 6미터 원의 중심에서 어떤 묘기를 부리든 등이 흔들리지 않아야 좋은 점수를 받을 수 있다.

풍요의 기원이 한창 벌어지고 있는 현장에서도 내가 가장 궁금한 건 역시 음식이다. 축제의 현장에서는 볶음우동, 해산물구이 등이 인기였다. 녹차와 미소에 구운 은어도 있었는데, 짭짤하고 달달한 맛이 특이했다. 어느 포장

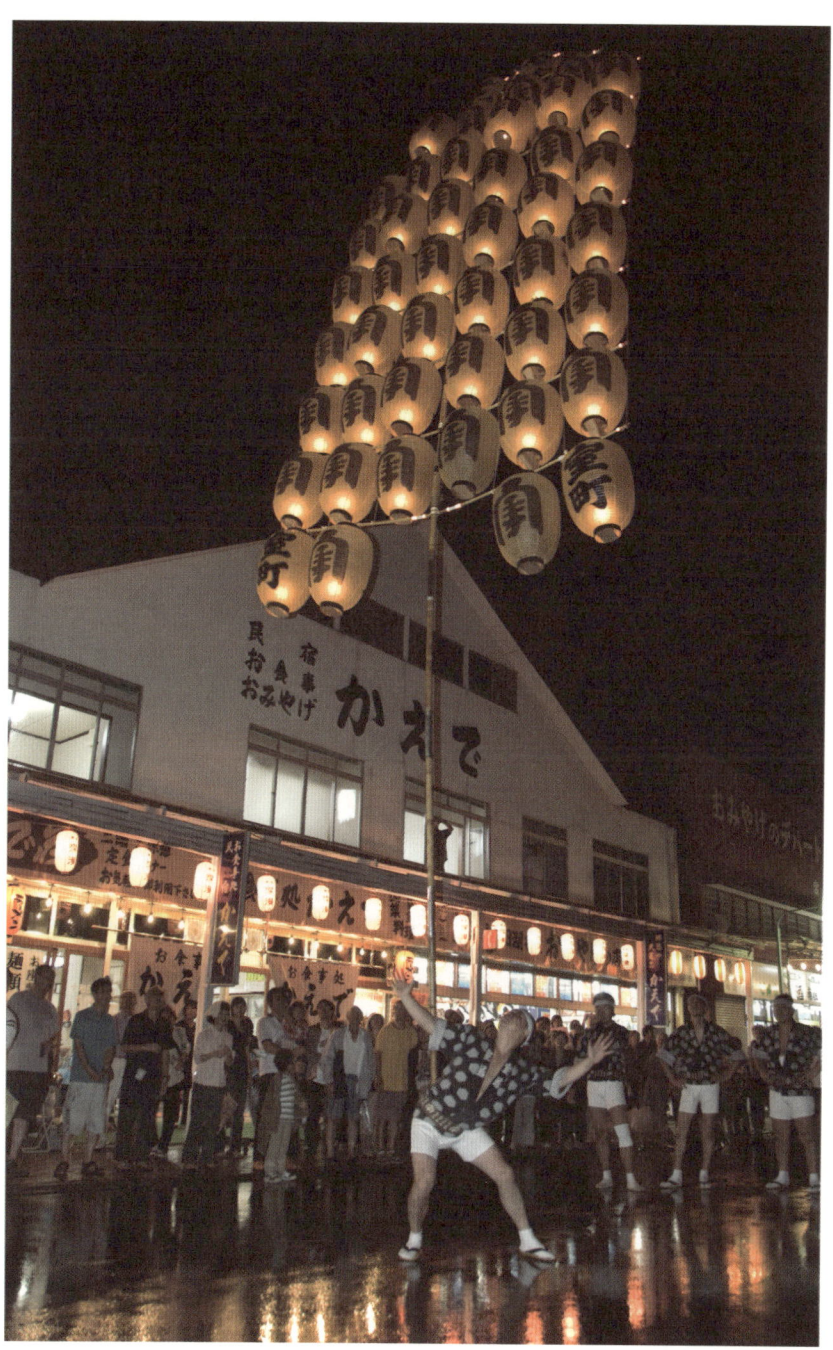

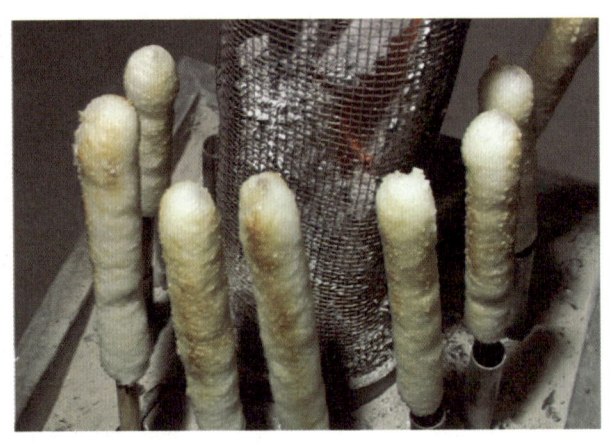

마차에 떡국 모양의 음식사진이 걸려 있기에 들어가봤다. 여주인이 내준 건 따뜻하고 소박한 국수그릇에 담긴 우리나라의 가래떡처럼 생긴 떡이다.

　"모양은 별로이지만, 기리탄포입니다. 원래 기리탄포는 쌀을 찧어서 삼나무에 끼워 만든 겁니다."

　어린 시절 설날을 앞두고 집에서 가래떡을 만들면 우리는 길게 잘라 모닥불에 구워 먹곤 했다. '기리탄포(きり-たんぽ)'란 아마도 그 비슷한 것이 아닐까. 아키타의 축제와 음식은 역시 쌀로 이어지고 있었다. 그렇다면 격식을 차려 만든 기리탄포는 어떤 맛일까? 아키타의 향토음식이자 대표적인 쌀요리인 기리탄포를 맛보고 싶어졌다.

　아키타 전통의 기리탄포 집을 수소문하여 찾아가봤더니 입구에 안내판이 걸려 있다.

'자연이 만든 황금빛 쌀을 이용해 옛날 숯불로 구운 기리탄포, 무농약 쌀과 버섯, 닭고기로 만든 최상의 맛'

 맛의 자부심이 느껴진다. 상냥한 아주머니는 기리탄포를 어떻게 만드는지 직접 보여주겠다고 한다. 그런데 기리탄포를 만드는 과정은 의외로 간단했다. 밥을 절구에 찧어 삼나무 꼬치에 끼워 굽고, 그것을 그냥 먹거나 탕국에 넣어 먹는 것이었다. 아키타 사람들은 좋은 일이나 축하할 만한 일이 있을 때 온 가족이 모여 기리탄포를 먹었다고 한다.

 "사람들이 모여서 함께 만들겠네요?"

 "손님은 드시기만 하고 집주인은 전날부터 많이 준비합니다."

 뜨거운 탕국에 넣어 먹는 기리탄포는 우리네 떡국과 닮았다. 기쁜 날 온 가족이 모여 먹는다는 점도 그렇다.

 "기리탄포는 직접 손으로 만들기 때문에 야채도 제철 야채로 가장 좋은 것을 씁니다. 시간도 들고 정성도 많이 들어가지요. 꼬치는 삼나무만을 사용합니다. 삼나무 향기가 좋기 때문이에요."

 우리네 떡국도 그랬다. 육수로 국물을 내고, 예쁘게 썬 떡을 끓이고, 고기 고명과 달걀지단을 얹어 비로소 내는 한 그릇 떡국에는 어머니의 노력과 정성이 담뿍 담겨 있었다. 집을 나와 각지로 떠돌던 시절, 명절이 다가올 때면 가장 그리운 것이 바로 어머니가 해주는 음식이었다. 어머니가 해주시는 음식은 그것이 무엇이든 그 자체로 자애였다.

 숯불에 구운 기리탄포…… 그 뽀얀 빛깔을 보고 있자니 쌀이 주는 신성함이 새삼스러워진다. 300년 전 묵은밥을 구워 먹었던 것이 시작이라는 기리탄포는 이제 햅쌀로만 만든다고 한다. 닭고기 국물에 버섯과 채소 등을 넣어 끓인 기리탄포 나베는 반찬 없이 탕이 전부인 음식이다. 밥에 반찬을 곁들이는 우리하고는 다른 밥상이다. 사실 쌀에도 독이 있기 때문에 여러 가지 반찬을 곁들여 해독시키고 다양한 영양소를 더불어 섭취하는 것이다. 다만 일본에서는 기리탄포가 밥 역할을 하고 탕에 들어가 있는 고기와 야채들이 반찬을 대신하고 있었다.

맛을 보았다. 우리나라의 전골과 비슷한 맛이다. 일본음식답게 굉장히 부드럽다. 담백하면서도 부담 없는 깊은 맛이다. 일본음식은 모든 재료들의 맛이 서로 거스르지 않게 양념을 하면서 시각적인 조화에도 신경을 쓴다. 깍듯하고 예의바른 사람을 만나는 느낌이랄까. 어떤 하나의 재료가 특별히 튀는 게 없다. 그게 일본요리의 특징이다.

이제 기리탄포가 변신할 차례다. 나를 위해 요리를 해준 아주머니를 위해 기리탄포를 한국식으로 요리하기로 했다. 가게 밖으로 나가보았다. 국화잎과 어성초를 구해와 간장을 넣고 볶았다. 향기가 배면 닭고기를 볶는다. 떡과 누룽지의 중간 정도로 구워진 기리탄포를 반으로 갈라 앞의 볶음재료들과 함께 볶는다. 어느 정도 조려졌으면 미나리와 버섯을 넣는다. 국화잎과 어성초의 향이 밴 고소한 떡볶이…… 겉은 바삭하지만 속은 부드럽고 향긋한 간장 떡볶이다. 미나리로 향까지 올려낸 기리탄포 떡볶이는 식사나 간식으로 어느 자리에나 어울릴 만한 국경 없는 요리다. 마지막에 달맞이꽃으로 장식한다. 이번 요리는 우리 떡볶이의 무한한 변신가능성을 말해주는 것이기도 하다.

"이 밤에 달을 바라보며 핀 달맞이꽃의 마음으로 떡볶이를 만들어 선물합니다."

"와, 대단하네요! 매일 만드는 기리탄포가 이렇게 변신한 걸 보고 깜짝 놀

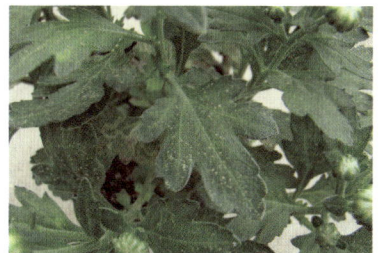

국화잎
국화는 맛이 쓰고 매운 편이다. 성질이 서늘하여 폐와 간을 해독하는 작용을 한다. 각종 염증과 피부염 등에 효능이 있다.

랐습니다!"

"아주 맵게도 할 수 있고 더 부드럽게도 할 수 있어요. 고기를 안 먹는 사람들, 채식주의자에게는 버섯 같은 채소로만 요리할 수도 있구요."

계속 먹던 아주머니가 갑자기 훗, 하더니 물컵을 입에 가져간다. 조금 맵단다. 아마 후추를 씹은 모양이다. 부드럽게 가다가 격랑을 지나 탁 치고 올라가는 식으로 맛이 연주를 하듯 파도를 타듯 하는 걸 한국사람들은 좋아한다. 잔잔하고 고요했다가 폭풍이 몰아치고 다시 햇볕이 쨍쨍하게 내리쬐는 날씨가 한국음식의 맛이다. 솔직하게 있는 그대로의 자연을 표현한다. 거기엔 분노도 있고 슬픔도 있고 기쁨도 있다.

쌀에도 땅의 서사가 있고, 비의 눈물이 있고, 해의 기쁨이 있고, 달의 기다림이 있다. 쌀떡 한 조각에도 자식을 생각하는 어머니의 무한한 사랑이 있다. 오늘밤 꿈에 어머니를 만날 것 같다. ❀

기리탄포 떡볶이

기리탄포 떡볶이

국화잎, 어성초, 닭고기, 기리탄포, 미나리, 버섯, 솔잎가루, 조선간장, 소금, 참기름, 생강즙, 청주

1. 밥을 지어 절구로 찧은 후 긴 나무막대에 감고 노릇해질 때까지 굽는다.
   (삼나무 막대기를 사용하면 막대기의 향이 기리탄포에 배어 맛을 배가시킨다)
2. 닭고기는 뼈를 발라내고 소금을 뿌려 구운 후 적당한 크기로 자른다.
3. 기리탄포를 반으로 갈라 세 등분한다.
4. 국화잎, 어성초에 조선간장을 넣고 볶다가 향기가 배면 닭고기를 넣어 볶는다.
   (생 닭고기는 닭고기를 먼저 익히고, 익힌 닭고기라면 기리탄포와 함께 볶아도 좋다)
5. 조선간장, 참기름, 생강즙, 청주, 소금을 팬에 넣은 후 기리탄포를 넣어 재료들과
   함께 볶는다.
6. 미나리와 버섯을 넣는다. 레드와인과 후추가 있으면 더해도 좋다.
7. 마지막으로 솔잎가루(또는 달맞이꽃)로 장식한다.

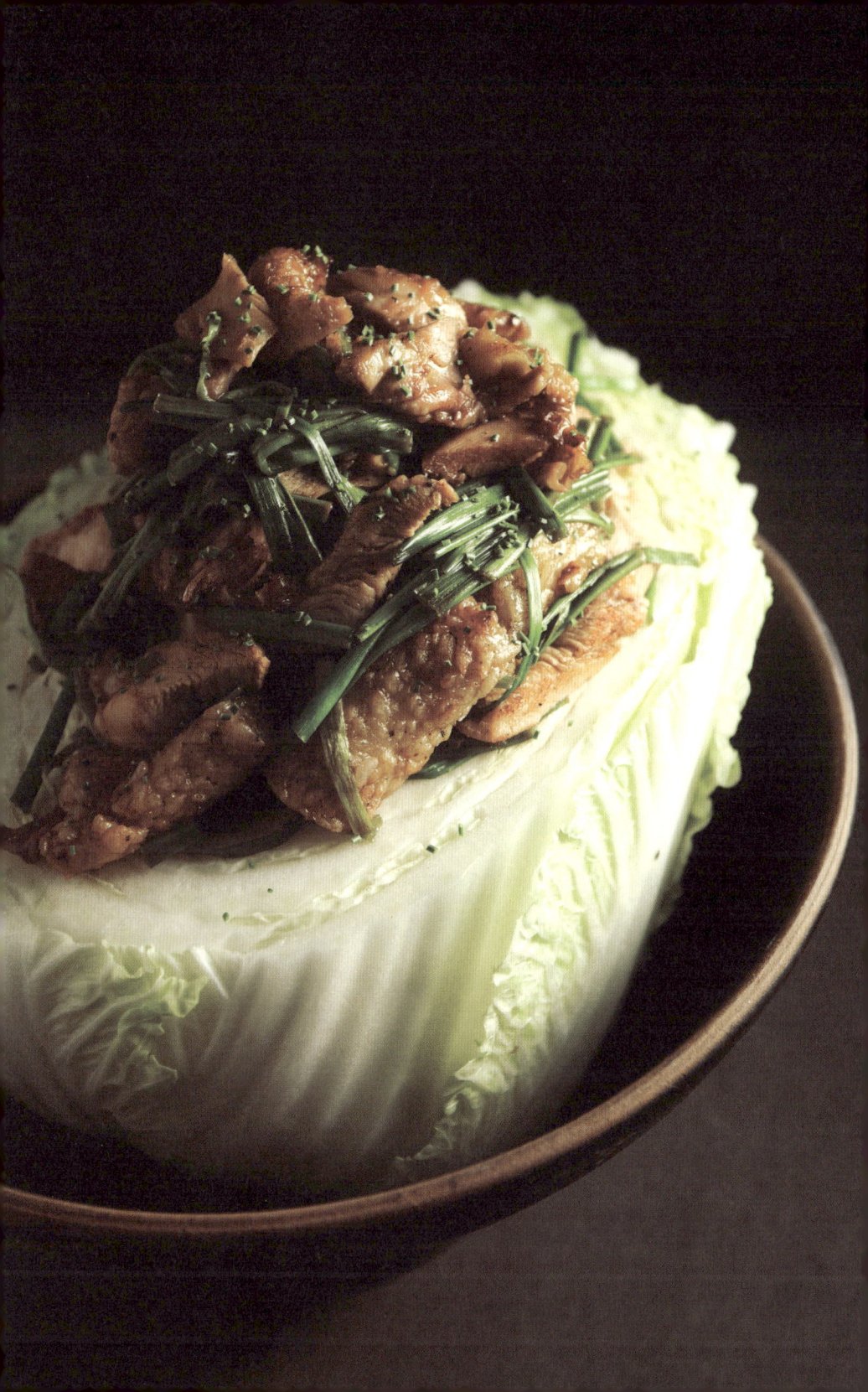

평화와 행복을 기원하는
추석 상차림 | 우토로 추석상차림 |

한국으로 돌아가기 전에 다시 찾은 교토. 지금은 자위대가 자리 잡은 교토의 옛 군(軍)비행장터에, 반듯한 일본식 가옥들과 도로 하나를 사이에 두고 재일조선인 마을 우토로(ウトロ)가 있었다. 태평양전쟁 당시 군비행장 건설에 강제동원되었던 1800여 명 조선인들은 영영 조국으로 돌아오지 못하고 이곳에 정착했다. 그들이 일본땅에서 마음 편히 할 수 있는 일이라고는 폐품수집과 공사판 막일뿐이었다. 그들은 자식과 손자 들에게도 같은 일을 물려주면서 2, 3세대를 흘려 보내야 했다. 1988년 처음으로 마을에 수도가 설치되었다. 그것이 토지소유주가 땅을 매각하기 전에 땅값을 올리려는 계획의 일환이었음을 그때는 아무도 몰랐다. 얼마 후 우토로 마을사람들에게 강제퇴거 명령이 떨어졌다. 사느냐 쫓겨나느냐의 싸움이 어느새 23년째. 80여 세대가 살아가고 있는 우토로 마을은 그간 국내외 모금운동 등으로 퇴거위기는 겨우 면했지만 아직도 모든 게 불확실한 상태다. 게다가 주민의 고

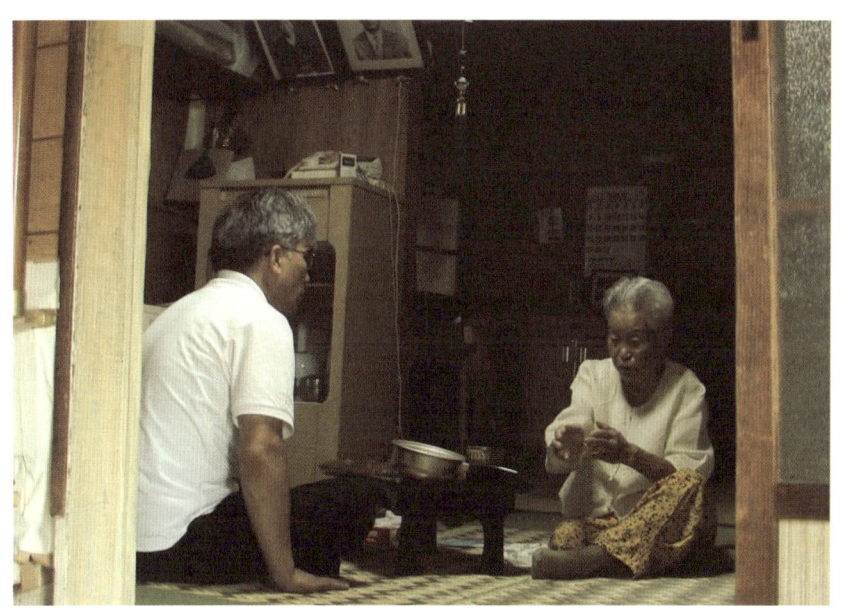

령화 등으로 인구가 줄어 마을 집들의 절반 가까이는 폐가가 되어버렸다.

내가 우토로에 간 날은 때마침 광복절이었다. 음력 꼽아보는 법을 잊은 채 추석을 광복절과 같이 쇠고 있다는 재일조선인들을 위해, 힘겹게 살아온 그네들을 위해 따뜻한 음식을 해주고 싶었다. 한 할머니의 집을 방문했다. 할머니는 먼 데서 아들이 찾아온 양 내 손을 붙잡고는 어서 들어오라고 성화다.

"할머니, 진지 드셨어요?"

"응. 어서 들어와."

낡은 슬레이트 지붕의 집 안은 정갈했지만 냉방기라고는 선풍기 하나가 전부라 후덥지근했다. 어릴 때 이곳으로 들어온 할머니는 18살에 결혼했다. 남편은 결혼한 지 10년 되던 해 하늘나라로 갔다. 남편이 남겨놓은 건 시동생 둘과 시아버지. 그때 지은 집은 낡아 비만 오면 지붕이 샌다고 했다. 하나밖에 없는 부채를 할머니와 내가 번갈아가며 부쳤다.

할머니는 오후의 이 낯선 손님이 행여 더워 불편할까 부랴부랴 오차를 내온다. 나는 또 나대로 밖에서 집 안으로 열기를 가지고 들어온 것 같아 송구스럽다. 할머니가 내준 오차로 갈증은 어느 정도 다스려졌다.

"형편없었어. 딴 데 이사할 데가 있는지 오만 데 다 다녀보고. 오사카, 교토 재판도 따라다니고……"

할머니는 새삼 지난 설움이 북받치는지 눈물을 훔치며 말끝을 흐린다. 남의 나라에 끌려와 천대받으며 살아온 세월에, 그나마 정붙이고 살던 마을에서마저 쫓겨나 의지 없이 떠돌 뻔했으니 그 억울함과 설움이 또 오죽했으랴.

한국정부가 마을의 일부를 매입해주기로 약속은 했지만, 남아 있는 이들은 대개 노동력이 다한 노인층에다 집들은 너무 낡아 있었다. 우토로를 지키던 노인들이 하나둘 사망하면서 점점 폐가도 늘어간다고 했다. 마을은 20년 전 그대로에서 시간이 멈춘 듯했다. 동네 한복판에는 일제강점기 때 한국에서 끌려와 건설현장에서 일하던 인부들이 집단합숙하던 가건물이 아직도 그대로 방치돼 있다. 주택들은 녹슨 양철과 슬레이트가 덧대진 채 곳곳에 늘어서 있다. 길 하나를 사이에 두고 지어진 깨끗한 일본인 주택가와는 너무나 대조되는 모습이어서 을씨년스러움이 더했다.

이렇듯 열악한 거주환경은 불법거주 신분 때문이었다. 전후(戰後) 우토로

지역을 소유하게 된 민간기업의 입장에서는 우토로 주민은 사유재산을 무단점거하고 있는 불법거주자들에 불과했다. 주민들이 이곳에 정착하게 된 전후(前後) 역사를 생각하면 어처구니없는 노릇이지만 그 또한 법이었다. 그래도 우토로 사람들은 자기 마을, 자기 집을 떠날 수 없어 계속 우토로를 지키며 살아갔다. 탄압 속에, 무관심 속에, 소외 속에서도 그들은 질경이 같은 삶을 지켰다. 세상에 알려지기 전까지 그들의 투쟁은 얼마나 고되고 외로웠을까. 오늘 우토로 사람들의 바람은 거주권 보장과 함께 우토로가 평화마을로 정착되는 것이다.

나는 아무런 말을 할 수 없어 그저 가만히 할머니의 손을 잡았다.

"추석인데…… 왜 혼자세요?"

"절에 가서 다 해놓고 왔어. 절에 가서 주인 제사를 지내는 건 일 년에 한 번이니까 고기도 하고 지지미도 부치고……"

"옛날에는 생활이 형편없으셨겠어요?"

"직접 봤으면 이래가지고 어찌 사노 했을 거야. 그래도 아이들 다 키우고……"

1988년 수도가 생기기 전까지는 아이들을 업고 절에 가서 목욕을 시키곤 했단다. 그래도 우토로를 떠나 산다는 건 한 번도 생각해보지 않았다.

"그래도 우리 땅 우리 고향이 좋지. 여기서 김치도 담가 먹고 지지미도 부쳐 먹고 하는데 맛이 영 달라. 토양이 달라 그런지 한국 것이 맛이 깊어요. 여기서는 맛이 얇아."

"뭘 제일 좋아하세요?"

"여기 근처 논에 가서 미꾸라지 잡아가지고 국 끓여 먹고 그러지. 음식은 조선사람이 제일이야. 마늘이랑 고춧가루 넣으면 몸에도 좋거든."

술 좋아하던 남편 일찍 보내놓고 요즘은 그저 손자들 크는 재미에 산다며 그 흐뭇함에는 가만히 웃는다. 인생이란 그런 것, 죽도록 고되고 헤어나올 길 없어 막막해도 막상 그때가 지나 헤쳐나오고 보면 웃으면서 이야기할 수 있는 게 아니던가.

광복절 겸 추석을 맞아 마을회관에서 조촐한 명절음식을 만들어 마을사람들에게 대접해드리기로 했다. 제대로 된 한국의 맛을 전해드리고 싶었다. 불고기, 잡채, 김치 한 젓가락에 시름도 잊고 그동안의 고됨도 잊으시라 위로해드리고 싶었다.

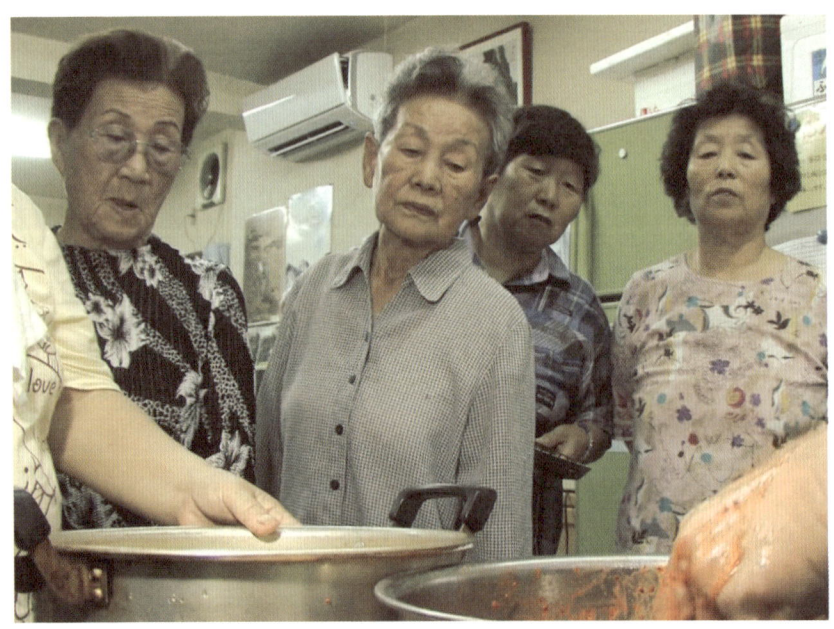

현재 우토로 사람들은 1세대보다 2, 3세대들이 더 많다. 사람들은 일본말을 쓰는 데 더 익숙하다. 1세대들에게 배운 한국음식은 세대가 거듭될수록 퇴색하거나 일본식으로 변형되었다. 그래서 이번 음식은 단지 한 번 먹기 위한 것이 아니라 제대로 된 한국음식을 그들에게 알려주는 자리를 겸했다.

김치부터 시작해본다. 한국음식은 일본요리처럼 규격화되고 계획된 맛이 아니라 자유로운 맛을 추구한다. 한국에서는 김치만 해도 재료에 구애받지 않고 자유롭게 계절에 따라, 지방에 따라 적당한 김치를 고안해내곤 한다. 이번에 김칫속으로는 복숭아를 이용했다. 설탕 대신 제철 과일을 넣으면 당분은 물론 새콤함과 영양까지 더할 수 있다. 바나나, 사과, 포도를 넣어도 좋고, 생감을 넣어도 좋다. 이로써 그들 입맛엔 좀 매울 수 있는 김칫속이 훨씬 부드러워질 것이다. 김칫속에는 사케를 넣어 잡냄새를 없앴다.

"빨리 절여야 해서 소금을 많이 넣었습니다."

사람들은 재료에 비용까지 꼼꼼히 적고 있다.

"이렇게 비닐장갑 말고 옛날 할머니들처럼 손으로 해야 마음이 전달됩니다."

김칫속을 맛본 한 아주머니는 맛있다는 듯 손가락으로 오케이 사인을 보낸다.

추석이니 송편도 빠질 수 없다. 송편 속은 녹두와 완두콩으로 했다. 찹쌀가루를 익반죽해 수분이 날아가지 않도록 젖은 천이나 랩으로 싸둔다. 녹두와 완두콩을 넣고 예쁘게 빚는다.

"요렇게 눌러주면서…… 송편을 잘 만들어야 시집 잘 간다는데……"

"갔는데 뭐…… 또 갈 수 있겠나? 호호."

다 같이 모여 빚는 송편은 마음이 먼저 먹는다. 비로소 우토로 사람들이 되찾은 조국의 추석문화다. 이제 솔잎을 깔고 찌기만 하면 되는데, 아쉽게도 주변에 소나무가 없다. 없으면 없는 대로 하는 게 또 내 방식, 형편에 맞춰 하기로 했다.

다음은 불고기. 외국에 나가 있는 한국인들이 오매불망 그리워하는 한국음식이 김치와 불고기이니 빼놓을 수 없다. 우선 양파, 버섯, 다시마를 넣고 육수를 낸다. 고기에는 파와 깨를 넣고 버무린다. 육수를 부어 재어둔다.

고기에 양념이 밸 동안 미리 불려둔 녹두를 믹서기에 갈고 팬에 한 국자씩 올려 녹두전을 부친다. 그 위에 돼지고기를 한 점씩 얹는다. 숙주는 데친 것보다 생것을 식촛물에 씻어 쓰면 좋다. 그 위에 데친 고사리를 올렸다. 녹두반죽을 갈아서 오래 두면 안 되고, 불에 달궈진 팬을 써야 녹두에서 바로물이 나오지 않는다. 여러 번 뒤집는 것보다 바싹 익히고 한 번에 뒤집는 게 좋다. 녹두전의 고소한 내음이 퍼지자 비로소 명절 같다. 생선전에는 담쟁이잎을 한 장씩 올렸다. 방부제 역할을 할 것이다. 잡채는 간단하게 버섯, 당근, 달걀지단으로 만들었다. 어르신들이 입맛을 다신다.

혹독한 차별과 설움 속에서도 귀화를 거부하고 자신들이 개척한 마을을 지켜내고 있는 우토로 사람들…… 깔끔하게 정제된 일본의 음식문화 속에서 그들이 잊고 지냈던 풍성하고 걸진 한국의 추석상차림이다. 그들과 함께 명절음식을 준비하는 나도 즐거웠고 애틋했다.

"맛이 참 좋습니다."

"여기 모여서, 이렇게 굳건히 살아주셔서 정말 감사합니다. 건강들 하세요."

짧은 만남, 아쉬운 이별. 기념사진을 찍고 헤어져 나오면서 마을 입구에 걸린 푯말을 다시 한 번 바라본다.

'우토로에서 살고 우토로에서 죽으리라.'

그들의 말처럼, 그들은 우토로를 지켜낼 것이다. 평화와 행복이 넘치는 마을로 일궈나갈 것이다. ❀

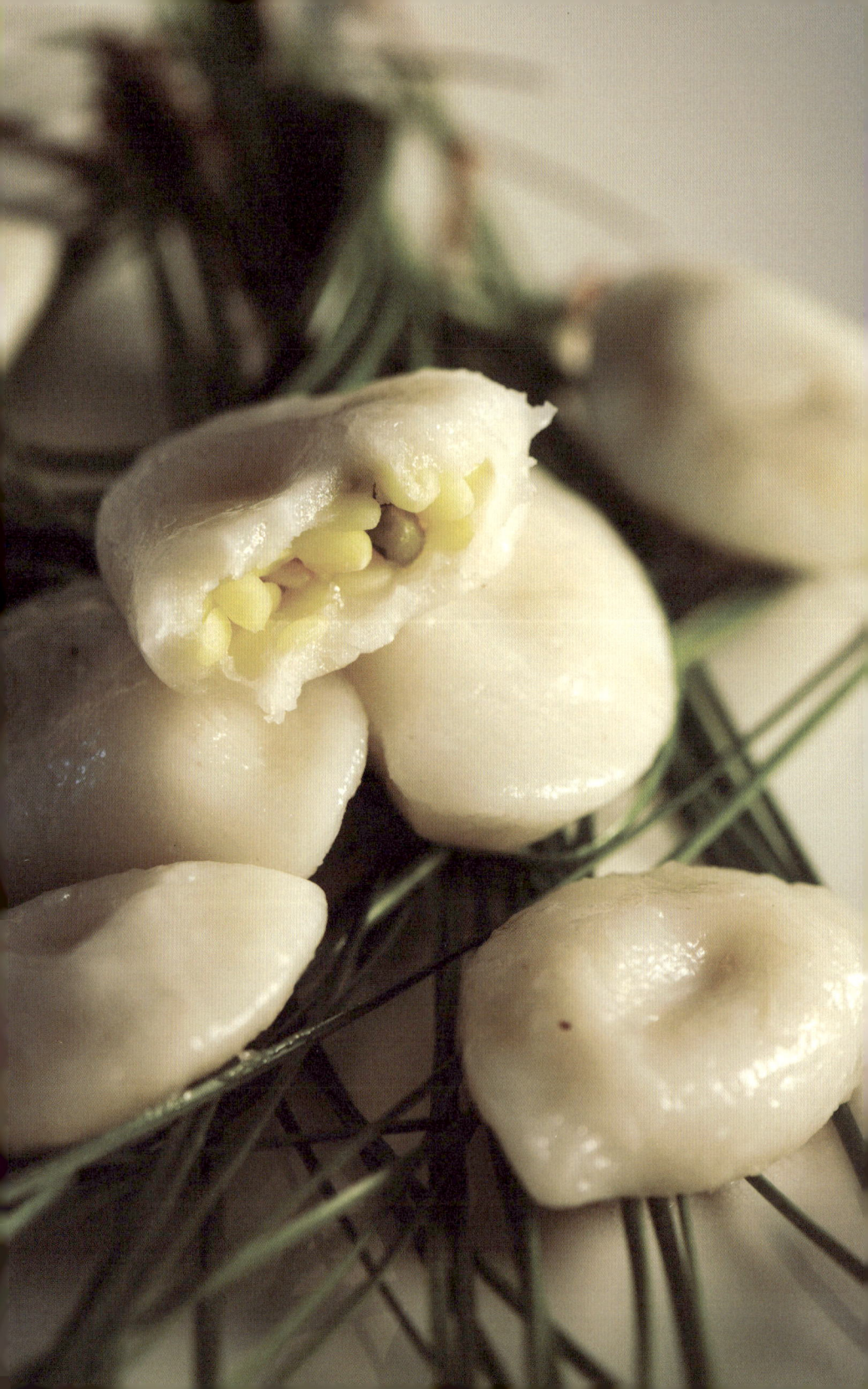

◉

송편 녹두, 완두콩, 찹쌀가루, 솔잎, 소금

1. 녹두와 완두콩은 살짝 삶아낸다.
2. 찹쌀가루에 소금을 넣고 익반죽하여 수분이 날아가지 않게 비닐에 싸놓는다.
3. 녹두와 완두콩으로 속을 넣고 예쁘게 빚는다.
4. 솔잎을 깔고 10분간 쪄낸다.

◉◉

불고기 쇠고기, 양파, 버섯, 다시마, 파, 조선간장, 후추, 깨

1. 양파, 버섯, 다시마를 넣고 육수를 낸다.
2. 쇠고기는 파와 깨를 넣고 버무린다.
3. 끓인 육수를 식힌 후 부어 재어둔다.
4. 달군 팬에 불고기를 넣고 조선간장과 후추로 간하여 낸다.

◉◉◉

녹두전 · 생선전 · 잡채

1. 불린 녹두는 믹서기에 갈고 한 국자씩 올려 달군 팬에 올린다.
2. 돼지고기를 한 점 얹고, 식촛물에 씻은 숙주와 데친 고사리를 올린다.
3. 생선전에는 담쟁이잎을 한 장씩 올려 방부제 역할을 하도록 한다.
4. 잡채는 버섯, 당근, 달걀지단만 넣고, 조선간장과 참기름으로 간하여 만든다.

아직도 끝나지 않은 '우리의 방랑'을 위하여

내가 임지호 선생님을 처음 만난 건 2006년 1월 KBS 휴먼다큐 프로그램 〈인간극장〉을 통해서였다. 양평에서 자연요리를 연구하는 그에게 우리가 붙인 이름은 '독 깨는 요리사'였다. 큰 접시가 필요하다며 장독대에 가서 느닷없이 독을 깨어 접시를 만드는 그를 보고 붙인 이름이었다.

그는 고속도로를 달리다가도 눈에 띄는 식재료를 보면 갑자기 차에서 뛰어내려가 맛을 보고, 원하는 재료를 찾게 되면 파도가 덮쳐도 아랑곳하지 않고 바다로 뛰어들어간다. 요리를 할 때는 또 어떤가? 카메라가 따라갈 수 없을 정도의 속도로 뚝딱 만들어버린다. 다시 한 번 해달라고 하면 "똑같은 것은 두 번 만들 수 없다"며 딱 잘라 말하는 요리사, 그가 임지호다.

한마디로 그는 기존의 요리와 전혀 다른 개념의 요리를 하는 크리에이터였다. 그의 그런 창의성과 현장성에 집중하여 새롭게 시리즈물을 기획하면서 우리는 그에게 또 하나의 이름을 붙여주었다. '방랑식객'. 바람 같은 한 남자가 세상을 만나는 여정을 통해 우리 주변에 얼마나 많은 건강한 식재료가 있으며 얼마나 창조적인 요리법이 있는지를 말하고 싶었고, 길에서 만난 사람들과 함께 우리 음식이 가야 할 길과 우리가 살아가야 할 길을 아울러 이야기하고 싶었다.

한라에서 백두, 그리고 일본까지…… 〈방랑식객〉을 제작하면서 얼마나 넓은 땅을 밟았으며 얼마나 많은 사람을 만났던가! 그리고 또 얼마나 많은 밥을 지었던가! 그 밥 한 그릇을 받아들었던 할머니, 할아버지, 그리고 어린이들의 표정이 아직도 눈에 선하다. 방랑식객이 주변에 있는 재료들을 그러모아 뚝딱뚝딱 만들어 내놓은 밥상 앞에서 비로소 환해지던 그 얼굴들이 우리에겐 더없는 선물이었고 피로회복제였다.

또한 우리가 만들어낸 장면들이 방송을 보는 사람들에게도 자연을 만나고 사람을 만나는 통로가 되어 세상살이에 지친 마음에 조금이나마 위안이 되어줄 수 있기를 바랐다. 그들이 없었다면 〈방랑식객〉은 결국 길을 잃었을지도 모른다. 그리고 그들이 있는 한 〈방랑식객〉의 여정은 계속될 것이다.

기획을 함께했던 권현정 작가와 두서없이 찍어온 촬영을 매끄럽게 이야기로 만들어준 문예원 작가, 현장에서 최고의 호흡을 보여줬던 정석호, 조경호, 조문희, 박노필, 이연배 촬영감독님 그리고 SBS의 강선모 국장님과 민인식 CP님, 유정아 아나운서, 늘 나의 그림자처럼 함께했던 원두연 PD와 김맑음, 마지막으로 언제나 고맙고 죄송한 강정애님께 감사를 드린다.

〈방랑식객〉 프로듀서
박혜령

방랑식객
© SBS 2011

1판 1쇄 | 2011년 7월 25일
1판 14쇄 | 2022년 6월 10일

지은이 SBS 스페셜 제작팀

기획 김소영 | 글정리 김은경 한정수 | 책임편집 김소영 | 편집 한정수 강지혜 오동규 염현숙
디자인 윤종윤 최미영 | 저작권 박지영 형소진 이영은 김하림
마케팅 정민호 이숙재 박치우 한민아 김혜연 박지영 안남영 김수현 정경주
브랜딩 함유지 함근아 김희숙 안나연 박민재 박진희 정승민
제작 강신은 김동욱 임현식 | 제작처 영신사

펴낸곳 (주)문학동네 | 펴낸이 김소영
출판등록 1993년 10월 22일 제2003-000045호
주소 10881 경기도 파주시 회동길 210
전자우편 editor@munhak.com | 대표전화 031) 955-8888 | 팩스 031) 955-8855
문의전화 031) 955-3578(마케팅) 031) 955-3571(편집)
문학동네카페 http://cafe.naver.com/mhdn
인스타그램 @munhakdongne | 트위터 @munhakdongne
북클럽문학동네 http://bookclubmunhak.com

ISBN 978-89-546-1558-7 03810

www.munhak.com